ENFERMEDAD ANDROGÉNICA

en el HOMBRE

Del Mismo Autor

L'Andropause, cause, conséquences et remèdes

Éditions MALOINE, Paris, 1988, 1989

Au-delà de cette limite votre ticket est toujours valable

Éditions ALBIN MICHEL, Paris, 1991, 1992

***

L'homme sans âge
HMS WORLD Editions 2016

El Hombre sin edad
HMS WORLD Editions 2016

Ageless Man
HMS WORLD Editions 2017

Ageless Woman,
HMS WORLD Editions 2020

Androgenic Disease in Man
HMS WORLD Editions 2023

Georges Debled

ENFERMEDAD ANDROGÉNICA
en el HOMBRE

La Enfermedad del Envejecimiento y su
Tratamiento Preventivo Clave

HMS WORLD

ENFERMEDAD ANDROGÉNICA en el HOMBRE

La Enfermedad del Envejecimiento y su Tratamiento Preventivo Clave

© Georges Debled

HMS WORLD Editions

ISBN: 9798871985328

Índice de Contenidos

PARTE I

La Enfermedad Androgénica

PARTE II

El Envejecimiento Sexual

PARTE III

Química Biológica de la Enfermedad Androgénica

PARTE IV

Las Enfermedades del Envejecimiento

PARTE V

Revitalizar su Cuerpo

Conclusión

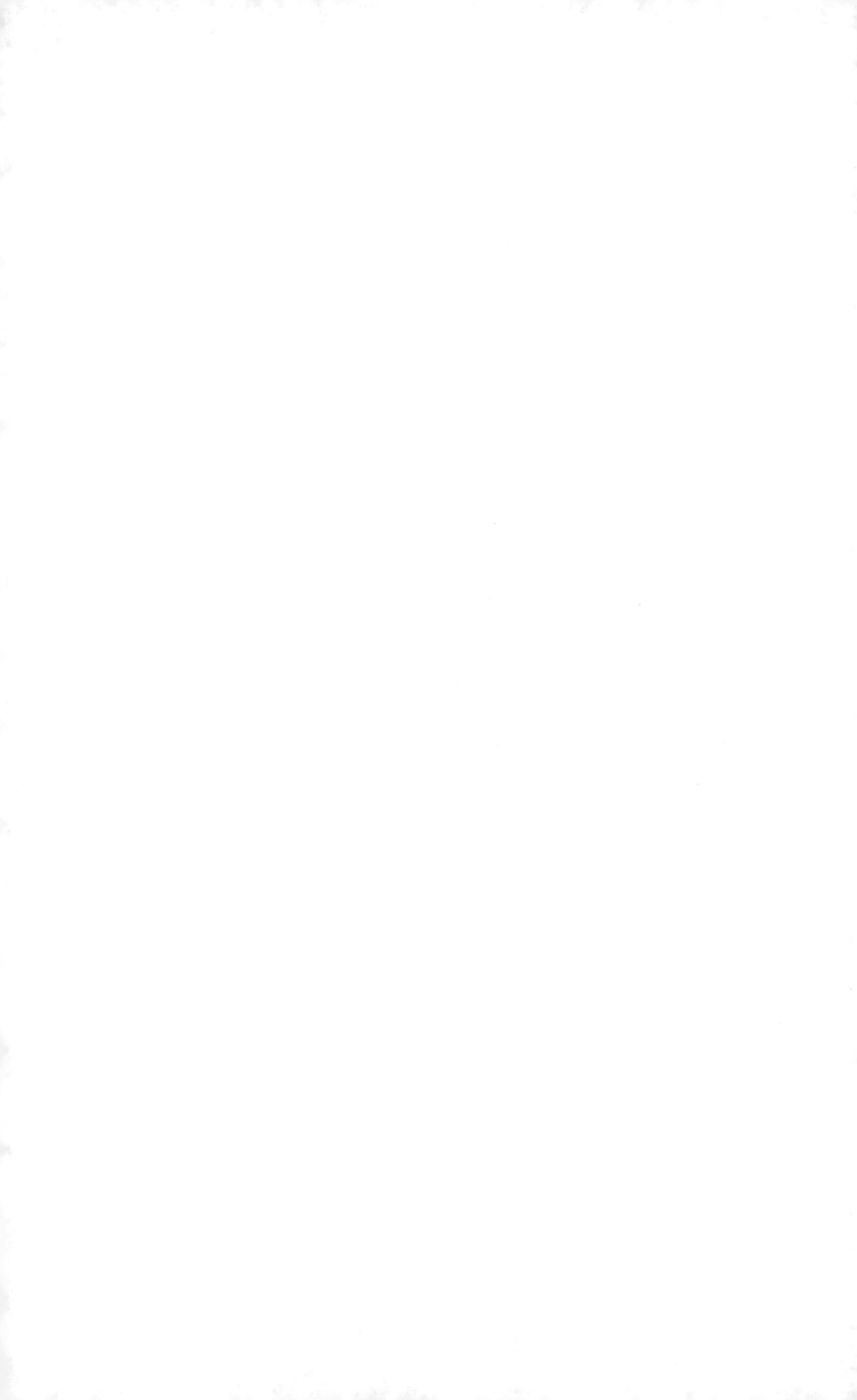

Nota del autor

Tarde o temprano, a partir de los cuarenta, cada hombre conoce varios trastornos: cansancio general, sobrepeso, problemas cardiovasculares, problemas sexuales, pérdida de memoria, irritabilidad y tendencia a la depresión. A menudo, ponen estos disturbios sobre el estrés y el exceso de trabajo.

Estos trastornos se deben a un fenómeno natural fácil de diagnosticar: la enfermedad de andropausia, que es el punto de partida del envejecimiento sexual y de las enfermedades de envejecimiento. Presenté este tema en Dallas en 1992.

Desafortunadamente, en general, la enfermedad androgénica de la andropausia no es reconocida. Algunos dicen que no existe. La etapa final de esta enfermedad, llamada hipogonadismo o producción muy baja de testosterona en la vejez, se considera ocasionalmente. Pero la enfermedad androgénica de la andropausia tiene un comienzo en torno a los cuarenta, y a veces antes. Esa condición produce una caída patológica en la producción de dihidrotestosterona, la hormona sexual fuerte, y consecuentemente el envejecimiento sexual. Con el tiempo, también hay una caída patológica progresiva de la testosterona que finaliza en testosterona muy baja y enfermedades del envejecimiento.

Hace sesenta años, los ancianos con baja testosterona no recibían tratamiento porque no se les detectaba. La esperanza de vida era de 65 años. En la actualidad, a veces se trata los ancianos de entre 60 y 80 con testosterona, pero las estructuras de sus organismos se han destruido durante sus últimos cuarenta años. Esto es lo que explica los *actuales accidentes terapéuticos* y las demandas justificadas en los Estados Unidos. La testosterona, en general, está contraindicada en la etapa terminal de la vida. Hay que pensar en ello cuarenta años antes. Además, la prevención de las enfermedades del envejecimiento no se hace por la testosterona por razones técnicas, como veremos más adelante.

El tema de este libro es esencialmente la prevención de las enfermedades del envejecimiento. A veces es posible tener un efecto curativo cuando aparece un fenómeno degenerativo. Por ejemplo, una disfunción eréctil degenerativa en torno a los cuarenta años o antes puede curarse si el tratamiento preventivo es correcto. Otro ejemplo curativo es el de una esclerosis incipiente de los tendones de la mano que provoca la retracción de los dedos, pero que se puede curar con un tratamiento adecuado que también es preventivo.

La medicina convencional que se ocupa de la enfermedad es importante. La medicina preventiva es una nueva profesión médica que requiere mucho trabajo antes de la aparición de las enfermedades del envejecimiento. Se dirige a todos, pero especialmente a las nuevas generaciones

Este libro explica los mecanismos de la *enfermedad androgénica* de la andropausia y cómo prevenir el envejecimiento sexual y las enfermedades del envejecimiento *en sus primeras etapas*. Esta prevención nos permitirá vivir una vida larga y saludable.

Algunas de las referencias bibliográficas están relacionadas con la propiedad intelectual, lo que me permite publicar y fechar mis descubrimientos en tiempo real, ya que los conocimientos sobre la prevención de las enfermedades del envejecimiento evolucionan rápidamente en la actualidad. Estas patentes son de fuente abierta.

La Medicina del siglo XXI

La medicina será totalmente personalizada. Se reconocerá la singularidad de cada ser humano, siendo posible analizar el ADN de cada organismo, para así adaptar cada tratamiento a la estructura particular de cada individuo.

La terapia celular y la medicina regenerativa anuncian con su desarrollo la revolución médica del siglo XXI: se producirán nuevas células, artificiales o reprogramadas, para regenerar el cuerpo humano y sustituir tejidos u órganos defectuosos.

Para garantizar el éxito de estas proezas técnicas sobre cada individuo, será necesario analizar en él la integridad de todos los procesos que mantienen la homeostasis del organismo. Uno de los fundamentos del sistema de mantenimiento y mejora de la calidad de vida se refiere a la testosterona y su metabolismo.

La testosterona, hormona de las proteínas, es necesaria para la construcción de todas las proteínas del organismo. Por consiguiente, la testosterona constituye uno de los fundamentos del sistema de mantenimiento de la vida y uno de los puntos de ataque de la prevención de las enfermedades del envejecimiento, tanto es así que numerosos estudios científicos recientes lo confirman.

Los resultados de los análisis del metabolismo de la testosterona son únicos para cada persona, y están actualmente disponibles. Sabemos que este sistema de mantenimiento de vida se deteriora progresivamente durante los 20 años que preceden a la muerte y es una de las causas de las enfermedades del envejecimiento. La alteración de este programa biológico debe corregirse con precisión para evitar numerosas enfermedades que se producen en el proceso del envejecimiento. Describo este concepto desde 1974. No se ha rebatido nunca y es todavía de actualidad.

Más allá de los sesenta años, dos de cada tres hombres toman dos medicamentos y un 5 % de los sexagenarios presentan una forma de demencia. Los estados consagran sumas colosales "para ocuparse" de las enfermedades del envejecimiento, que además raras veces consiguen curar y constituyen, por lo tanto, un pozo financiero sin fondo.

Para vencer las enfermedades producidas por los procesos del envejecimiento es necesario concebir el conjunto global de procesos que afectan al organismo. Entendiendo el mecanismo de la degradación, cada persona tendrá su futuro en sus manos.

Este libro muestra claramente el mecanismo fundamental que mueve el deterioro progresivo del organismo a partir de los 40 años, refiriéndose a todos los órganos. El lector deseoso de vivir mucho tiempo con buena salud encontrará, aquí, los medios para evitar el naufragio de la vejez.

La media de vida sana en los países desarrollados es de 62 años, y la media de vida en general es de 82 años. Contratar un seguro médico después de los 65 años es prácticamente imposible, ya que las aseguradoras cubren un riesgo aleatorio, y no la certeza de la enfermedad o de la muerte. De hecho, las enfermedades del envejecimiento (parte 3 de este libro) se experimentan durante los últimos veinte años de vida. Son las consecuencias de la falta de tratamientos preventivos, algunos de los cuales se conocen desde hace cuarenta años, como el tratamiento de la enfermedad androgénica de la andropausia, que es el tema de este libro.

La medicina del siglo XXI es una medicina centrada en el mantenimiento de la salud. El arte de curar en este siglo es el arte de prevenir la enfermedad a partir del análisis singular de la biología de cada persona y de los tratamientos particulares que ello implica: la suplementación de las vitaminas y minerales que faltan, la corrección del estrés oxidativo, la búsqueda y corrección de los factores cancerígenos.

La compensación de las hormonas ausentes deberá tener en cuenta la enfermedad androgénica de la andropausia. La comprensión bioquímica de esta enfermedad del envejecimiento condiciona e interfiere con todas las terapias antienvejecimiento. Este libro explica los principios de la enfermedad androgénica que puede existir en las diferentes etapas de la vida y especialmente durante el envejecimiento. Su tratamiento preventivo y curativo se basa en la bioquímica clínica, la bioquímica dinámica y la química molecular.

La medicina del siglo XXI ya existe. Es una medicina basada en la evidencia, preventiva y científica. Es el núcleo de un nuevo campo de la medicina que no puede ignorarse, ya que atraviesa todas las ramas de la medicina tradicional y concierne a todos los médicos.

Parte I

La Enfermedad Androgénica

«La meta no solo es la meta,

si no el camino que conduce allí».

Lao-Tseu

VI-V siglo a. de C.

Historia de la Enfermedad Androgénica

Los años setenta fueron un punto de inflexión. En mayo de 1971, presenté una tesis titulada: "Patología obstructiva congénita del uréter terminal" [1]. Este trabajo se basaba en un estudio anatomopatológico de 9 años que demostraba la existencia de malformaciones del uréter, desconocidas hasta entonces y responsables de dilataciones congénitas del uréter y de la muerte de muchos niños.

Tras la cirugía para corregir estas malformaciones, estos niños pudieron llevar una vida cotidiana. Me licencié en Ciencias Urológicas.

En aquella época, los hombres con disfunción eréctil y problemas de eyaculación se enfrentaban a un muro de ceguera voluntaria por parte de los médicos. Los hombres con problemas de micción sin un tumor benigno o un cáncer de próstata eran considerados neuróticos.

Intrigado por los inexplicables problemas sexuales de muchos pacientes, creé un departamento de andrología para el hospital universitario de la Universidad de Bruselas en Bélgica. Este departamento fue uno de los primeros de Europa. Emprendí un estudio clínico y patológico sistemático de las enfermedades sexuales orgánicas y su contexto. Rápidamente, me di cuenta de la influencia decisiva de las alteraciones hormonales en las deficiencias genitales.

En 1974 fue posible medir con precisión las hormonas en la sangre mediante radio inmunología, algo que no era posible en 1973.

Los numerosos pacientes jóvenes que acudían a nosotros con problemas sexuales tenían todas las causas de insuficiencia testicular confirmadas por los análisis de hormonas en sangre. Por consiguiente, no eran psicópatas. Al cabo de seis meses, identifiqué un síndrome prostático patológico que no se había descrito en la literatura médica y que afectaba principalmente a adultos jóvenes. Los años siguientes confirmaron la existencia de esta patología, que se publicó en 1980 en los Bulletins et Mémoires de la Société Médicale de Paris *L'Hyperoestrogénie Associée à la Dysectasie Fibreuse de l'Urètre Prostatique* [2].

Dado el éxito de la consulta de andrología, también vinieron a verme pacientes de más de cuarenta años con problemas sexuales, ya que en la ciudad se decía que la impotencia sexual y otras cuestiones no eran problemas psicológicos, sino orgánicos que podían demostrarse mediante análisis hormonales y curarse con mesterolona. Yo prefería esta molécula para tratar las deficiencias de secreción de dihidrotestosterona. Los buenos resultados para los problemas sexuales se confirmaron en los años siguientes. Pero lo más sorprendente es que los pacientes de más de cuarenta años vieron cómo sus problemas de salud general mejoraban con la mesterolona. Me sorprendió tanto que esperé hasta 1988 para publicar un libro con una editorial médica de París, Andropause Cause Consequences and Remedies. La andropausia se presentaba como una condición y un periodo de la vida que correspondía a patologías médicas. Fue la primera descripción de la patología de la andropausia, que más tarde denominé enfermedad de la andropausia [3].

Las esposas de los hombres con andropausia que recibían tratamiento, al ver los buenos resultados que sus maridos tenían en su salud, se preguntaban si no habría una patología relacionada con la edad que pudiera explicar los problemas de vejiga en el momento de la menopausia. Hice un estudio clínico en 1998 que confirmó una patología causada por una secreción insuficiente de dihidrotestosterona. La Enfermedad de la Menopausia fue presentada a la SEMAL Sociedad Española de Medicina Antienvejecimiento y Longevidad (semal.org) y publicada en 2015 [4].

He desarrollado el concepto de Enfermedad Androgénica durante los últimos cincuenta años y he publicado muchos estudios sobre este tema, primero en la prensa médica. Además, siempre se han presentado algunos aspectos de esta nueva enfermedad en congresos médicos y ante la profesión médica de diversas sociedades científicas de Estados Unidos, Europa y América Latina.

Las Enfermedades Androgénicas de la Andropausia y la Menopausia fueron presentadas en el III Congreso Intercontinental de Medicina Antienvejecimiento de la SEMAL en 2022 [5].

Antes de los cuarenta años, la enfermedad androgénica puede ser prematura cuando los testículos presentan anomalías congénitas o adquiridas.

Existe un síndrome de enfermedad androgénica en los hombres que toman inhibidores de la 5-alfa reductasa para tratar la calvicie o el adenoma de próstata. Se trata de un síndrome iatrogénico, es decir, una afección provocada por la medicación.

A partir de los cuarenta años, y a veces incluso antes, la enfermedad androgénica afecta a todos los hombres, ya que la producción fisiológica de testosterona **y dihidrotestosterona** disminuye con la edad.

Aquí explico, con el mayor detalle posible, los principios de la Enfermedad Androgénica y su tratamiento basado en la bioquímica clínica, la bioquímica dinámica y la química molecular, que han sido objeto de cursos para médicos.

El Envejecimiento Sexual Anuncia la

Degeneración de Todas las Estructuras del Organismo

La regresión sexual alcanza, un día u otro, a todos los hombres mayores de cuarenta años. Este fenómeno afecta a veces al hombre joven.

El envejecimiento sexual causa la impotencia orgánica, la esterilidad, los desórdenes de la eyaculación y de la micción. La motivación sexual desaparece. El estado general se hunde. El paro de la actividad sexual es aceptado cada vez menos por el hombre, que se encuentra enfrentado a una situación a la cual no encuentra ninguna explicación lógica.

Lo que ignora, por falta de información, es que la hormona masculina, la testosterona, es la hormona que en primer lugar regula la estructura de todas las proteínas del cuerpo. Todos los órganos están constituidos por proteínas y sus montajes son controlados imperativamente por la testosterona. Cuando esta viene a faltar a causa de la edad, las estructuras degeneran.

La testosterona actúa también sobre los órganos genitales, garantizando su desarrollo y su integridad. Para eso debe transformarse en otra hormona: la dihidrotestosterona, responsable de la fuerza sexual.

La disminución de la secreción de las hormonas masculinas se traduce, por lo tanto, no solo en el envejecimiento sexual, sino también en transformaciones regresivas del organismo que cada uno puede observar:

-Un aumento del peso con un entorpecimiento progresivo de la silueta, una fundición muscular (la hormona es la comida del músculo); un debilitamiento del tejido óseo, seguido de reumatismo del hombro, de artrosis de la columna vertebral, etcétera.

-La disminución de la memoria. La nostalgia, la irritabilidad.

-El cansancio general, la anemia.

-El desarrollo de la arteriosclerosis: las arterias cuyas paredes musculares están constituidas por tejido muscular, se endurecen y se vuelven escleróticas (por supuesto, solo se trata de un factor que contribuye a la arteriosclerosis, pero es importante).

-Las varices de las piernas, las hemorroides.

-La piel se vuelve fina, se atrofia, enrojece al sol sin broncear.

-La hipertensión como consecuencia del endurecimiento arterial.

El reloj genético desencadena el envejecimiento sexual de cada individuo hacia los cuarenta años. Existen variaciones individuales que explican el envejecimiento más tardío de algunos hombres. Viven, por lo tanto, mucho más tiempo. Hay familias cuyos miembros viven hasta la ancianidad. Hay otras cuyos miembros fallecen jóvenes.

Esta diferencia está probablemente vinculada a la capacidad de las glándulas sexuales de secretar hormonas, en mayor o menor cantidad, durante mucho tiempo. Este fenómeno es el que explicaría entre otras cosas la existencia de los centenarios.

No se aísla aún el gen responsable del envejecimiento sexual. En cambio, se conocen cada vez mejor las características biológicas de esta regresión y sus consecuencias.

El envejecimiento de la mujer es el objeto de un estudio constante desde decenas de años atrás. El hombre siguió siendo curiosamente el gran ausente de estos estudios, sin embargo, envejece también.

espíritu se opondrá inmediatamente a que algunos hombres tengan actividad sexual después de los sesenta años. Pero otros son completamente Ahora que existe un tratamiento preventivo del envejecimiento sexual, no hay ya ningún interés en negarlo.

Algunos hombres, y entre ellos médicos, afirman: "Es un mito, una calumnia, la andropausia no existe". Después de tal afirmación con tamaña seguridad, muchas mujeres que se atreven a decir "la palabra" no insisten y se abstienen, prudentemente. Con todo, no existe ningún argumento para negar esta evidencia: "La andropausia existe". Crea devastaciones y constituye un fenómeno de salud y de civilización totalmente nuevo, cuya conciencia es necesario tomar.

La palabra *andropausia* aparece en 1952 en el diccionario francés, que la define como "el cese natural de la función sexual en el hombre viejo" o "el climaterio masculino".

A partir del momento en que el fenómeno genera una palabra, existe. Es imposible nombrar lo que no existe.

Esta definición carece, sin embargo, de precisión, es parcial.

Parcial, ya que se pone de relieve el matiz "viejo", mientras que pasa por alto ¡la menopausia! "Viejo" implica el concepto de edad avanzada para el cese de la actividad sexual en el hombre. Bastaría, por lo tanto, con encontrar a alguien más viejo que uno mismo para consolidarse en una determinada idea de su potencia sexual. Esta inexactitud de la lengua prueba que la andropausia solo se acepta con mucha reserva. ¿Se compondría la comisión encargada de redactar el diccionario, de unos hombres menos viejos que otros?

Es más justo definir la andropausia como *el cese natural de la actividad sexual del hombre*. Este fenómeno tiene lugar generalmente entre los cuarenta y los sesenta años, y corresponde a la menopausia en la mujer. Algunos hombres son impotentes antes de los cuarenta. Esto es mucho menos conocido por una razón evidente: el impotente no se elogia.

El cese natural de la actividad sexual en el hombre define mejor la andropausia, que no es el atributo de los grandes ancianos.

Esta definición es aún insatisfactoria, sin embargo, por dos razones.

En primer punto, la disminución de la actividad sexual del hombre no es súbita. La última erección va precedida de un largo período durante el cual se vuelve más rara, la eyaculación menos generosa, el orgasmo menos intenso, la libido más tibia. La involución sexual que caracteriza a la andropausia se extiende durante varios años, aunque puede manifestarse en algunos meses.

A continuación, la definición clásica menciona solamente el cese de la actividad sexual. Pero esta no es más que un síntoma, entre otros, siendo los más evidentes el exceso de peso y la involución del psiquismo. Realmente, la andropausia es el conjunto de las modificaciones fisiológicas y psicológicas que acompañan el cese natural y progresivo de la actividad sexual del hombre.

La andropausia caracteriza el final de la vida sexual comenzada a la pubertad y, como ella, se extiende sobre varios años. La palabra pubertad se introduce en la lengua en el siglo XIV. *Define el conjunto de las modificaciones fisiológicas y psicológicas que se producen en el paso de la infancia a la adolescencia.* Es necesario esperar a 1952 para ver anunciado oficialmente el final del programa sexual en el hombre "viejo": ¡la andropausia! Este concepto elude la involución del cuerpo humano afectado por la andropausia, y la regresión del psiquismo que lo acompaña. El hombre con andropausia es disminuido no solo sexualmente, sino también física y psicológicamente.

En otras palabras, la aparición de la sexualidad en la pubertad acompaña a las transformaciones bien conocidas de este período de la vida, y la regresión de la sexualidad, que se manifiesta con la andropausia, acompaña a los fenómenos de involución física y psíquica del organismo. Aunque son evidentes, no se hace caso a estos fenómenos de regresión. Se manifiestan generalmente después de los cuarenta años.

La mujer con menopausia que no produce más óvulos es inevitablemente estéril. El hombre con andropausia puede aún producir espermatozoides durante un determinado tiempo, esto explica el hecho de que, pasados los sesenta, algunos hombres puedan aún procrear. Esta es la diferencia esencialmente alegada por los que niegan la existencia de la andropausia, cuya definición no se refiere con todo a la fertilidad. Sin embargo, el volumen y la densidad del esperma alcanzan su máximo entre los 25 y los 30 años, para disminuir más tarde.

El fenómeno es el mismo en el animal. El caso de Ourasi, el semental más famoso, es un ejemplo sorprendente. Después de una carrera que pasmaba sobre los hipódromos, se destinaba a la reproducción. Al acaballadero fue necesario desilusionar. Ourasi, sufriendo de desórdenes prostáticos, había perdido su fertilidad.

Más allá de los sesenta años, la fertilidad de algunos hombres es, sin embargo, posible. Se trata de hombres "verdes", que tienen un potencial de fertilidad más importante que otros. El caso de Charlie Chaplin es famoso. Existe incluso un caso de fertilidad probada de un hombre de 94 años [1].

Un hombre con andropausia puede llegar a realizar de vez en cuando el acto sexual y conservar una determinada fertilidad. Pierde un determinado ímpetu y por supuesto no es tan potente como a los veinte años. Por otra parte, puede presentar todos los desórdenes de la andropausia que lo conducirán inexorablemente hacia una vejez infeliz.

Definición del Climaterio Masculino y de la Andropausia

Cada lengua ve el mundo de una manera diferente. Federico Fellini.

Existen distintas expresiones para definir el climaterio, que no es la "enfermedad androgénica de la andropausia".

Climaterio

Francia : « Le Climatère (1546) est l'étape de la vie marquant la fin de la période génitale active (Voir Ménopause) chez la femme et un ralentissement de l'activité sexuelle chez l'homme (Voir Andropause) ». (Diccionario Le Petit Robert).

"El climaterio (1546) es la etapa de la vida que marca el final del período genital activo (Ver Menopausia) en las mujeres y una disminución de la actividad sexual en los hombres (Ver Andropausia)". (Diccionario Le Petit Robert*).*

Canada : Climatère**.** « Période de changements endocriniens, somatiques et psychologiques qui survient à la ménopause ». (Office Québécois de la langue française).

Climaterio. "Un período de cambios endocrinos, somáticos y psicológicos que ocurre en la menopausia. (Office Québécois de la langue française).

España**:** «Período de la vida que precede y sigue a la extinción de la función genital». (Diccionario de la Real Academia Española).

Andropausia

France : Andropause : « Cessation naturelle de la fonction sexuelle chez l'homme âgé ». L'andropause ou « retour d'âge masculin ». (Le Petit Robert).

España**:** Andropausia: «Disminución de la actividad genital en el hombre». (Diccionario Enciclopédico Larousse).

España: Andropausia: «Edad del hombre en que cesa la actividad testicular». (Diccionario de uso del español María Moliner).

Italia: Andropàusa: «Periodo della vita maschile caratterizzato da diminuzione e cessazione delle capacità generative». (Diccionario De Mauro).

Andropausia: "Período de la vida masculina caracterizado por la disminución y el cese de las capacidades generativas". (Diccionario De Mauro).

Este diccionario define por consiguiente la andropausia como el período de la vida del hombre donde este se vuelve incapaz de procrear.

En el mundo anglosajón:

- Climacteric, noun: 1. a critical event or period; 2. another name for: menopause; 3. the period in the life of a man corresponding to the menopause, chiefly characterized by diminished sexual activity». (Main Collins Dictionary Definitions).

— *"Climaterio", sustantivo: 1. Un evento o período crítico; 2. Otro nombre para: menopausia; 3. El período en la vida de un hombre correspondiente a la menopausia, caracterizado principalmente por la disminución de la actividad sexual". (Definiciones principales del diccionario Collins).*

- The male menopause: Menopausia significa: "el cese de las menstruaciones". ¡La "menopausia masculina" carece de pertinencia en el hombre!

Así vemos que las diferentes lenguas definen "en general", de diferentes maneras, un fenómeno "general" conocido desde la mitad del siglo XVI: el cese de la vida sexual.

¿Pero qué es realmente este fenómeno? ¿De qué hablamos? En realidad, hablamos "en general" de una enfermedad del envejecimiento poco o mal conocida en el hombre: la enfermedad androgénica de la andropausia. No es solamente el cese de la actividad sexual. Esta enfermedad anuncia el decaimiento del conjunto del organismo.

Definición de la Enfermedad Androgénica de la Andropausia

Definir una nueva idea no es cosa fácil, puesto que no hay referencia previa. Cuando he redactado "La andropausia, causa, consecuencias y remedios en 1987", describía no solamente un nuevo concepto, sino sobre todo una *nueva enfermedad [2]*.

En esta época la mitad de los libreros en Francia no conocían la palabra "andropausia", aunque se inscribió en el diccionario francés. Rechazaban este nuevo libro. Al principio algunos afirmaban incluso que "la andropausia" no existía, sin percatarse de que es imposible nombrar lo que no existe.

Yo había elegido el término "andropausia" porque describía desde 1952 el síntoma principal de la enfermedad: "El cese de la función sexual en el hombre viejo". (Diccionario *Le Petit Robert*). La enfermedad androgénica de la andropausia describe:

1) **La causa:** la disminución de la secreción de las hormonas andrógenos (es decir, la testosterona y la dihidrotestosterona) con la edad.

2) **Las consecuencias** sexuales, acompañadas o no de desórdenes generales.

3) **El tratamiento específico** con la mesterolona (que actúa como la dihidrotestosterona). La mesterolona solo existe desde 1967. El tratamiento con la testosterona se refiere a las últimas fases de la enfermedad. He propuesto la definición siguiente:

La definición médica

de la Enfermedad Androgénica de la Andropausia

La enfermedad androgénica de la andropausia es el conjunto de las modificaciones fisiopatológicas y psicopatológicas que acompañan al cese natural y progresivo de la actividad sexual en el hombre causada por la disminución de la producción de los andrógenos [2].

La enfermedad androgénica de la andropausia ocurre a partir de los cuarenta años y a veces incluso antes. Se manifiesta cuando la producción de las hormonas andrógenos (testosterona y dihidrotestosterona) disminuye significativamente.

Explicación de la definición

La palabra andropausia proviene del diccionario francés (1952) para caracterizar "el cese natural de la actividad sexual en el hombre viejo". Eso significa: disminución de la potencia sexual, desórdenes de la erección y la eyaculación (que incluyen los desórdenes prostáticos). Si no hay desórdenes sexuales, no hay enfermedad androgénica de la andropausia.

La disminución de la producción de los andrógenos significa que la hormona dihidrotestosterona (que es la hormona sexual) ya no es producida en cantidad normal por la transformación de la testosterona (que no es la hormona sexual, sino una "pre hormona" transformable en dihidrotestosterona). En consecuencia, los estudios que no mencionan la dihidrotestosterona no se refieren a la enfermedad androgénica de la andropausia.

El conjunto de las modificaciones fisiológicas y psicológicas que acompañan al cese natural y progresivo de la actividad sexual en el hombre se refiere a la disminución progresiva de la secreción de testosterona desde el principio de la enfermedad androgénica de la andropausia hasta la fase última de esta enfermedad, que es en realidad un hipogonadismo clásico. Si no hay síntoma de insuficiencia sexual, no hay enfermedad androgénica de la andropausia. Si no hay enfermedad, ningún tratamiento hormonal se justifica.

Desde la primera publicación de "La andropausia, causa, consecuencias y remedios" la idea hizo su camino, y la comunidad científica menciona ahora la amplia falta de testosterona con la edad.

La comunidad científica menciona hoy en día la importante reducción de la secreción de testosterona en los adultos mayores, conocida en la literatura inglesa como PADAM (Partial Androgen Deficiency of Aging Men), AMS (Aging Males' Symptoms), and LOH (Late-Onset Hypogonadism), o, popularmente, Low Testosterone. Realmente se trata aquí de un síndrome llamado hipogonadismo, causado por una insuficiencia muy relevante de la secreción hormonal de los testículos. Este síndrome es muy conocido desde 1939, no es de ningún modo una novedad.

En 2019, acciones colectivas por demandas en los Estados Unidos sobre el mal uso de la testosterona son prueba de que no se entiende la *enfermedad androgénica* de la andropausia [3]: el tratamiento específico necesita la mesterolona y no la testosterona.

Hipogonadismo

Los diccionarios generales dan una definición amplia.

Medical definición de *hipogonadismo* según el diccionario inglés Merriam- Webster: "Incompetencia funcional de las gónadas, especialmente en el varón, con producción subnormal o alterada de hormonas y células germinales".

Definición de *hipogonadismo* según el diccionario de La Real Academia Española: "m. Med. Defecto en la función de las gónadas, especialmente los testículos".

La noción de hipogonadismo en la literatura médica corresponde a las condiciones patológicas conocidas que tratan los endocrinólogos. El hipogonadismo es un síndrome clínico que provoca una deficiencia hormonal en hombres y mujeres.

> El hipogonadismo primario está causado por un fallo gonadal (testicular u ovárico).
>
> El hipogonadismo secundario es el resultado de una disfunción en los centros de control del hipotálamo o de la hipófisis. El hipogonadismo secundario es raro.
>
> El hipogonadismo corresponde, pues, a patologías clásicas que tienen tratamientos endocrinológicos conocidos.

Los tratamientos para estos casos de hipogonadismo no abordan el mecanismo específico de envejecimiento de las glándulas sexuales y sus órganos diana. Esta patología ignorada o negada se ha desarrollado siempre bajo las narices de los médicos. Se llama *enfermedad androgénica*.

La secreción de andrógenos alcanza su punto máximo alrededor de los 25 años [4]. La producción de andrógenos disminuye entonces con los años.

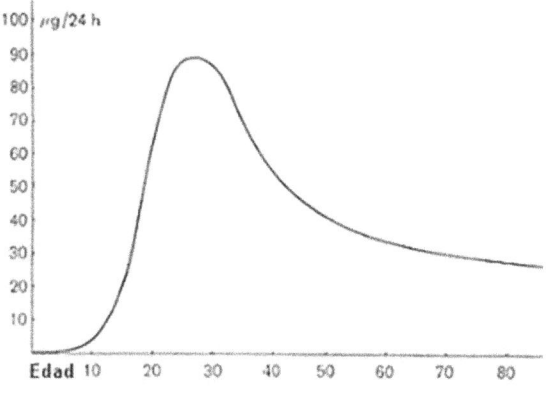

Fig. 1

Excreción de la testosterona a las distintas edades de la vida [4].

Enfermedad Androgénica

La enfermedad androgénica es el resultado de un defecto biológico de toda la cadena de producción biológica de andrógenos. La producción de andrógenos tiene lugar mediante una serie de reacciones químicas que comienzan con la transformación del colesterol y terminan con la síntesis de la dihidrotestosterona en los receptores.

La enfermedad androgénica de la andropausia comienza después de los cuarenta años y a veces antes por *una deficiencia en toda la cadena de producción biológica de andrógenos* que provoca un defecto en la fabricación de *dihidrotestosterona* que es el último "andrógeno" formado y es la hormona sexual propiamente dicha. La enfermedad androgénica es una entidad. El diagnóstico se realiza midiendo la dihidrotestosterona, el último metabolito de la cadena de producción de andrógenos. También se miden los metabolitos*

---

* Metabolito: sustancia esencial para el metabolismo de un organismo concreto o para un proceso metabólico particular (diccionario Merriam-Webster).

anteriores en el suero. La andropausia no es una enfermedad. Es una condición. La enfermedad androgénica empieza en el hombre por las dificultades sexuales. A continuación, el organismo desarrolla las enfermedades del envejecimiento.

La testosterona no es el tratamiento de la enfermedad androgénica. Por razones técnicas el tratamiento utiliza la mesterolona [7] (capítulo 37).

También existe una enfermedad androgénica de la menopausia que es el tema de otro libro "La Mujer sin Edad".

El tratamiento de la enfermedad androgénica, tanto en hombres como en mujeres, es preventivo de muchas enfermedades del envejecimiento descritas en este libro, incluyendo la arteriosclerosis y la enfermedad de Alzheimer, si el tratamiento se inicia al comienzo de estas enfermedades, a veces a los 40 años o antes.

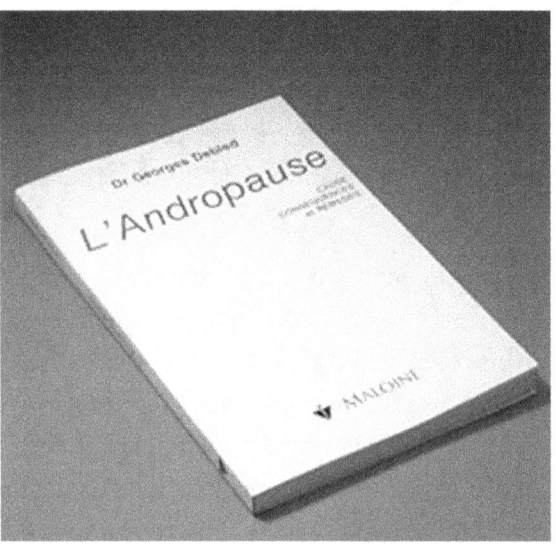

L'Andropause Cause Consequences et Remèdes es el primer libro publicado sobre la enfermedad androgénica de la andropausia en 1988, tras 14 años de experiencia.

3

Las Hormonas Masculinas,

Claves de la Enfermedad Androgénica

La hormona es una molécula secretada por una glándula del organismo. Vertida en la sangre, transporta un mensaje, una información hacia un órgano blanco.

Las células de los blancos contienen receptores que causan una reacción, una señal cuando se activan.

La hormona es un ingrediente esencialmente necesario para la constancia del medio interior, que garantiza la independencia del organismo frente a un mundo exterior extremadamente cambiante.

Al garantizar la comunicación entre las células, las hormonas integran las reacciones bioquímicas indispensables para el desarrollo armonioso del cuerpo humano desde el nacimiento a la edad adulta.

Otros ingredientes necesarios, las vitaminas, se encuentran en los alimentos, al contrario que las hormonas producidas solamente por las glándulas del organismo.

Si la secreción de hormonas es defectuosa en el nacimiento del organismo, este se desarrolla anormalmente. Cuando la secreción de hormonas se detiene en el adulto, los órganos blancos se destruyen y el cuerpo se deforma.

Las hormonas principales son secretadas por glándulas: hipófisis, tiroides, adrenales, páncreas, ovarios y testículos.

Cada glándula secreta sustancias específicas necesarias para la regulación y el buen funcionamiento del organismo. El exceso de secreción hormonal o su defecto causan desórdenes característicos.

Los testículos no escapan a la ley que regula el conjunto de las glándulas. Su insuficiente secreción en el nacimiento o causada por la castración produce seres particulares, los castrados, como veremos más adelante. La secreción de los testículos disminuye progresivamente a partir de veinticinco años. Esta insuficiencia causa, después de los cuarenta años, la aparición de todos los síntomas de la andropausia.

La Testosterona, Hormona de Larga Vida

El testículo produce espermatozoides y secreta andrógenos, hormonas que evidencian los caracteres sexuales masculinos. Se vierten directamente en la sangre.

Los andrógenos tienen también efectos generales, necesarios para la construcción del organismo. Esta acción es especialmente espectacular en el momento de la pubertad, que determina las transformaciones del niño en adolescente, y luego en hombre completamente formado.

La testosterona es la hormona principal. Su acción se demostró en numerosos órganos [1]. Es la hormona que regula la constitución de las proteínas presentes en todas las estructuras del cuerpo humano.

El músculo esquelético contiene receptores de hormonas masculinas [2]. Existe un equilibrio entre la tasa sanguínea de hormonas masculinas y la masa muscular de cada individuo. En el hombre bien desarrollado los músculos dan una apariencia masculina y, en general, el hombre que tiene un potencial hormonal menor presenta una silueta grácil.

En busca de un resultado deportivo excepcional, algunos atletas no vacilan, a pesar de su joven edad y su buena salud, en tomar hormonas para aumentar su masa muscular. Todo el mundo se acuerda de la musculatura "sobrehumana" que permitió a Ben Johnson superar a Carl Lewis en los Juegos Olímpicos. Se descalificó públicamente y reconoció haber tomado sustancias anabolizantes.

La toma de hormonas masculinas es especialmente sorprendente en algunas atletas femeninas, en las que la morfología muscular viril se ve acompañada de una piel velluda de tipo masculino y de un temperamento bien notorio.

El Comité Olímpico clasifica la testosterona entre los productos dopantes prohibidos a los atletas de alto nivel. La mejora de los resultados deportivos por el dopaje hormonal es un ejemplo de la utilización perversa de las hormonas.

El músculo cardíaco es también sensible a los efectos de la testosterona. Se demostró en animales que la administración de testosterona aumenta la cantidad de la proteína responsable de la contracción del corazón: la actinomiosina [3].

En el 2013, un estudio realizado con ratones del *Department of Biochemistry, Microbiology, and Immunology, University of Ottawa*, en Canadá, en asociación con el *Dasman Diabetes Institute* en Koweit, ha demostrado el estímulo y la diferenciación de las células madre embrionarias en células cardíacas por la testosterona precisando sus mecanismos moleculares [4].

Los huesos solo son sólidos hasta que se impregnan de hormonas masculinas. El castrado es propenso a las fracturas frecuentes. La testosterona actúa sobre la elasticidad de las estructuras óseas, confiriéndoles la elasticidad necesaria para la flexibilidad.

La sensibilidad del sistema nervioso a las hormonas masculinas es objeto de numerosos estudios. Existen receptores en el cerebro, los nervios y la médula espinal.

La testosterona actúa sobre los comportamientos de soberanía, hostilidad y agresividad. En una población de encarcelados las tasas de testosterona plasmática son más elevadas en los individuos condenados por infracciones que incluían un concepto de agresividad (asesinato, atraco a mano armada) que en los condenados por robo.

La testosterona garantiza la memoria y apoya la creación. Determina la acción positiva cuando se secreta normalmente.

Las moléculas de testosterona se encuentran en gran número en las células nerviosas responsables de la motricidad y la coordinación de los movimientos. La integridad de las funciones nerviosas depende, por lo tanto, de la buena secreción de las hormonas masculinas.

La piel se conoce por su dependencia de las hormonas masculinas. La aparición de una piel grasa y velluda en la pubertad, el predominio del vello en los hombres, su exceso en las mujeres que secretan demasiadas hormonas masculinas, y en última instancia, la calvicie, particularidad del hombre, dan prueba de esta sensibilidad a las hormonas masculinas.

Para probar la calidad de una piel basta con agarrarla entre el pulgar y el índice. Cuando se aflojan los dedos, esta debe recuperar instantáneamente su primera forma. Algunas pieles enfermas y que carecen de hormonas masculinas permanecen dobladas durante unos segundos.

En la parte profunda de la dermis, la hipodermis, se acumulan las grasas inútiles. Es necesario saber que, al agarrar la piel entre los dedos, el cojín formado no debe sobrepasar un centímetro de grosor.

Los glóbulos rojos aumentan en gran número bajo la influencia de hormonas masculinas. El hombre fabrica más glóbulos rojos que la mujer. Se considera que el número de glóbulos rojos en el hombre se sitúa entre 4,5 millones y 5,5 millones por milímetro cúbico de sangre. Los hombres que secretan suficientes hormonas masculinas tienen más bien una cifra que se acerca a los 5,5 millones.

Numerosos trabajos demostraron la influencia favorable de las hormonas masculinas sobre la fabricación de los glóbulos rojos.

Los glóbulos blancos son los encargados de la inmunidad. Contienen al receptor de las hormonas masculinas. Al estimular los glóbulos blancos, las hormonas masculinas luchan directamente contra la infección y el cáncer.

Un estudio de 2009 demostró incluso que las hormonas sexuales estimulan la telomerasa de las células sanguíneas, y, por lo tanto, sus multiplicaciones [5].

La fluidez de la sangre depende de la presencia suficiente de hormonas masculinas estimulando la antitrombina, factor de fluidez.

Las proteínas se forman gracias a las hormonas masculinas. La testosterona es la hormona de las proteínas y del anabolismo, es decir de la construcción del organismo.

El hígado y los riñones aumentan en peso después de la administración de hormonas masculinas. Es la consecuencia normal de la presencia de proteínas recientemente incorporadas, y se trata de buen tejido.

Los azúcares dependen también de las hormonas masculinas que actúan sobre el glicógeno y sobre la glucosa sanguínea.

Las grasas no escapan al control de los andrógenos. El hombre que consulta a un médico está informado de su tasa de colesterol y triglicéridos, pero ignora que estas tasas dependen estrechamente de las hormonas masculinas.

El colesterol sanguíneo está representado por distintas fracciones. Las más conocidas por la gente son el colesterol HDL (el colesterol bueno) y el colesterol LDL (el malo). Ha sido demostrado que la testosterona influye favorablemente sobre el metabolismo del colesterol HDL.

Los triglicéridos se reducen bajo la influencia de la testosterona. La testosterona actúa, por lo tanto, como regulador de las grasas del organismo. El colesterol y los triglicéridos se vuelven patológicos debido a un desajuste de la secreción hormonal. La alimentación desempeña un papel en este desajuste, pero no está sola en la causa. Es lo que explica la falta de resultados en el hombre que pretende hacer bajar la tasa de sus grasas en la sangre por un régimen draconiano.

La testosterona actúa sobre todos los órganos y sobre todas las funciones. Merece ser considerada como hormona de larga vida porque mientras se secrete en cantidad suficiente, el cuerpo permanece con buena salud.

La Dihidrotestosterona, Hormona de la Energía Sexual

Una buena actividad sexual es el reflejo de una buena salud. Aquí la testosterona desempeña un papel capital.

El pene, los testículos, la próstata y las vesículas seminales no pueden funcionar normalmente hasta que son estimulados por las hormonas masculinas.

Existe aquí una particularidad con relación a los otros órganos: la testosterona se transforma in situ en una hormona sexualmente más activa: la dihidrotestosterona.

¿Cómo pasa eso? Realmente la testosterona circula en el organismo, vinculada a proteínas portadoras, que liberan regularmente un 2 % de la cantidad total de testosterona. Esta testosterona libre penetra en los órganos para hacer su trabajo. Cuando penetra en los órganos sexuales se transforma en dihidrotestosterona.

Para ser eficaz es necesario, por lo tanto, una buena secreción de testosterona; que esta hormona pueda liberarse de las proteínas portadoras; que sea transformada en dihidrotestosterona, su derivado sexualmente activo.

La Secreción de Testosterona se Reduce con la Edad

A medida que envejece el hombre secreta cada vez menos hormonas masculinas. Las tasas de la testosterona y de la dihidrotestosterona se reducen regularmente a partir de los 25 años. Este proceso se conoce desde 1981 [6].

Sin embargo, existe una trampa para la interpretación de la tasa de testosterona. Con la edad la tasa de la proteína portadora aumenta, pero la testosterona queda vinculada y no puede liberarse. Como la testosterona libre es la biológicamente activa, su tasa disminuye significativamente [6]. No hay, por lo tanto, ya bastante testosterona para penetrar en los órganos sexuales y en el conjunto de los órganos. Este fenómeno desencadena la involución de todo el organismo e inicia los círculos viciosos de la autodestrucción, que se amplían con el tiempo para llegar a la muerte. En 1991, ochenta y ocho publicaciones confirmaron una disminución de la testosterona total en el hombre viejo [7]. La disminución de las tasas de testosterona plasmática con la edad fue confirmada entre 1984 y 1993 por el

Medicine Residency Program, University of California, San Diego and *California State University*, San Diego, CA, y el *Department of Family and Preventive Medicine, School of Medicine, University of California*. San Diego. La población analizada se refería a 810 hombres viejos de 24 a 90 años. Se trata del estudio de Rancho Bernardo [8].

La disminución de las tasas de la testosterona plasmática con la edad es igualmente confirmada por un estudio del *New England Research Institutes*, Watertown, Massachusetts 02472; de la *University of Massachusetts Medical School*, Worcester, Massachusetts 01655, y de la *University of Washington Medical School*, Seattle, Washington 98195, *EUA*. Entre 1987 y 1989, se estudiaron mil setecientos nueve hombres viejos, de 40 a 70 años. De entre ellos, a mil cientos cincuenta y seis se les realizó un seguimiento durante 7 a 10 años. Se trata del *Massachusetts Male Aging Study* publicado en 2002 [9].

En los órganos sexuales, en esas edades, la dihidrotestosterona es menos secretada. Las tasas de las hormonas femeninas pueden subir. Todo ello lleva a una feminización del anciano, o también a una involución de los caracteres sexuales masculinos.

La Singularidad Hormonal

Los estudios epidemiológicos de las tasas hormonales en la sangre dan una idea general de lo que sucede en una población: la caída de las hormonas masculinas con la edad. La caída de la producción de la testosterona y de la dihidrotestosterona es singular. Debe ser estudiada preferiblemente determinando los resultados del conjunto de los andrógenos para cada individuo. Para solucionar los problemas clínicos de cada persona es necesario establecer su perfil hormonal, que es único. Los análisis deben interpretarse en términos de producción diarios, es decir, teniendo en cuenta la transformación de las hormonas masculinas en sus metabolitos durante las 24 horas.

4

El Castrado, un Modelo
de la Enfermedad Androgénica

La ausencia de secreción de testosterona, después de la ablación de los testículos, produce un ser en la encrucijada de los dos sexos: el castrado, en quien aparecen rápidamente cambios profundos característicos del envejecimiento sexual y del envejecimiento general.

Entre las dos guerras mundiales Pittard describió, en un estudio clásico sobre los castrados [1], la estructura imponente que estos adquirían, debida al desarrollo exagerado de los huesos de los brazos y piernas cuando la castración se practica antes de la pubertad.

La castración causa modificaciones profundas del organismo. Las transformaciones son diferentes según se practique la operación antes o después de la pubertad. En los jóvenes muchachos que sufren la castración antes de la pubertad, el crecimiento óseo es modificado. Las transformaciones del esqueleto confieren al castrado una estatura incomparable. Los brazos y las piernas son desproporcionados con relación al tronco. Los cartílagos de sus huesos largos no se sueldan y su crecimiento puede seguir hasta los cuarenta años. De pie, el castrado es un gigante. Sentado, se asemeja a un enano. Su cráneo se reduce en las tres dimensiones, el cerebro es pequeño, la cara es más amplia en las órbitas. Su pelvis es amplia, su pecho no tiene la forma en V del pecho masculino, sus hombros son estrechos. El castrado no tiene nuez de Adán, su pequeña y no osificada laringe le confiere una voz de soprano infantil de una extraña belleza.

Todos los castrados presentan caracteres comunes. Cuando se castran después de la pubertad, se asemejan extrañamente a los hombres con la enfermedad androgénica de la andropausia. Los órganos genitales del castrado no se desarrollan. El pene sigue siendo infantil en el adulto. El escroto es pequeño y no pigmentado. La próstata y las vesículas seminales son rudimentarias. La regresión de los órganos genitales causa la impotencia, la imposibilidad de eyacular.

El castrado tiene tendencia a convertirse en obeso. La grasa se deposita en las caderas, los muslos, el bajo abdomen, y el pecho. Se constata a menudo un aumento del volumen de los senos, atrofiados generalmente en el hombre.

La cara es típica. Simulando la somnolencia, los párpados presentan un depósito de grasa característico en las partes laterales. Los músculos que dan la movilidad del rostro son invadidos por la grasa y siguen siendo fijos.

La cara presenta un aire hinchado y graso. Los ojos están tristes y la mirada apagada. La expresión de la fisionomía del eunuco sigue siendo similar durante toda su vida. Por eso es extremadamente difícil darle una edad.

La piel fina y delicada tiene una apariencia cerosa debida a la disminución de la circulación sanguínea. En ausencia de hormonas masculinas, no hay pigmentos cutáneos. La piel del castrado no se broncea al sol, enrojece. Las arrugas aparecen fácilmente y la piel arrugada de los viejos castrados es característica.

El pelo es pobre, los pelos del pubis y axilas a veces brillan por su ausencia. El bigote y la barba no se desarrollan. En cambio, el eunuco guarda una cabellera fina y abundante, no conoce la calvicie.

Los huesos, los cartílagos y los ligamentos son frágiles. La desmineralización de los huesos favorece las fracturas frecuentes. Las vértebras se aplastan, la columna vertebral se deforma.

La debilidad del tejido que lo sostiene causa la depresión de la bóveda plantar. El pie es plano. Las rodillas se entrechocan. Las articulaciones son frágiles, propensas a la artrosis y al reumatismo articulatorio que las deforma.

Los músculos no se desarrollan, incluso con al esfuerzo. El corazón pega late más rápidamente. Los castrados son estreñidos crónicos.

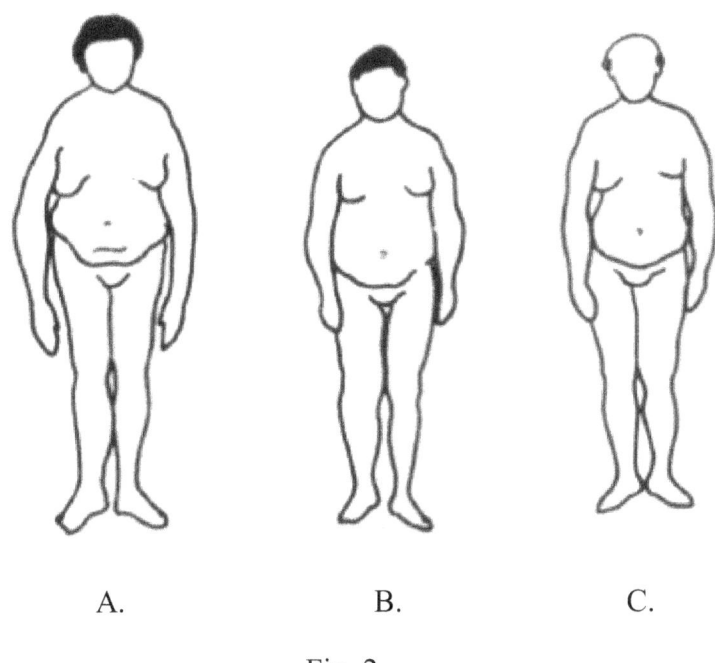

A.   B.   C.

Fig. 2

A. Los huesos largos del castrado antes de la pubertad, le confieren una estatura imponente. A los veinte años, ya es obeso.

B. El castrado después de la pubertad tiene un tamaño normal. A los veinte años, es graso. Conserva su cabellera.

C. El hombre con andropausia se asemeja al castrado que ha sido castrado después de la pubertad. Muchos se vuelven calvos.

Se reduce la fabricación de los glóbulos rojos un 10 %.

El cerebro contiene receptores específicos de la hormona masculina, no escapa a las modificaciones profundas causadas por la falta de testosterona. Alcanzan a todas las facultades psíquicas. El castrado es un ser pasivo, aprensivo y propenso a la depresión.

5

El Tratamiento con las Hormonas Masculinas es un Concepto Antiguo

La acción de las hormonas masculinas sobre la estructura del cuerpo humano se conoce desde hace muchos siglos. Aristóteles ya había observado la gordura particular de los eunucos. Los griegos, en tiempos de Jesucristo, ya pensaban que existía una sustancia responsable de una larga vida, y se preguntaban si no existía una relación entre esta y la energía sexual.

Los efectos de la falta de hormonas masculinas en el animal se conocen también desde hace mucho tiempo.

El capón es un gallo castrado. Sus caracteres sexuales no se desarrollan. En él, el pico sigue siendo rudimentario. El pico del gallo es un órgano eréctil. El pene del hombre también. Se atrofian por falta de hormonas masculinas.

El buey es un toro castrado. Pesado y graso, se dedica a los trabajos del campo, lejos de las arenas y los trajes de luces.

Berthold demuestra en 1849 que el pico del capón consigue todas las características del pico del gallo cuando los testículos se reimplantan en otro lugar del cuerpo. Esta experiencia prueba que los testículos secretan una sustancia capaz de actuar a distancia sobre la voz, sobre el plumaje y sobre el pico.

Cuarenta años más tarde, Brown Sequard experimenta sobre sí mismo con extractos testiculares frescos de cobaya [1]. Describe los efectos regeneradores y propicia así el movimiento opoterápico. Los extractos de testículos de toros, cabras o cerdos se administraron con entusiasmo, en sobres, en forma de polvo desecado.

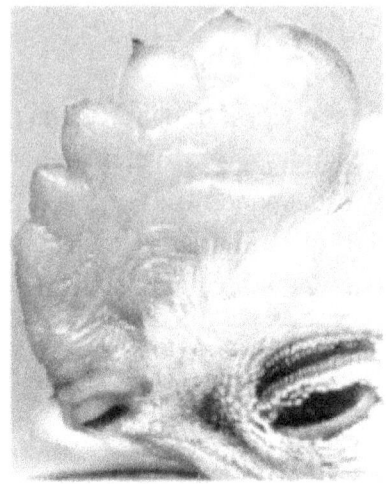 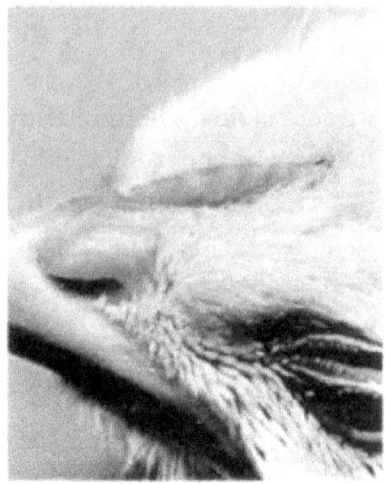

Fig. 3

A. Pico con hormonas   B. Pico de gallo castrado

A. A la izquierda *el mismo gallo* que en la imagen de la derecha ha sido tratado con mesterolona: el pico es desarrollado y es eréctil (documento Shering).

B. A la derecha: pequeño gallo castrado. El pico como órgano eréctil no ha sido desarrollado (documento Shering).

Pero los extractos glandulares tienen una composición variable. La falta de resultados tangibles causó el abandono de esta terapéutica.

Los estudios de Voronoff siguieron obteniendo fama. En 1930 publicó su experiencia sobre el trasplante testicular del mono al hombre, que practicaba desde hacía diez años [2].

Al mismo tiempo, los biólogos clarificaban progresivamente las estructuras químicas de las hormonas sexuales. Se elaboraron algunos métodos para conseguir su síntesis.

En 1931, Adolf Butenandt identificó 15 miligramos de androsterona, aislada en forma de cristales, en 15.000 litros de orina masculina. Esta sustancia posee cierto efecto de los andrógenos. Algunos años más tarde, la estructura química de la androsterona se clarifica, así como la de la testosterona, que es la hormona masculina propiamente dicha.

En 1935, Léopold Ruzicka pone a punto la síntesis artificial de la testosterona. Esta hormona es poco soluble. La duración de su acción es corta. Utilizada tal cual, esta sustancia no conviene al tratamiento hormonal. El mismo año, Butenandt y Ruzicka obtienen el Premio Nobel por sus descubrimientos.

En 1937, los investigadores modifican la molécula de testosterona. Obtienen un derivado androgénico soluble en los aceites, el propionato de testosterona. Inyectado por vía intramuscular, se reabsorbe lentamente. Los médicos de la época emplearon inmediatamente esta hormona, reconociendo sus propiedades biológicas.

En 1938, Miller, Hubert y Hamilton [3] publican un estudio clínico sobre los cambios de la actividad mental y el comportamiento bajo la influencia del tratamiento con hormonas masculinas en dos castrados, dos pacientes con hipogonadismo y dos hombres que sufrían, al parecer, de impotencia psíquica.

Estos pacientes recibieron dosis de propionato de testosterona que iban desde los 20 miligramos por día hasta tres inyecciones por semana de esta misma dosis, comparándolos con otra serie de pacientes similares que recibían solo inyecciones de aceite, que no contenían hormonas.

Además de una ausencia de libido y de una erección defectuosa antes de la administración de hormonas, estos pacientes estaban agitados, ansiosos, y tenían el espíritu perturbado, presentando a veces una depresión moderada, a veces una grave depresión.

Los cuatro pacientes que presentaban desórdenes orgánicos (ausencia de testículos o ausencia de secreción hormonal) presentaban síntomas suplementarios: sofocos comparables a los de la mujer con menopausia, una inestabilidad emocional caracterizada por cambios súbitos de comportamiento, tendencias a fundirse en lágrimas, períodos de extrema irritabilidad y, a veces, oscuras cóleras.

Presentaban también un grado de cansancio físico y mental, a veces moderado, pero a veces intenso. Se compadecían también de una dificultad de concentración y de una falta de energía.

El tratamiento con hormonas masculinas causó cambios espectaculares, sobre todo en los castrados, caracterizados por una mejor erección y una mayor sensibilidad del pene, impulsos sexuales más frecuentes y la capacidad de expresar sus emociones no solo en el acto sexual, sino también con la capacidad de abrazar y entrelazarse.

Todos los pacientes encontraron una actividad sexual constante, así como grandes cambios en su actitud mental. El desaliento dio paso a la alegría y desapareció completamente, incluso en un hombre afectado por desórdenes psíquicos.

Todos estos pacientes encontraron una actitud mental positiva, el interés por las cosas y una motivación en sus actividades. Es un hecho especialmente interesante que las transformaciones orgánicas solo tuvieron lugar en los pacientes que padecían una ausencia de testículos, o con una insuficiencia hormonal probada. Los hombres de este estudio tratados con propionato de testosterona eran en realidad hombres con hipogonadismo.

En 1939, August A. Werner [4] da una descripción de lo que llama *"the male climacteric"* en el Diario de la Asociación Médica Americana. Es la primera vez probablemente que se describe y se enuncia este concepto. Este autor advirtió la semejanza entre los síntomas de la menopausia y los del climaterio masculino. Sitúa el principio de la menopausia alrededor de los 40,8 años y el principio del climaterio masculino entre los 48 y los 52 años.

La observación clínica se había solo referido a dos casos:

El primero, un hombre de cincuenta años presentaba todos los síntomas de la menopausia. Tenía órganos sexuales normales. Werner le administró 10 miligramos de propionato de testosterona, por vía intramuscular, tres veces por semana. Después de cuatro semanas de tratamiento, los síntomas subjetivos habían mejorado mucho, la depresión no era ya más que un recuerdo y había reencontrado su buen humor. Luego de tres meses todos los síntomas habían desaparecido. El tratamiento se paró, y dos meses más tarde los síntomas hicieron de nuevo su aparición.

El segundo era un hombre de cuarenta y dos años que había sufrido una cura de hernia inguinal de los dos lados. La primera operación había salido mal: la cura de hernia, demasiado apretada, había producido el deterioro del testículo, que se retiró. El infeliz no tenía suerte, ya que algunos años más tarde sufrió la misma desgracia en el otro lado y perdió así su segundo testículo. Seis semanas después de esta segunda operación, se volvió impotente y presentaba todos los síntomas de la menopausia.

El mismo tratamiento hormonal se le aplicó e hizo desaparecer todos los síntomas. De nuevo, la interrupción de las inyecciones hormonales hizo reaparecer todos los síntomas de la insuficiencia hormonal. Comparando estos dos casos Werner concluye que existe en el hombre de cincuenta años un fenómeno comparable al de la menopausia, y que este puede ser tratado por la administración de hormonas masculinas.

Los casos de Werner se refieren a hombres que tenían un defecto tremendo en la secreción de las hormonas masculinas. Tanto el primer caso con testículos aparentemente normales como el segundo caso, un castrado, eran hombres con hipogonadismo.

En 1944, Heller y Meyers [5] titulan *"The Male Climacteric, its Symptomatology, Diagnosis and treatment"* un artículo publicado en el Diario de la Asociación Médica Americana.

Este estudio resume el número impresionante de síntomas del climaterio masculino:

Síntomas vasomotores: sofocos, miembros fríos, transpiración, palpitaciones, pulso acelerado, dolores de cabeza.

Síntomas psíquicos: nerviosismo, irritabilidad, insomnio, depresión, imagen negativa de sí mismo, tendencias insociables, deseos de llorar, tendencias suicidas, hormigueos, picores, incapacidad de concentrarse.

Síntomas constitucionales: debilidad, cansancio, dolores musculares, calambres musculares, articulaciones dolorosas, falta de apetito, náuseas y vómito, dolores en el vientre, estreñimiento, pérdida de peso.

Síntomas urinarios: fuerza del chorro de la micción disminuido, chorro de la micción fino, deseos frecuentes de orinar y dificultades de orinar.

Síntomas sexuales: disminución de la libido, erecciones difíciles.

El estudio se refería a dos grupos de enfermos que sumaban 38 pacientes. Quince de ellos presentaban desórdenes solamente de origen psicológico y tenían análisis hormonales normales.

Las hormonas masculinas eran insuficientes en veintitrés pacientes afectados por el climaterio masculino y el propionato de testosterona hizo desaparecer sus síntomas.

Los autores terminan su artículo concluyendo: "Aunque puede aparecer en el hombre de treinta años, el climaterio masculino es raro y solo afecta probablemente a un reducido número de hombres que alcanzan la edad avanzada".

Los hombres de este estudio tratados con propionato de testosterona eran en realidad hombres con hipogonadismo. Es lo que explica el reducido número de pacientes diagnosticados por los autores de este estudio.

Curiosamente, ya desde el final de la Segunda Guerra Mundial, la medicina clínica apenas se interesó por el climaterio masculino.

En 1968, Nicholas Bruchovsky y Jean D. Wilson de la Universidad de Texas, Dallas, descubrieron la conversión de la testosterona en dihidrotestosterona en la próstata de un ratón [6]. Ese mismo año, K.M. Anderson y Shutsung Liao de la Universidad de Chicago, descubrieron receptores específicos de dihidrotestosterona en los núcleos de células prostáticas de ratones [7].

La enfermedad de la andropausia comienza con el fracaso en la producción de dihidrotestosterona (la potente hormona sexual), y su reemplazo es necesario para evitar el envejecimiento sexual.

No existía un tratamiento específico para la enfermedad de andropausia antes de finales de los años sesenta, cuando la mesterolona se puso en el mercado mundial. La mesterolona en su mayoría es un fármaco mimético seguro para la dihidrotestosterona.

La conversión de testosterona en dihidrotestosterona y receptores específicos para la dihidrotestosterona fueron descubiertos en los Estados Unidos. En consecuencia, es sorprendente que la mesterolona nunca fue aprobada para su uso en el mercado de prescripción en este país como mesterolona es un mimético seguro de la dihidrotestosterona. Por lo tanto, en los Estados Unidos, es imposible reemplazar la hormona faltante para tratar las primeras etapas de la enfermedad androgénica de la andropausia, que es una de las primeras etapas del envejecimiento.

El diagnóstico de la enfermedad de la andropausia no existía antes del año 1974, cuando los estudios radio inmunológicos (RIA) estaban disponibles en la práctica médica diaria. Los análisis radio inmunológicos que proporcionaban dihidrotestosterona, testosterona y sus metabolitos eran, por lo tanto, realizables desde 1974. En ese año, después de haber estudiado la urología durante doce años y ante el número creciente de hombres que venían a consultar sobre desórdenes sexuales, decidí inaugurar una consulta de andrología. En esta época no existía ninguna enseñanza especializada al respecto, pero las dosificaciones hormonales en la sangre eran realizables gracias a la precisión de la radio inmunología, que permite proporcionar la cantidad de hormonas con una precisión de la milésima parte de mil millones de gramos (el picogramo). Inmediatamente me di cuenta de que *algunos hombres jóvenes presentaban los mismos desórdenes sexuales que los hombres que superaban la cuarentena.* No se trataba de desórdenes psíquicos, como lo demostraban las dosificaciones hormonales muy precisas. Al mismo tiempo era impresionado por la *semejanza de los resultados hormonales en los jóvenes y en los viejos.* Al comparar los resultados de más de mil casos llegué a la conclusión de que la andropausia afectaba a todos los hombres más allá de los cuarenta años, causando desórdenes de la erección, la eyaculación y desórdenes urinarios. A continuación, constaté que algunos pacientes tratados con hormonas masculinas para sus desórdenes sexuales veían desaparecer síntomas generales como la falta de dinamismo o la depresión. Pero otros desórdenes desaparecían también: los dolores de la artrosis, los desórdenes de la circulación sanguínea como la hipertensión, algunos desórdenes cardíacos, la anemia. Esta simple comprobación de los hechos me permite afirmar sin ninguna duda que *el envejecimiento sexual precede y anuncia el envejecimiento general del cuerpo humano. Aún más, los fenómenos degenerativos son reversibles gracias a la administración de hormonas masculinas.*

Desde 1974, prescribí **la mesterolona**. Algunos años más tarde, el undecanoato de testosterona ha enriquecido las posibilidades del tratamiento. Estas hormonas se administran en tabletas. Desde 1979, se dispone también de una hormona (la dihidrotestosterona) administrada en forma de gel que se aplica sobre la piel. Hoy la testosterona está también disponible en gel. Sin embargo, para curar y prevenir la enfermedad androgénica de la andropausia es necesario saber manipular las hormonas masculinas. Por ejemplo, las indicaciones de la testosterona no son exactamente las mismas que las de la dihidrotestosterona o de la mesterolona. Desde 1974, traté a miles de hombres continuamente con resultados notables, y sobre todo constaté que con un tratamiento hormonal bien proporcionado no había ningún riesgo de causar un cáncer. Numerosos tratamientos de este tipo son tomados por hombres sin parar desde hace cuarenta años. Ellos son seguidos cuidadosamente por mí personalmente o por los médicos que me ayudan desde hace decenas de años.

En enero de 1988 publiqué en París la primera edición de *L'Andropause, cause, conséquences et remèdes* [8].

En 1989 publiqué una serie de artículos sobre la andropausia en el *Quotidien du médecin* en París (9-21).

En 1992 publiqué la primera edición de *Au-delà de cette limite votre ticket est toujours valable* (Ediciones Albin Michel, París) [22].

En 1992, presenté al Congreso Internacional de Dallas, consagrado al envejecimiento, dos comunicaciones científicas: *The male climacteric, Prime cause of sex involución* [23] y *The male climacteric, Prime cause of aging* [24] donde expliqué mi experiencia con la prevención del envejecimiento sexual y del envejecimiento general del hombre con las hormonas masculinas que administré con este fin desde 1974. Este congreso concentró la atención de la comunidad científica sobre la prevención de las enfermedades del envejecimiento con las hormonas masculinas y suscitaba el entusiasmo de numerosos médicos.

Desde 1974 ninguna publicación científica contradijo mis descripciones clínicas y terapéuticas de la enfermedad androgénica de la andropausia [8-28]. Al contrario, cada día se establecen nuevos datos científicos que confirman sus fundamentos.

En 1996, Dominique SIMON (unidad 21 del INSERM) Khalil NAHOUL y sus colaboradores han confirmado en un estudio conocido bajo el nombre de *Telecom Study* el efecto favorable de la testosterona en el tratamiento contra la diabetes, y también el impacto favorable de la testosterona en el riesgo cardiovascular [29].

En 2013, el profesor BANSAL, jefe del Departamento de Ortopedia del *Teaching Hospital Bhairahawa* en Nepal, publicó su experiencia de una decena de años sobre la andropausia, que describe como una "entidad clínica", confirmando así mi definición de la enfermedad androgénica de la andropausia. Según este autor, la población de Nepal colapsa desde 2007. Los mayores de 65 años son cada vez más numerosos. Son afectados por las enfermedades del envejecimiento que constituyen una "pandemia" que se propaga "bajo la nariz" de los médicos, a pesar de que estas enfermedades pueden beneficiarse de un tratamiento curativo y preventivo por la administración de testosterona [30].

6

Más Allá de los 80

Todavía en Buena Forma

El hombre constituye la estructura viva más compleja. Es en él que las combinaciones moleculares son las más desarrolladas, y hecho capital, es él quien posee el cerebro más elaborado del mundo vivo. Hoy la cerebración puramente animal del hombre ha llegado al término de su desarrollo. Alcanzamos una fase crítica de la evolución: la transformación espiritual del individuo. Este fenómeno planetario, este cambio sin precedentes en la historia humana, se encuentra en estado latente en cada uno de nosotros. La gran aventura ya comenzó. Poco a poco, el hombre se libera de las dificultades de la animalidad.

El bebé-probeta está en todas las memorias. Algunos años han bastado para disociar la reproducción humana del apareamiento. El huevo, resultante del encuentro de un espermatozoide y del óvulo en una probeta, se establece en una madre-portadora que pone su útero a la disposición del par estéril para llevar a efecto el embarazo. Los progresos de la genética permitirán evitar las anomalías congénitas no viables. La reproducción humana no hará correr más ningún riesgo ni al niño, ni a la madre. A la hora en que las primeras etapas de la vida ya son reproducibles científicamente, cómo no asombrarse de la falta de reflexión que rodea a las últimas etapas.

El hombre vive hoy según un método regresivo que constituye un callejón sin salida para el futuro de la humanidad. Del nacimiento al principio de la andropausia, vive generalmente con buena salud durante cuarenta años, tiempo de vida del hombre en la Edad Media.

Los cuarenta últimos años del hombre se viven en la senectud, hacia la senilidad y la muerte. Cuando después de cuarenta años, a veces incluso antes, la regresión sexual se vuelve efectiva, anuncia las caducidades sucesivas físicas y psíquicas. Por eso, en ausencia de una prevención hormonal del envejecimiento y a pesar de los remedios de la medicina clásica, ninguna solución razonable puede encontrarse al déficit dantesco de los regímenes de seguro de enfermedad y de jubilaciones, la solución de este problema económico es crucial, dependiendo esencialmente de un enfoque biológico científico. Envejecer con buena salud es poco costoso.

El hombre mayor de cuarenta años es propenso a la impotencia sexual, a la lentitud del movimiento y el psiquismo. ¡Qué decir de algunos viejos achacosos que controlan el mundo!

El hombre degenera durante la segunda mitad de su existencia. Esta degradación se da por inexorable desde siempre. He aquí un agujero gigantesco en nuestros conocimientos, ya que ignoramos muchas de las causas del envejecimiento cuyas consecuencias son conocidas y tratadas. La senilidad y sus miserias me han parecido siempre insoportables y anacrónicas ante el potencial espiritual que existe hoy.

Entender la regresión sexual y las degradaciones que le sigan es un buen enfoque de la senectud, puesto que es posible reducir sus efectos gracias a las hormonas sexuales. Pero esto solo va dirigido al hombre que reflexiona por una sencilla razón: que debe entender la senectud y participar en su tratamiento.

Desde hace cincuenta mil años, la morfología del hombre ha cambiado poco. Toda la evolución se concentró en el cerebro. El fenómeno de cerebración se complicó para convertirse en el factor dominante, y existe una socialización de los cerebros. Se conectan el uno con el otro gracias al despliegue sin parangón de los medios de comunicaciones. Cuando un acontecimiento pasa, es todo el planeta el que reacciona. Las tensiones en el mundo son un ejemplo sorprendente. Este fenómeno de interconexión de los cerebros da lugar a un nuevo derecho, el de la información. Pero no se colocan todos al mismo nivel.

Tribus viven hoy en la edad del fuego. Algunos indígenas de las regiones tropicales no viven más de veinte años. Poblaciones enteras viven aún según el método medieval y tienen una esperanza de vida considerablemente reducida. En Europa, en centros industriales en vías de desaparición, ciertas poblaciones viven aún como a principios del siglo XX. En las ciudades modernas, se cruzan todos los días hombres que se definen esencialmente como consumidores.

Desde el bosque hasta pasar por los campos y las ciudades, el hombre se convirtió en un consumidor y no va más allá. Obnubilado por el Tener, descuidó en camino la forma suprema de la vida: el Ser.

Pero el hombre progresivo existe en el fondo de nosotros mismos. Basta con dinamizarlo mediante la información. Será entonces capaz de entender y tratar su envejecimiento.

¿A falta, qué constatamos? A pesar del despliegue gigantesco de los medios tecnológicos, la longevidad media no supera los ochenta años, y después de los cuarenta el hombre vive una disminución sexual, física y psicológica. Ignora que no secreta ya bastantes hormonas masculinas, y a este defecto de conocimiento bien comprensible, se añaden los efectos desastrosos de la sobrealimentación y la falta total de mantenimiento muscular.

Tras los cuarenta años, es necesario en primer lugar reflexionar y decidir vivir, gracias a una terapéutica hormonal sexual, un régimen alimentario controlado y una gimnasia armoniosa. Cada día, hasta el último. Esto constituye un buen principio, aunque otros ajustes hormonales deben hacerse, por ejemplo, cuando la glándula tiroides o las glándulas adrenales dan señales de insuficiencia.

Los pacientes que vieron desaparecer sus síntomas obviamente están convencidos de la necesidad del tratamiento hormonal. Más sorprendente aún, ellos mismos se vuelven capaces de hacer el diagnóstico de la enfermedad androgénica de la andropausia viendo a otros hombres no tratados, reflejo de lo que eran antes. El hombre con andropausia presenta características típicas. La más evidente es la falta de resplandor que se nota al primer vistazo. Por el contrario, el estado de salud general de los pacientes tratados con hormonas sexuales no deja de sorprender.

El nacimiento y la muerte son fenómenos naturales que pertenecen a la metafísica. Entre estos dos polos, está la vida. Es importante conocerla mejor para deshacerse de los obstáculos físicos y utilizar lo mejor posible su potencial espiritual. La medicina industrial, que deriva de la medicina científica, ha faltado aquí a su cita. En efecto, la medicina tiene por objeto la conservación y el restablecimiento de la salud que no es solamente la presencia o ausencia de enfermedad, sino también un estado de bienestar mental y social. Ahora bien, la medicina que se desarrolló desde hace cuarenta años, según las características de la civilización industrial, se preocupó solamente de eliminar la enfermedad, ignorando el estado de bienestar mental y social.

¿Sabe que el precio de los aparatos altamente sofisticados es fijado no por su costo de fabricación y un beneficio razonable, sino por el número de pacientes susceptibles de usarlo en un tiempo dado, y en función del reembolso de las cajas de seguridad social? ¿Si se quiere posponer el fenómeno natural de la muerte es esta una fórmula razonable? Demasiados pacientes se mueren aún hoy entorpecidos por maquinarias, incluso cuando alcanzaron el límite de longevidad de la era industrial, ochenta años. Muertes frustrantes. Muertes indignas.

Las enfermedades más frecuentes hoy son las del "mal-ser", cuyas causas son poco visibles. Requieren un *enfoque global* del individuo, bien entendido por los expertos de las medicinas llamadas paralelas. Contribuyen a menudo al restablecimiento del bienestar físico y mental, componentes esenciales de la salud, y no son tan paralelas como algunos querrían hacernos creer.

Las causas del envejecimiento son la principal fuente del mal-ser. Deben ser objeto de una atención especial.

¿Qué constatamos? Antes de los cuarenta años, los hombres conservan en general su buena salud y tienen una buena actividad sexual. La andropausia señala el final del programa sexual. Progresivamente concurren una muchedumbre de males: la artrosis, la arteriosclerosis, la obesidad, las cataratas, los desórdenes de la piel, uñas y cabello. La actividad cerebral es perturbada, desórdenes de la memoria se manifiestan. La jaqueca, el humor desapacible, la falta de dinamismo, la pusilanimidad, la tristeza y la depresión hasta ese momento desconocidas, hacen su aparición. Uno solo de estos síntomas puede manifestar la enfermedad androgénica de la andropausia. Tratar esta enfermedad significa disminuir, si no eliminar, una parte de los males del envejecimiento. Los hombres mayores de cuarenta años permanecerán con buena salud, el mundo se verá cambiado.

Llegado a la madurez, el ser humano no conocerá ya la decrepitud inexorable que precede a la muerte hacia los ochenta años. Los hombres y las mujeres de cincuenta, sesenta y setenta años tendrán el aspecto de cuadragenarios con buena salud. El hombre de sesenta años cronológicos tendrá biológicamente cuarenta años si todos sus parámetros defectuosos han sido sustituidos durante veinte años.

Esta diferencia entre la edad cronológica y la edad biológica existe ya hoy. Se conservan embriones en nitrógeno líquido a muy baja temperatura. Uno de estos embriones implantado en la madre, da nacimiento a un ser humano. Un embrión congelado durante dos meses da nacimiento a un niño cuya edad cronológica es de once meses y la edad biológica de nueve meses. Así un embrión viejo cronológicamente de varios años daría nacimiento a un ser cuya edad biológica solo sería de nueve meses.

Por primera vez, el hombre comienza a entender los mecanismos que regulan el principio y el final de su existencia terrestre. Es necesario a partir de hoy estudiar las causas del envejecimiento. La tarea es inmensa. El cuestionamiento permanente. La comprensión de los mecanismos del envejecimiento permitirá la plena utilización del potencial humano, del nacimiento a la muerte. El hombre tratado con hormonas alcanzará su longevidad potencial. Será un hombre sin edad.

Había centenares de millares de centenarios a finales del siglo XX. Serán varios millones en el siglo XXI. Son la expresión del potencial de la longevidad. Pero no son tratados y no corren ya como conejos. Viven aislados en su habitación, y su actividad es obviamente reducida.

Gracias al tratamiento hormonal se puede imaginar que el potencial del ser humano se sitúa en torno a los ciento veinte años, quizá más. La parte fundamental es llegar en plena forma, si no eso no sirve de nada. Las hormonas nos abren la puerta de esta posibilidad. Vamos a poder por fin morir de vida.

La experiencia demuestra que las tasas sanguíneas de hormonas sexuales son elevadas en el anciano aún verde y activo. Una publicación de Nieschlag (1) confirma la existencia de elevadas tasas de hormonas masculinas en hombres viejos que gozan de una salud excepcional. Son estos hombres precisamente los que podrían pasar a ser centenarios sin tratamiento hormonal de sustitución.

Desde 1974 prescribo tratamientos con mesterolona de sustitución en ancianos desprovistos de hormonas. Estos tratamientos restablecen invariablemente la actividad física, psíquica y sexual.

Los pacientes tratados con hormonas se encuentran simplemente en la misma situación que los hombres viejos cuyos testículos secretan naturalmente la hormona masculina, y que gozan de una salud excepcional. Si se para el tratamiento de un anciano que goza de una buena salud gracias al tratamiento hormonal de sustitución, se deteriora de nuevo su sistema físico, psicológico y sexual.

El tratamiento del envejecimiento aumenta la longevidad media de la población. Veremos en veinte años septuagenarios cuya edad biológica será de cincuenta años. Conscientes hoy de su andropausia inicial, se les habrá tratado.

En algunas decenas de años los centenarios disfrutarán de buena salud gracias al tratamiento hormonal, y nadie puede decir hoy cuáles serán los límites de la edad.

Parte II

El Envejecimiento Sexual

El envejecimiento sexual anuncia

el envejecimiento general.

7

El Envejecimiento Sexual Prematuro

La enfermedad androgénica prematura en el hombre

La falta de dihidrotestosterona provoca el envejecimiento sexual, sea cual sea la edad.

La testosterona baja en el hombre

- De 0 a 40 años: Enfermedad androgénica prematura.

- De 40 a 100 años (y más): Enfermedad androgénica de la andropausia.

En cualquier hombre, la secreción de testosterona disminuye progresivamente a partir de los veinticinco años. Quince años más tarde, los signos del envejecimiento sexual aparecen progresivamente, provocando crisis sexuales y trastornos de la eyaculación.

Algunos hombres jóvenes no tienen suerte; sus testículos dejan de funcionar antes de los cuarenta, a veces de forma brusca, provocando la aparición de los síntomas de la andropausia. El mismo fenómeno se da en las mujeres jóvenes que sufren una menopausia prematura.

El feto produce glándulas sexuales primitivas. En los niños, estas glándulas migran al escroto. En las niñas, las glándulas embrionarias permanecen en el vientre, dando lugar a los ovarios. Los testículos producen hormonas masculinas y hormonas femeninas. Los ovarios producen hormonas femeninas y hormonas masculinas.

Es necesario conocer el fenómeno del envejecimiento sexual prematuro porque la situación de estos hombres jóvenes con la enfermedad androgénica precoz de la andropausia es dramática. No entienden lo que les ha pasado y tienen mala salud. Su vida sexual es miserable y las repercusiones de sus parejas son de prueba. Es la prueba de una vida real que los sentimientos no habitualmente superan. Afortunadamente, hoy existen remedios. Uno se estremece al pensar en las generaciones de jóvenes con envejecimiento sexual prematuro que permanecieron impotentes por falta de información - muchos se suicidaron sin saber por qué-. Las causas del envejecimiento sexual prematuro son múltiples.

Existe ausencia, al nacer, de ambos testículos. Se trata de una anomalía poco frecuente. En cambio, la pérdida de uno o dos testículos puede producirse a lo largo de la vida, generalmente tras un traumatismo o una intervención quirúrgica chapucera.

Durante una hernia o una operación genital, se castran uno o dos testículos, provocando eunucos quirúrgicos. Afortunadamente, el tratamiento hormonal sustitutivo permite rectificar esta problemática situación.

Existe toda una serie de factores que provocan la atrofia de un testículo. A veces no supera el centímetro de diámetro y, doloroso, en ocasiones es necesaria su ablación. Las causas de la atrofia de un testículo son múltiples: traumatismos, irradiaciones, exposición intensa al calor (horno, metalurgia), choques repetidos en los jinetes, nicotina, alcoholismo, absorción de hormonas femeninas, lesión de la arteria testicular, infección microbiana, infección vírica (paperas), malformación o varices.

Causas de la Enfermedad Androgénica Prematura

Enfermedad Androgénica Congénita

- Ausencia congénita de testículos
- Anomalías cromosómicas raras
- Síndrome de Klinefelter

- Síndrome de Turner masculino - Criptorquidia
- Varicocele

Enfermedad androgénica adquirida

- Castración
- Traumatismos
- Destrucción por agentes físicos, químicos y hormonales
- Torsión testicular
- Infección testicular
- Secundaria a un trastorno de la hipófisis

Síntomas sexuales de la enfermedad androgénica prematura

Los trastornos sexuales motivan la primera consulta.

Uno de cada dos pacientes.

- Eyaculación precoz
- Goteo de eyaculación
- Impotencia progresiva
- Infertilidad masculina
- Malformaciones
- Falta de motivación sexual
- Ginecomastia.

Eyaculación precoz

Lo que caracteriza a la eyaculación, en este caso, es que casi siempre es prematura y que la situación tiende a agravarse con el tiempo, sean cuales sean las circunstancias.

En este caso, no es psicológica, como puede ocurrir cuando la eyaculación se produce accidentalmente bajo la influencia de la emoción o selectivamente como objeto de deseo.

Se entiende que pueden producirse alteraciones del comportamiento en la pareja (y en la familia), sobre todo porque la evolución es insidiosa y se agrava con el tiempo. Es una prueba de vida, y solo la pareja a la que se ama puede resistir.

Su alivio es significativo cuando una explicación orgánica confirma su amor y el aprendizaje de que existe una solución terapéutica.

Eyaculación dolorosa sin emisión al exterior.

Este mismo fenómeno puede existir en glándulas hipertróficas de la próstata que provocan la compresión de esta intersección. La eyaculación precoz puede estar asociada, pero no necesariamente.

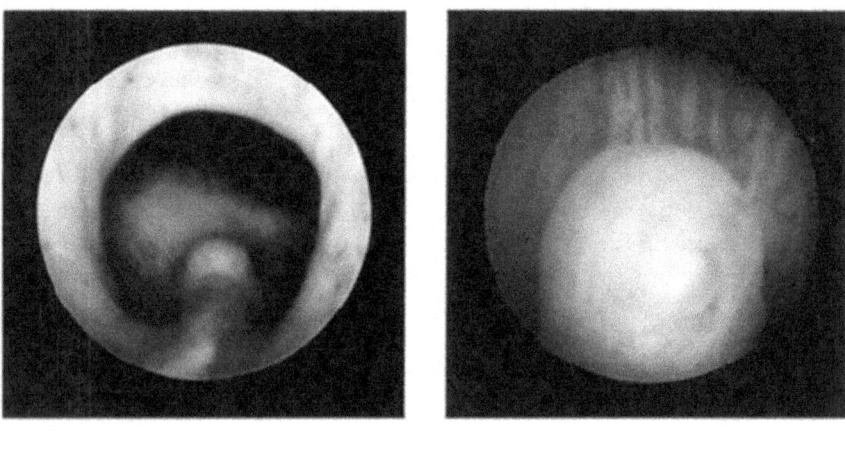

Fig. 4   Fig. 5

Fig. 4. Aspecto endoscópico normal de los conductos eyaculadores en la uretra posterior. El veru montanum aparece de color amarillo pálido.

Fig. 5. Aspecto endoscópico del utriculocele. Se trata de una malformación congénita causada por la unión anormal de los conductos eyaculadores en una bolsa no perforada o insuficientemente perforada. Durante la eyaculación, el utriculocele se hincha. Los espermatozoides vuelven a las vías seminales provocando crisis dolorosas.

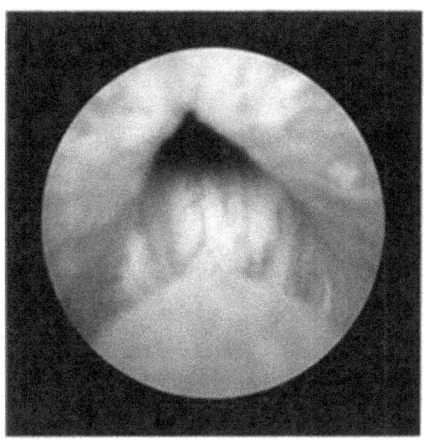 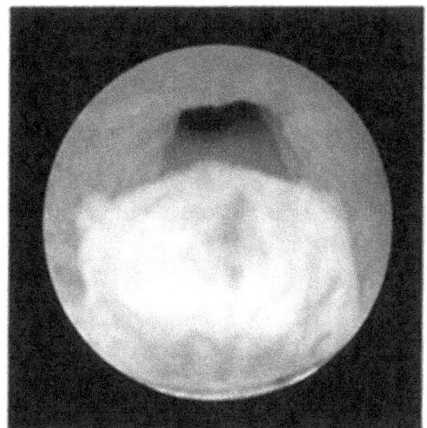

Fig. 6   Fig.7

Fig. 6. Aspecto endoscópico de los conductos eyaculadores en una uretra posterior enferma. El enrojecimiento del veru montanum indica congestión.

Fig. 7. Aspecto endoscópico del veru montanum agrandado y blanquecino. El veru montanum es un residuo embrionario femenino en el individuo masculino. Esta estructura sexual, sometida a una estimulación excesiva de la hormona femenina, puede convertirse en una pequeña masa carnosa.

Goteo de eyaculación

El goteo de la eyaculación en el orificio de los conductos eyaculadores es el resultado del estrechamiento de la intersección de los conductos deferentes con la uretra por fibrosis, lo que puede provocar una reducción o desaparición del orgasmo.

Impotencia progresiva

Es la consecuencia del estrechamiento de las arterias del pene que no es suficientemente tumescente. La situación empeora sobre todo porque se añade la eyaculación precoz de causa orgánica acentuada por el miedo al fracaso.

Infertilidad masculina

No es la regla en la enfermedad precoz; algunos pacientes se casaron muy jóvenes y tuvieron hijos.

Sin embargo, un análisis de semen puede demostrar una disminución de la movilidad de los espermatozoides. Por lo tanto, en un paciente que consulta por esterilidad y cuyo análisis de semen muestra estas características, se debe buscar la enfermedad androgénica que describió.

Ginecomastia

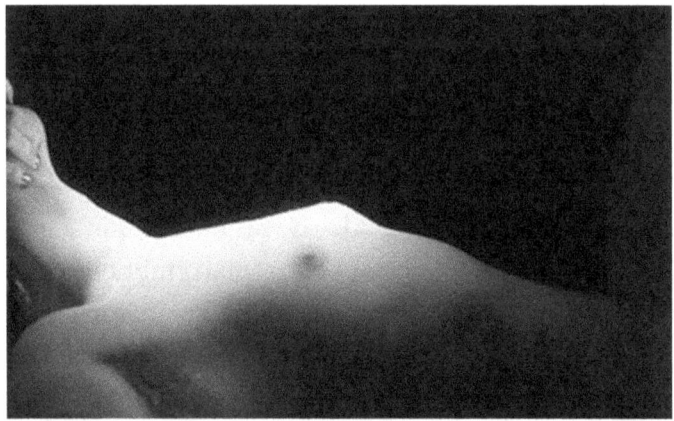

Fig 8.

Hipertrofia mamaria unilateral en un paciente de 24 años con estrógenos elevados asociada a deformación fibrosa de la uretra prostática [1].

Atrofia prostática

La atrofia total o parcial de la próstata es una consecuencia de todas las deficiencias de hormonas masculinas. En 1980 describí este síndrome en los Boletines y Memorias de la Sociedad de Medicina de París, en un artículo titulado "Próstata fibrosa asociada a un exceso de hormona femenina". Esta publicación ilustrada no dejaba lugar a dudas sobre la realidad de esta nueva patología. [1].

Las malformaciones asociadas son frecuentes

- Varicocele
- Criptorquidia

Varices en los testículos

El testículo está unido al vientre por un cordón. Una arteria distribuye la sangre al testículo y varias venas la devuelven a la circulación general. Existe un conducto para la emisión de espermatozoides.

La dilatación de estas venas no es rara. Está causada por un flujo de sangre hacia atrás (en lugar de subir por el vientre, la sangre vuelve hacia el testículo; la circulación sanguínea se invierte).

Al principio, las venas del cordón espermático se dilatan. Con el tiempo, la pérdida total de elasticidad de las paredes venosas conduce a la formación de un tumor blando por encima del testículo. El tumor varicoso formado por la dilatación permanente de las venas se denomina varicocele.

El varicocele aparece generalmente en el lado izquierdo del escroto. Sin embargo, es previsible que aparezca en el lado derecho. Parece un pequeño paquete vermiculado encima del testículo. La palpación de este paquete anormal da la impresión de macarrones bajo la piel. Además, la distensión de las paredes venosas puede generar dolor.

Una sencilla prueba permite confirmar la existencia de varices. Si presenta una pequeña tumefacción por encima del testículo, túmbese.

El paquete anormal desaparece; los macarrones no se notan. Sin embargo, vuelven a aparecer cuando te levantas.

Las varices del cordón espermático provocan la atrofia del testículo porque la sangre circula con dificultad. Como consecuencia, se altera la secreción de hormonas masculinas, lo que va seguido de trastornos de la eyaculación, la erección y la micción. Estos síntomas crónicos suelen remontarse a varios años atrás y se acentúan con el tiempo.

Las varices testiculares son una causa frecuente de esterilidad masculina. La alteración de la secreción hormonal es menos conocida; sin embargo, está confirmada por estudios clínicos desde hace más de cuarenta años. La reducción de la secreción hormonal en los portadores de varices es significativa [2].

La desaceleración de la circulación sanguínea en el testículo varicoso provoca una oxigenación inadecuada de las células, destruyendo las que producen espermatozoides y las que secretan hormonas masculinas.

La impotencia proviene no solo de la secreción hormonal desordenada, sino también del escape de sangre en la erección. En lugar de quedar aprisionada en el pene en erección, la sangre se escapa por las venas varicosas, en particular las venas del pene que comunican con la red venosa de los testículos.

El tratamiento de las varices testiculares es quirúrgico. Existen varias técnicas, pero dan resultados inconstantes. Sin embargo, es posible hacer una reconstrucción anatómica de las redes varicosas para restablecer una circulación sanguínea sana y prevenir las recidivas.

La red venosa típica de los testículos

La sangre de la red arterial irriga el testículo y transporta la hormona masculina en la red venosa hacia el abdomen y la pelvis (Fig. 9). Las venas de los testículos constan de dos redes distintas que intercambian anastomosis.

La red anterior, formada por varias venas, desemboca en la vena espermática. Desemboca en la vena renal a la izquierda y en la vena cava a la derecha.

La red posterior, formada por varias venas, desemboca en las venas pélvicas.

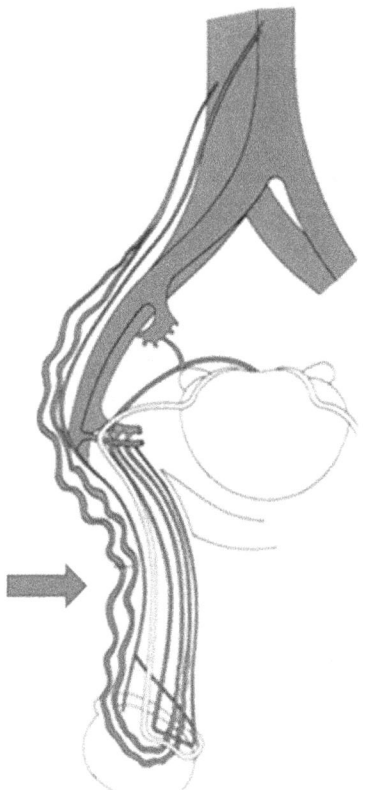

Las venas varicosas del testículo son frecuentes. Causan un aumento en la temperatura en los testículos, dando por resultado la producción reducida de la testosterona y la producción excesiva de la hormona femenina estradiol.

Idealmente, estas venas varicosas deben ser removidas quirúrgicamente para restaurar la producción fisiológica de testosterona y estradiol.

Las varices bilaterales no son infrecuentes. En este caso, es necesario tratar ambos lados.

Fig. 9

Si las varices son visibles a simple vista en un lado, normalmente el izquierdo, es aconsejable realizar un examen Doppler de las venas del testículo derecho (Figuras 10-11). Si hay reflujo en el derecho, también debe corregirse quirúrgicamente.

¿Cómo se detectan las varices testiculares?

El historial del paciente revela problemas de micción, eyaculación, fertilidad o potencia sexual secundarios a las alteraciones hormonales causadas por el varicocele.

Estos síntomas crónicos suelen remontarse a varios años atrás y empeoran con el tiempo. El dolor está causado por la distensión de las paredes venosas.

El reflujo de sangre hacia las venas del testículo acaba por provocar una descompensación total de la red venosa.

El varicocele es el resultado de la pérdida total de elasticidad de las paredes venosas.

Los testículos se inspeccionan y palpan cuando el paciente está de pie.

Se observan venas dilatadas por encima del testículo, con mayor frecuencia en el lado izquierdo. Sin embargo, las varices no son infrecuentes en el lado derecho. Aparecen como un pequeño haz vermicular por encima del testículo (fig.9).

La palpación de esta hinchazón anormal se siente como si se enrollaran macarrones bajo la piel.

Una simple prueba puede confirmar la existencia de varices testiculares. El paciente se tumba y la hinchazón anormal desaparece; los macarrones dejan de ser palpables y reaparecen cuando el paciente se levanta.

¿Cómo se detecta el reflujo sanguíneo en la red venosa testicular?

Las paredes venosas se dilatan con el esfuerzo. La tos, el levantamiento de pesos y el ejercicio muscular provocan una presión considerable en el abdomen. Esta presión no se transmite al testículo, que posee una red venosa típica. Si la elasticidad de las paredes venosas es insuficiente, la sangre refluye hacia el testículo. El reflujo crónico provoca la descompensación total de las paredes venosas y da lugar a varices. La inspección y la palpación no revelan la existencia de reflujo. Es necesario recurrir al registro electrónico: el examen Doppler, que registra la velocidad de la onda sanguínea mediante un eco. El sensor se coloca en las venas del testículo. Esta prueba es fácil de realizar y segura (Fig. 10).

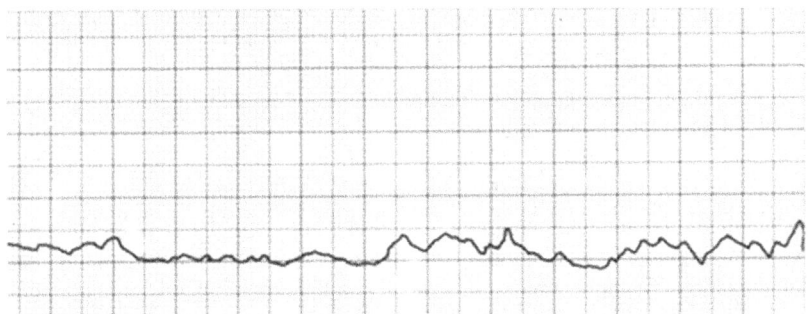

Fig. 10

El registro Doppler del flujo sanguíneo normal en las venas testiculares no indica ninguna variación al toser: la presión del abdomen no se transmite al testículo.

Si hay reflujo al realizar un esfuerzo, por ejemplo, al toser, la columna sanguínea vuelve al testículo y el examen Doppler registra las alteraciones (Fig.11).

Las varices suelen tratarse quirúrgicamente ligando la vena espermática para eliminar el reflujo sanguíneo hacia el testículo. También se ha propuesto la embolización de la vena espermática. Se introduce un catéter en la red venosa general hasta la vena espermática, donde se inyecta una solución esclerosante para obstruir la vena.

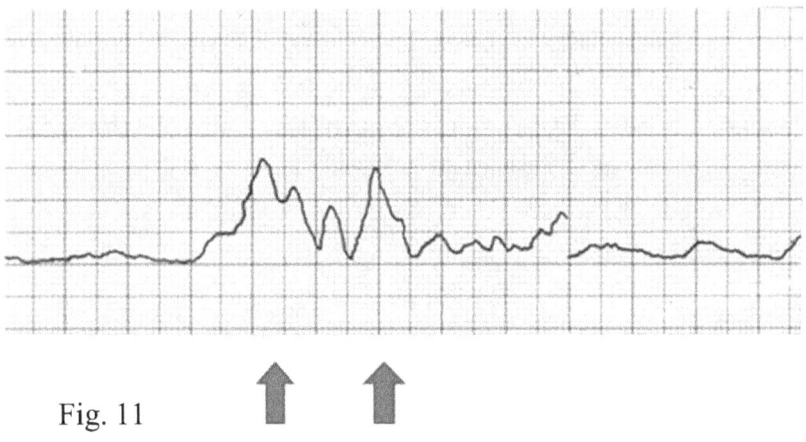

Fig. 11

El registro Doppler del flujo sanguíneo anormal en las venas varicosas del testículo indica variaciones de la tos. Con cada esfuerzo de los músculos abdominales, la presión del abdomen se transmite al testículo, que se destruye progresivamente (ver flechas).

La ligadura de la vena espermática, al igual que la embolización, no evita la recidiva si no tiene en cuenta todas las redes venosas del testículo. En caso de reproducción, la creación de una válvula anti reflujo restablece la circulación sanguínea y evita la repetición.

El testículo criptórquideo

La criptorquidia se produce cuando uno o ambos testículos no descienden con normalidad.

En el feto, las glándulas sexuales primitivas se encuentran en el abdomen. Transformadas en testículos en el segundo mes de vida fetal, migran al escroto. El testículo no llega al escroto. A menudo se palpa más arriba, a la salida del abdomen. Muchos testículos descienden durante el primer año de vida.

El testículo criptórquideo no debe confundirse con el testículo "ascendente", que suele descender al escroto, pero se eleva cuando se excita con las manos o con agua fría. A veces, los padres se sorprenden de no ver testículos en el escroto del niño, cuando antes estaban allí. Se trata de testículos "ascensor", que generalmente descienden en el escroto, pero suben cuando sufren la excitación de las manos o del agua fría.

En la envoltura del testículo se inserta un pequeño músculo (el músculo cremáster) cuya fuerte contracción tira de la glándula hacia arriba. Esta particularidad es leve. Los padres se tranquilizarán dándole un baño caliente, y los testículos volverán espontáneamente a su posición original.

Cuando el testículo criptórquideo se palpa por encima del escroto y no puede bajarse a una posición normal, las uniones fibrosas y musculares lo retienen. Esta anomalía debe corregirse quirúrgicamente. En primer lugar, se libera la glándula de las sujeciones y se coloca en el escroto.

A veces, el testículo se encuentra en una situación ectópica, por ejemplo, fuera de la trayectoria típica de migración. Puede encontrarse en el pubis, el perineo o el muslo. Esta situación anómala debe revisarse quirúrgicamente.

El testículo es muy sensible al calor. La temperatura del abdomen, demasiado elevada para él, provoca la alteración de las células madre y de las células secretoras de hormonas. La corrección quirúrgica se realiza hacia los tres o cuatro años. El testículo criptórquideo es la expresión de un potencial masculino inadecuado. Su estructura poco desarrollada es el sitio de anomalías estructurales.

El testículo criptórquideo suele estar asociado a una hernia. Además, en diversos grados, toda la región genital está malformada. Por lo tanto, siempre deben buscarse malformaciones relacionadas.

La disminución del potencial del testículo criptórquideo induce un envejecimiento sexual prematuro.

8

Los Desórdenes "Emocionales" no Deben Ocultar la Impotencia Orgánica

El desacuerdo sexual y el bloqueo psicológico explican la impotencia en algunos casos. Asignarlo exclusivamente a desórdenes emocionales es un error mantenido por el rumor público y por la falta de información.

Después de los cuarenta años, en ausencia de un tratamiento hormonal *preventivo*, los hombres pierden progresivamente su virilidad. Se produce un estrechamiento de las arterias del pene, una dilatación de las venas, y a veces una esclerosis local del pene. La impotencia orgánica del hombre con enfermedad androgénica de la andropausia es causada por la insuficiencia de secreción de los testículos.

En 1972, Perlman y Kobashi estudian la incidencia de la impotencia en una serie de 2801 hombres [1]. Estas estadísticas demuestran que el 5 % de los hombres son impotentes a partir de los cuarenta. Después el porcentaje sube con los años, y el 85 % son impotentes a los ochenta.

Con la edad la erección se produce difícilmente, se vuelve inestable o es inexistente. En algunos casos, los núcleos duros causados por la esclerosis se desarrollan en el pene y causan la desviación de la erección, que hace a veces toda relación sexual imposible.

La Erección Escasa

La erección escasa es causada por insuficiencia arterial, fuga venosa o lesión nerviosa.

La insuficiencia arterial

La insuficiencia arterial del pene es una consecuencia muy frecuente de la enfermedad androgénica de la andropausia.

Porcentaje de hombres impotentes a las distintas edades [1]	
Edad/años	Porcentaje de hombres impotentes
40-49	5
50-59	11,3
60-69	35,6
70-79	59
80 +	85

Tabla 1

La falta de hormonas masculinas causa la inutilización de las arterias del pene, la contribución sanguínea se vuelve insuficiente y hace la erección imposible.

Cuando la insuficiencia arterial se detecta suficientemente pronto, la toma de hormonas masculinas puede restaurar la potencia sexual entera o parcialmente.

La arteriosclerosis de los grandes troncos arteriales causa una grave insuficiencia vascular en los miembros inferiores, y compromete definitivamente el riego de los órganos genitales.

El desarrollo y la permeabilidad de las arterias del pene dependen selectivamente d.e una buena impregnación de hormonas masculinas.

La fuga venosa

La sangre fluye correctamente en el pene, pero la erección no se mantiene. La red venosa, demasiado amplia, con tendencia varicosa, deja escapar continuamente la sangre contenida en el pene.

Las radiografías de los cuerpos cavernosos, la radiografía del pene, pueden mostrar una o más fugas venosas. Esta causa de impotencia orgánica puede ser tratada con la ligadura de las venas anormales y la retirada de las redes varicosas. Sin embargo, las paredes venosas están constituidas por tejidos elásticos que se aflojan y se esclerosan en ausencia de hormonas masculinas. El mantenimiento de la erección depende de la buena impregnación hormonal de la red venosa.

La lesión nerviosa

La erección depende de la integridad del sistema nervioso. La impotencia neuronal resulta de una lesión de los nervios genitales o de una patología de los centros sexuales en la médula espinal o en el cerebro. La impotencia puede ser la consecuencia de una sección de los nervios genitales en la cirugía de la vejiga o del recto cuando un tumor impone la ablación total de uno de estos órganos.

La sensibilidad de los órganos eréctiles depende también de una buena impregnación de hormonas masculinas.

La Erección Curva

La erección es curva cuando una de las paredes del pene es más corta que la pared opuesta. Esta anomalía es el resultado de una malformación congénita o de una esclerosis de los cuerpos cavernosos. La erección curva hace a veces la penetración sexual imposible. François de la Peyronie describió la esclerosis de los cuerpos cavernosos por primera vez. El desarrollo en el pene de uno o de varios núcleos duros, a veces dolorosos, causa una desviación y la deformación del pene en erección. El envejecimiento sexual causa la invasión progresiva de los cuerpos eréctiles por un tejido fibroso en algunos segmentos del pene que son demasiado rígidos. Esta fibrosis se desarrolla sobre todo en la línea mediana, entre los dos cuerpos cavernosos, y puede extenderse sobre toda la longitud del pene o localizarse en forma de uno o de varios núcleos. La fibrosis comienza en la periferia del cuerpo cavernoso, pero puede extenderse al centro, bloqueando cada vez más la progresión del flujo sanguíneo, por la fibrosis, pero también por la obstrucción arterial propiamente dicha que acompaña al proceso degenerativo. En realidad, es probablemente la obstrucción de las arterias la que es en primer lugar responsable del espesado fibroso de las túnicas cavernosas. La fibrosis instalada empeora el déficit circulatorio que favorece la fibrosis: es el ejemplo típico del círculo vicioso patológico. Durante una erección normal, el cuerpo cavernoso se llena hasta el bálano: el pene está recto y rígido.

En caso de núcleos fibrosos, el flujo sanguíneo cruza mal el obstáculo, el pene se curva debido a la cuerda rígida que subtiende los dos segmentos tumescentes. En los casos extremos, el pene en erección presenta la forma de un ángulo recto, pero todos los ángulos son posibles de cinco a noventa grados, generalmente hacia arriba y también lateralmente. La penetración del pene es aún posible con un ángulo pequeño, pero las curvas importantes la impiden.

Cuando el proceso fibroso empeora, la sangre no cruza ya el obstáculo, la extremidad del pene no infla ya, el bálano sigue siendo blando y frío a pesar de la mayor o menor tumescencia previa al obstáculo.

A continuación, las raíces mismas de los cuerpos cavernosos se vuelven fibrosas, la tumescencia cada vez más difícil de obtener, y finalmente toda relación sexual resulta imposible.

La evolución clínica de la enfermedad puede ser lenta y extenderse por varios años, pero existen regresiones muy rápidas: el acto sexual se vuelve entonces irrealizable en dos o tres meses, incluso en el hombre joven. A veces, la induración se empeora momentáneamente, luego se reabsorbe más o menos completamente sin medicamentos.

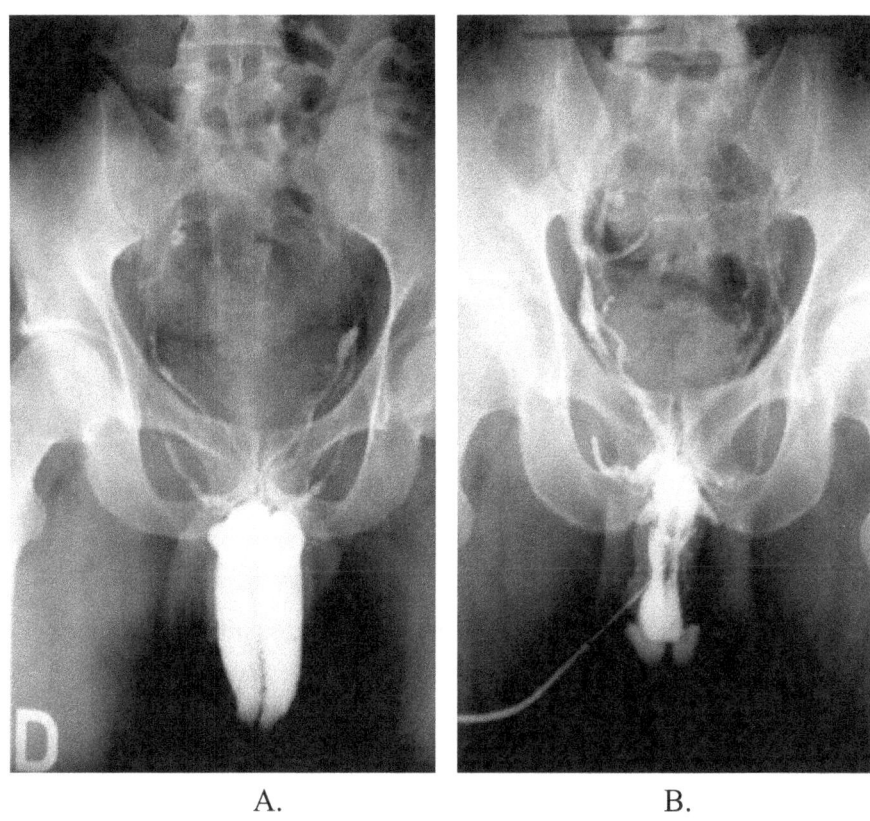

A.   B.

Fig. 12

A: Radiografía normal de los cuerpos cavernosos.
B: Radiografía de la esclerosis de los cuerpos cavernosos.

El tratamiento

¿Por qué las arterias del pene presentan estos fenómenos de arteriosclerosis tanto en el hombre joven como en el hombre viejo?

La vascularización de los órganos genitales es especialmente sensible al clima hormonal como la totalidad de los órganos genitales. Los hombres que presentan una esclerosis de los cuerpos cavernosos pueden tener perturbaciones importantes del metabolismo de las hormonas sexuales. Este hecho puede ser controlado por un estudio de la producción y el equilibrio de las hormonas masculinas.

La toma de hormonas masculinas al principio de la enfermedad puede hacer disminuir las placas fibrosas completamente.

Cuando las lesiones se constituyen desde hace varios años, la enfermedad puede ser estabilizada por el tratamiento hormonal.

El Diagnóstico del Envejecimiento Sexual

Historia clínica

La historia de este hombre de cincuenta y dos años es característica. Desde hace algunos meses ya no funciona su órgano sexual. Tiene un humor desapacible, desalentado, no llega ya a concentrarse. Por la mañana, se levanta cansado. Llega varias veces con retraso a la oficina. Eso que él nunca había llegado tarde. Ya se le hicieron varias observaciones. Tiene miedo de perder su trabajo, que asume sin embargo cada vez más difícilmente. Va regularmente de visita al asilo donde residen sus viejos padres. Siempre se ha ocupado de ellos con mucha dedicación, pero estas visitas se vuelven cada vez más dolorosas de asumir. Tiene dos hijos, uno de dieciocho años, el otro tiene veinte años. Sus amigos invaden la casa sin cesar. La agitación que causan no deja de irritarlo. Con todo, hace seis meses todo iba bien. Era un hombre feliz y había hecho una buena carrera en su oficio. Ahora, todo parece demasiado pesado. Ayer, cima de la desdicha, tuvo una disfunción sexual que no se explica. El mismo contratiempo se produjo la semana anterior. Su esposa no dijo nada, pero se da perfecta cuenta de que ella se plantea cuestiones. ¿Se acostó con una mujer? ¿Ella no le gusta ya? Nada de eso. Las disfunciones son inexplicables. Va a ver al médico para tener el corazón tranquilo:

— No sé cómo explicárselo —dice con un tono desconcertado.

— ¿Qué problema tiene?

— Aquí… tengo la impresión de que me estoy volviendo impotente.

— ¿No tiene ya ninguna relación sexual?

— Para ser sincero, no. Tengo erecciones, pero se hacen cada vez más raras. De un tiempo a esta parte estaba muy ocupado y pensaba que eso pasaría. Pero la situación empeora. Tuve dos disfunciones sexuales sucesivas en quince días. No lo entiendo.

— Antes, hace seis meses, ¿todo iba bien?

— Sí. Sin embargo al pararme a reflexionar, me parece haber experimentado una reducción de actividad sexual desde hace un año, quizá incluso antes.

— ¿Tuvo enfermedades graves?

— No.

— ¿Le sometieron a una operación quirúrgica, eventualmente durante la pequeña infancia?

— No, no que yo recuerde.

— Es muy probable que su andropausia sea responsable de su estado.

— ¿Mi andropausia?

— Sí, después de cuarenta años todo hombre presenta, un día u otro, una reducción de la actividad sexual porque sus testículos no secretan ya bastantes hormonas masculinas. Nadie escapa.

— ¿Es una clase de menopausia del hombre?

— Es comparable, en efecto.

— ¿Es definitivo?

— Sí. Su programa sexual comenzó en la pubertad y se termina ahora. Antes los hombres permanecían en este estado, afortunadamente, hoy en día es posible corregir la deficiencia de los testículos tomando hormonas masculinas.

— Me tranquiliza. ¿Qué es necesario hacer?

— Una simple extracción de sangre determinará sus tasas de hormonas. Le prescribiré un tratamiento en función de los resultados.

Algunos días más tarde, después de haber recibido los resultados del análisis, Jacques vuelve a la consulta.

—Estoy impaciente por conocer los resultados.

— No son brillantes. Me lo figuraba. Su tasa de testosterona es baja, 400 nanogramos por cien mililitros de plasma. Es la tasa media de los hombres de ochenta años; algunos tienen incluso una tasa superior. Voy a prescribirle hormonas durante tres meses, a continuación, haremos un control.

Tres meses más tarde…

— ¿Qué noticias tenemos?

— Todo va bien. He recuperado todas mis capacidades sexuales. Mi mujer es feliz. Incluso mi estado general ha mejorado, estoy en plena forma, encontré de nuevo el placer de trabajar y estoy metido en cantidad de proyectos. Tengo la impresión de que nada puede ya pararme.

— Es perfecto. Vamos a seguir el mismo tratamiento con dosis menos fuertes durante un año.

— ¿Es necesario seguir tomando hormonas? Pensaba que se terminaba el tratamiento.

— Comienza apenas. La secreción de sus testículos seguirá siendo insuficiente toda su vida. Es necesario sustituir lo que no producen ya. Si paramos el tratamiento, todo se reiniciará.

— No, lo prefiero.

— Ahí tiene sus prescripciones. Nos entrevistaremos en un control anual.

Siguiendo su tratamiento regularmente no tuvo más problemas. Su historia es la de millones de hombres con andropausia. ¿Cuántos siguen un tratamiento? No son numerosos. Centenares en España, ¿algunos millares en el mundo? Muchos hombres van a la consulta demasiado tarde, cuando sus órganos genitales están completamente deteriorados. A la falta de hormonas se añaden entonces problemas mecánicos de la erección, arterias tapadas o venas dilatadas, a veces los dos.

Las Tasas de las Hormonas Sexuales

Tasa normal de la testosterona

Cualquiera que sea la edad, el insuficiente metabolismo de la testosterona causa la falta de libido, la pasividad, el cansancio general, y la depresión inexplicada.

Recordemos en primer lugar la definición de la palabra "normal". El diccionario nos dice "se aplica a lo que representa la media". En ese caso, normal sería más bien la media. Pero nada es más singular que la estructura sexual. Cada hombre presenta una configuración hormonal particular y no debe ser tratado en función de la media de toda una población.

No obstante, para fijar las ideas, digamos que la tasa media de testosterona plasmática es:

Edad en años	Nanogramos/100 ml
Entre 20 y 30	1000 a 700
Entre 30 y 60	700 a 600
Entre 60 y 80	440 a 400

Tabla 2

Los laboratorios sitúan a menudo la tasa normal de testosterona en una escala que va de 300 a 900 nanogramos por cien mililitros de plasma. Se trata de un concepto estadístico no interpretable, porque todos los hombres se sitúan en esta escala. ¡Se tiene una tasa de 900 a los veinte años y de 300 a los cien años!

Una tasa de testosterona inferior a 300 nanogramos por cien mililitros de plasma es compatible con un hipogonadismo.

La tasa normal de dihidrotestosterona

Es el reflejo de la actividad de los órganos sexuales. Una tasa de 90 nanogramos por cien mililitros de plasma es la expresión de una buena actividad; una de 25 nanogramos por cien mililitros de plasma expresa una actividad escasa.

Así aún, los laboratorios dan a menudo como "escala normal" una tasa que va desde 90 hasta 25 nanogramos por cien mililitros de plasma. Todos los hombres se sitúan en esta escala: 90 a los veinte años y 25 a los cien años.

La tasa de testosterona libre

Con la edad, la testosterona se libera peor de sus proteínas portadoras. El porcentaje ideal de la cantidad libre de testosterona es del 2 % a los veinte años.

Si se toman las tasas normales de 20 a 30 años, la cantidad de testosterona libre en el plasma se sitúa entre los 200 y los 140 picogramos por mililitro de plasma (el picogramo es equivalente a la billonésima parte de un gramo). Una pequeña cantidad que no cesa de ser renovada. La acción de la testosterona depende de sus moléculas libres, que penetran en las células para desencadenar una reacción.

La producción diaria de testosterona

Es necesario además tener en cuenta que las tasas de hormonas masculinas solo representan el momento de la extracción de sangre. Ya es un buen enfoque.

Los testículos deben producir cada día de 7 a 10 miligramos de testosterona, lo que representa siete millones de nanogramos. Cuando esta producción disminuye, la tasa sanguínea de testosterona baja y el perfil de las hormonas sexuales es perturbado. Eso significa que un desajuste bioquímico está en curso.

La dosificación de la producción diaria de testosterona no es aún realizable en la práctica corriente. Pero con una simple toma de sangre y la determinación de las distintas tasas de hormonas masculinas, ya es posible hacer un buen trabajo. Es necesario sin embargo reconocer que la interpretación de las dosificaciones hormonales es delicada y debe ser hecha, preferiblemente, por un médico especializado en hormonoterapia y conociendo perfectamente la patología de los órganos genitales. La interpretación matizada de los resultados hormonales no puede hacerse sin los análisis hormonales practicados por laboratorios especializados y rigurosos en sus métodos de análisis.

La tasa normal de la hormona femenina

El testículo produce la hormona femenina, el estradiol. En la sangre periférica, el estradiol alcanza normalmente una concentración de 20 picogramos por mililitro de plasma. El estradiol en una tasa de 80 picogramos por mililitro de plasma es compatible con una falta total de impulsos sexuales.

Si quieres superar la andropausia, debes comprobar sus hormonas sexuales al menor síntoma; si tienes más de cuarenta años, compruebe sus dosificaciones hormonales una vez al año.

Exámenes Especiales

Cuando existe un desorden mecánico de la erección, se dispone de varios exámenes para precisar el diagnóstico. Son un poco curiosos pero inofensivos. En primer lugar, el *registro de las erecciones nocturnas*. Este examen detecta el inflado del pene durante el sueño. Se practica para determinar el origen de la impotencia, psíquica u orgánica. En general, para saberlo, basta con escuchar bien al hombre impotente y este examen no será necesario.

Durante algunos períodos del sueño el pene infla. Si es agradable despertarse a raíz de una fuerte erección, la mayor parte del tiempo no se despierta.

La ausencia total de inflado del pene durante una noche significa que la impotencia es orgánica. La situación opuesta no es conclusiva. El inflado nocturno del pene no significa potencia por dos razones: si se infla, y no está necesariamente rígido. La erección puede ser también paradójica. Es la erección causada por la distensión de la vejiga. Bien conocida por la mañana, al despertar, es la consecuencia de una compresión de las venas del pene por la vejiga llena.

Las enfermedades de la próstata son frecuentes en el hombre con enfermedad androgénica de la andropausia. Vacía mal su vejiga y es generalmente impotente.

Se levanta a menudo durante la noche para orinar y la distensión de la vejiga puede causar varias erecciones nocturnas pasivas.

Cuando el prostatismo es la consecuencia del envejecimiento sexual, el hombre que presenta varias erecciones nocturnas y pasivas es a menudo incapaz de obtener una erección activa. En él, la aportación de sangre es insuficiente para garantizar la erección si no hay compresión venosa (por la vejiga llena) que retrasa la vuelta venosa. Esta paradoja se traduce comúnmente en la expresión: "Tengo una erección cuando no la debo tener. No la tengo cuando debería". Para diagnosticar la insuficiencia del riego del pene y situar el nivel de la obstrucción arterial, se utiliza el efecto Doppler (del nombre de su inventor), método utilizado para determinar la velocidad de un vehículo. El radar envía una onda constituida de ultrasonidos sobre el vehículo, se refractan estas ondas hacia el receptor del radar. La variación de frecuencia entre la onda emitida y la onda reflejada depende de la velocidad del vehículo. El efecto de la aportación de Doppler aplicado a la red arterial general, y a las arterias del pene en particular, proporciona información precisa sobre la velocidad de propagación de la onda sanguínea. La emisión y la recepción de la onda sanguínea se sitúan en una sonda con forma de lápiz que se aplica sobre la arteria estudiada. El captador se conecta a una unidad electrónica que permite la reproducción gráfica y sonora de la velocidad del flujo sanguíneo.

El estudio radiológico de los cuerpos cavernosos es obtenido por la inyección de una solución de contraste directamente en el pene. Esta punción no es más dolorosa que la necesaria para una toma de sangre. La solución se inyecta en un gotero. Se evalúa cada caso de impotencia según el estado de las redes arteriales y venosas, la erección es buena si la llegada de la sangre es correcta y si no existe fuga venosa.

El Tratamiento

Las hormonas masculinas tratan la causa de la impotencia, puesto que son estas las que faltan en el hombre con andropausia.

Cuando el tratamiento se emprende al principio de la enfermedad, es posible restablecer la circulación sanguínea en el pene y evitar la impotencia. Muchos hombres ignoran esta causa y se vuelven impotentes progresivamente.

Después de varios años de falta hormonal, resulta imposible restablecer una vascularización suficiente para mantener la erección solo con tratamiento hormonal. Este impide sin embargo la progresión de la impotencia y es siempre necesario.

9

Los Desórdenes de la Eyaculación

Las vesículas seminales secretan la mayor parte del líquido prostático. La eyaculación se produce cuando las vías genitales se inflan de esperma y se estimulan los centros nerviosos. Este fenómeno totalmente natural se produce dos o tres veces por semana en el hombre joven.

Cuando no hay ninguna actividad sexual (por ejemplo, por razones religiosas en algunos sacerdotes) las vías genitales se ponen progresivamente en tensión y la eyaculación se produce automáticamente, generalmente durante la noche, acompañada de sueños eróticos. Es el caso común del adolescente que no se masturba y que encuentra sus prendas manchadas por poluciones nocturnas cuando se despierta.

Sucede que un joven sacerdote consulta al médico porque sus eyaculaciones nocturnas lo culpabilizan a los ojos de su religión. Pero la naturaleza lo provoca y no hay nada de anormal en esto. Antes, algunos religiosos querían castrarse para no caer en la tentación. Es obviamente la solución más fácil, que fue prohibida por la Iglesia cristiana desde el Concilio de Nicea (325 después de Jesucristo), que considera que superar el pecado sin tentación no tiene mérito.

Cuando la contracción de las vías genitales no se acompaña de eyaculación, la presión creada causa un dolor intenso a veces. Este fenómeno se produce a menudo en el adolescente que no tiene aún pareja y que no se masturba. La masturbación no es cosa vergonzosa y algunos religiosos afirman que, si la intención es pura, no es reprensible.

Los Desórdenes de la Eyaculación, Causas Reales y Tratamiento

Los desórdenes de la eyaculación varían y son más frecuentes de lo que se lo piensa generalmente.

El envejecimiento sexual causa la regresión de todas las funciones de los órganos genitales del hombre con enfermedad androgénica de la andropausia, cuya eyaculación es menos frecuente y puede convertirse en dolorosa, precoz o retrasada. Una eyaculación sin erección válida es un síntoma de decrepitud sexual.

La producción de esperma se reduce en el momento de la andropausia. Sucede frecuentemente que la eyaculación se reduzca a una gota, a veces incluso eso resulta imposible: la producción de esperma se paró. Es lo que explica, entre otras cosas, la disminución de la frecuencia de las relaciones sexuales.

Carl Pearman y Kobashi estudiaron la frecuencia de las relaciones sexuales de 2801 hombres de todas las edades [1].

Edad en años	Porcentaje de hombres que tienen una relación sexual por semana o más
20	88 %
40	80 %
50	68 %
60	50 %
70	25 %
80	10 %

Tabla 3

Como podía esperarse, la frecuencia de la actividad sexual varía directamente en función de la edad, siendo los más jóvenes los más activos.

La disminución de la actividad sexual es paralela a la caída de la secreción de las hormonas masculinas.

La eyaculación dolorosa es un síntoma de una patología orgánica de las vías genitales, causada por la involución senil de los órganos genitales. La causa puede ser mecánica, infecciosa o congestiva.

La Eyaculación Precoz

La eyaculación es un reflejo nervioso que responde a la excitación física de los órganos genitales o a un estímulo erógeno de los centros cerebrales de la sexualidad. Se puede eyacular gracias a la masturbación sin probar un orgasmo intenso. En cambio, la eyaculación puede producirse bajo el golpe de una emoción intensa y obtener un orgasmo sin estímulo físico de los órganos genitales. Cuando todo está de acuerdo, no hay problema.

Cuando la eyaculación prematura solo tiene lugar una única vez, es accidental. Cuando el fenómeno se repite, se vuelve obviamente inquietante.

La eyaculación prematura de origen orgánico se produce generalmente en todas las circunstancias del acto amoroso, sin que se pueda asignar su origen a un miedo particular o a un estímulo psíquico excesivo.

Todo estímulo excesivo en un punto del arco reflejo acelera la reacción nerviosa y causa la eyaculación prematura. Se creía, antes, que la eyaculación precoz era de origen psicológico porque no se hacía caso a las causas orgánicas. Se sabe, hoy, que las anomalías causadas por el envejecimiento sexual son extremadamente frecuentes. Irritan el arco reflejo del sistema nervioso en distintos lugares: el prepucio, los canales eyaculadores y las glándulas de la eyaculación.

Las hormonas sexuales influyen directamente sobre la piel del pene. Cuando existe una falta de hormonas masculinas, el prepucio se vuelve fino, frágil y sensible. Su hipersensibilidad causa la eyaculación prematura. Para poner remedio, es necesario restablecer una buena impregnación hormonal.

Un prepucio frágil se infecta fácilmente. Es colonizado por los virus (herpes), los hongos y los microbios. La infección es a veces tan grave en este punto que es necesario practicar una circuncisión.

A veces, se desarrolla un anillo rígido que no permite destapar el bálano. Este anillo de esclerosis puede ser simplemente la consecuencia de una falta hormonal.

La infección de la próstata, canales eyaculadores y vesículas seminales que perturba la eyaculación debe ser eliminada por los antibióticos, y también por el tratamiento local.

La eyaculación precoz irreducible por el tratamiento médico puede beneficiarse de la instauración de implantes en el pene. La rapidez de la eyaculación no se modifica en cada caso, pero la actividad sexual resulta posible. Este caso es muy raro.

Operé hace muchos años a un hombre eyaculador precoz de unos treinta años. Estaba al borde del suicidio a pesar de numerosos tratamientos psiquiátricos. Nunca había tenido actividad sexual normal antes de su operación. La eyaculación se normalizó totalmente, se casó y vive años después en plena armonía. Se convirtió en el padre de dos pequeños muchachos.

La Eyaculación Retrasada

Algunos juegos eróticos tienen por objeto retrasar el máximo tiempo posible el momento de la eyaculación.

En otras circunstancias, menos felices, la eyaculación es retrasada por la inexperiencia o la indiferencia de una o incluso las dos partes, cualquiera que sea la edad.

El envejecimiento sexual causa la disminución de secreción del esperma. El volumen eyaculado disminuye progresivamente con el tiempo. En los casos extremos, la eyaculación resulta imposible.

Cuando un hombre eyacula muy poco después de un tiempo muy largo, cuando el orgasmo disminuye o desaparece, es necesario pensar en el envejecimiento sexual, incluso en el hombre joven. Los desajustes hormonales pueden ser responsables de esta regresión sexual y deben corregirse. La vía urinaria y genital en regresión se infectan fácilmente. La falta de deseo sexual se desarrolla socarronamente.

La falta de hormonas masculinas y el exceso de hormonas femeninas pueden ser responsables de esta regresión sexual.

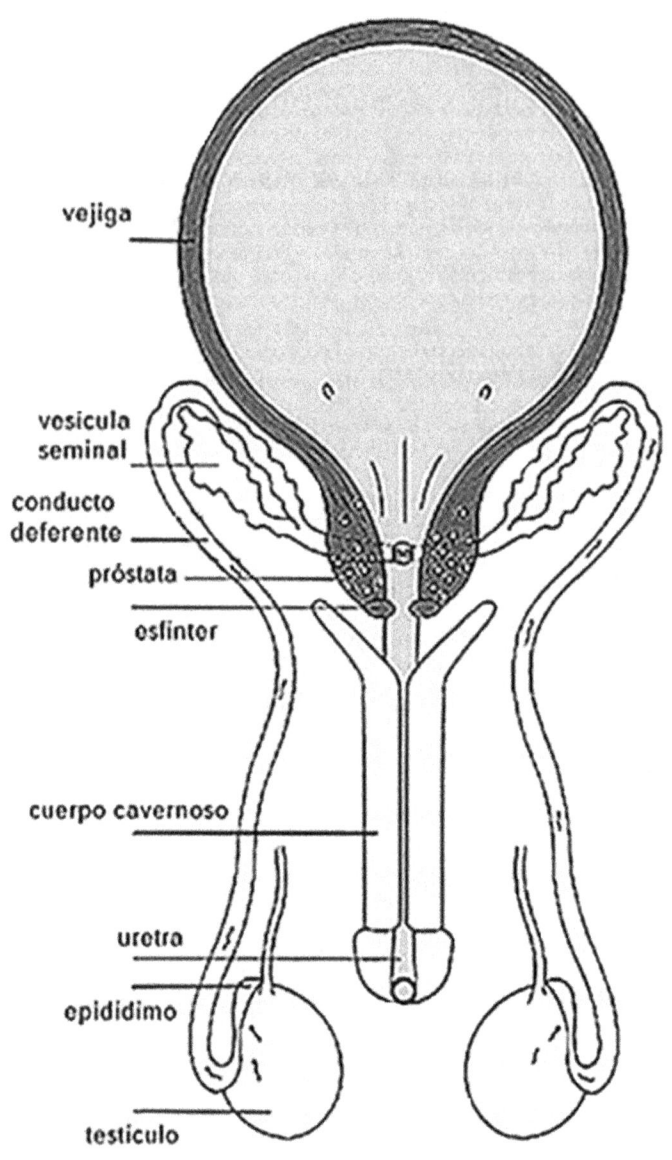

vejiga

vesicula seminal

conducto deferente

próstata

esfinter

cuerpo cavernoso

uretra

epididimo

testiculo

Fig. 13

Anatomía de los órganos genitales masculinos

10

Los Problemas de la Próstata

La próstata no es solo una glándula

La mayor confusión reina en la literatura en cuanto a la definición de este órgano. Digamos inmediatamente que la próstata no es solo una glándula, contrariamente a la definición sumaria del diccionario y algunos manuales de medicina. ¿Qué dice el diccionario? "Próstata: Glándula pequeña irregular de color rojizo, que tienen los machos de los mamíferos unida al cuello de la vejiga de la orina y a la uretra, y que segrega un líquido blanquecino y viscoso". (Diccionario de la Real Academia Española). O incluso :

¿Qué dice el *Tratado de anatomía* de H. Rouvière? *La prostate est une masse glandulaire qui entoure chez l'homme la partie initiale de l'urètre* (1). Es decir "La próstata es una masa glandular que rodea en el hombre la parte inicial de la uretra" (1).

Esta definición falta de precisión, menciona solamente la estructura glandular de este órgano. De ahí la idea, comúnmente admitida, de que la próstata es una glándula cuya función sería exclusivamente sexual. Esto es básicamente falso.

Los esquemas y los dibujos que representan "la próstata" en los manuales son generalmente aproximados y embrollan el entendimiento. Por esto mismo se puede leer en la página médica de una gran revista: "La próstata es una glándula sexual que fabrica la mayor parte de la fase líquida del esperma". Realmente, son las vesículas seminales las que secretan la mayor parte del líquido espermático.

Ejemplo de una tergiversación de la próstata

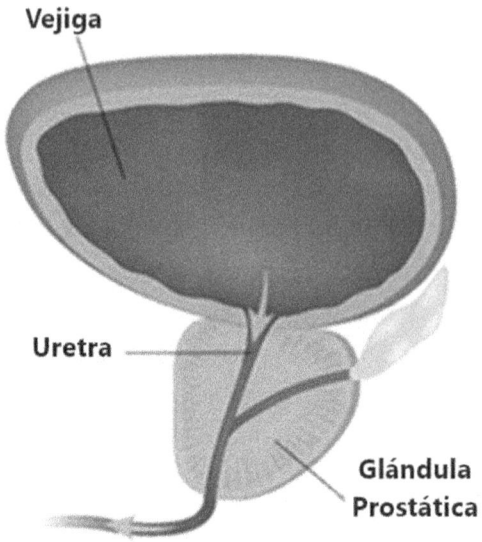

Fig. 14

Según el Servicio Nacional de Salud (NHS) del Reino Unido.

Esta "tergiversación" existe en prácticamente todas las publicaciones relativas a "la próstata".

Los errores son los siguientes:

- El dibujo representa el volumen de una glándula en forma de pera invertida.

- Sin embargo, no se trata de una glándula, sino de un conjunto de pequeñas glándulas que no están representadas.

- La musculatura de la vejiga se detiene en el contacto con la "próstata".

- La musculatura de la masa prostática, que está en continuidad con la musculatura de la vejiga, no está representada.

Representación correcta de la Próstata

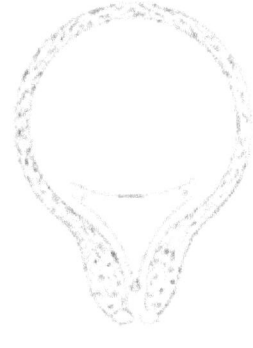

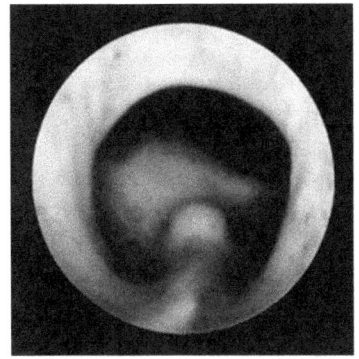

Fig. 15   Fig.16

La musculatura de la vejiga está anclada en el propio cuello vesical en continuidad con la estructura muscular de la próstata en la que hay glándulas.

Vista endoscópica de próstata normal (amplitud: 1,5-2 centímetros. Color amarillo.

La Próstata es un Macizo Muscular en el cual hay Glándulas

Chèvremont M. describió la próstata con precisión en *Conceptos de Citología e Histología*, aparecido en 1956 en la editorial Desoer: "La próstata es un macizo muscular en el cual hay glándulas más o menos desarrolladas según los individuos y que rodea la primera parte de la uretra" [2].

Esta estructura se abre ampliamente durante la micción (el cuello vesical constituye la parte más estrecha de la vejiga). Está constituido por fibras musculares que abren la salida de la vejiga cuando se vacía

(Figura 22). En la parte superior del macizo, el elemento muscular prevalece sobre los elementos glandulares y está en continuidad con la musculatura del cuello de la vejiga. El papel de este macizo muscular es participar en la apertura de la uretra posterior cuando la vejiga se vacía.

> El cuello de la vejiga y la próstata son sensibles a las hormonas sexuales. Son órganos bajo influencia hormonal. El hecho de orinar correctamente está vinculado íntimamente a la integridad de la estructura fibrosa y muscular prostática.

El exceso de fibrosis o las anomalías musculares pueden explicar las dificultades para orinar en algunos hombres que no son portadores de tumores benignos o cancerosos de los elementos glandulares. Los hombres que presentan una fibrosis o anomalías musculares del macizo prostático son a menudo jóvenes. Los desórdenes de la micción de los que se compadecen se calificaron en la literatura médica de "prostatismo sin próstata", lo que no tiene obviamente ningún sentido (incluso un bebé masculino tiene una próstata). "Se les acusa" de desórdenes psíquicos y viven un verdadero calvario físico y psicológico. Esta situación es tanto más deplorable sobre todo teniendo en cuenta que es posible tratar esta enfermedad.

El desequilibrio hormonal provoca el desarrollo de tejido conjuntivo rígido o el crecimiento incontrolado de las fibras musculares del cuello vesical. A veces, se ve afectada toda la musculatura prostática. El mecanismo de apertura de la salida de la vejiga se bloquea y provoca trastornos de la micción, mientras que el volumen prostático no aumenta.

La atrofia total o parcial de la próstata es una consecuencia de todas las deficiencias de hormonas masculinas. En 1980, describí este síndrome en los Boletines y Memorias de la Société de Médecine de París, artículo titulado "Próstata fibrosa asociada a un exceso de hormona femenina" (Figura 17).

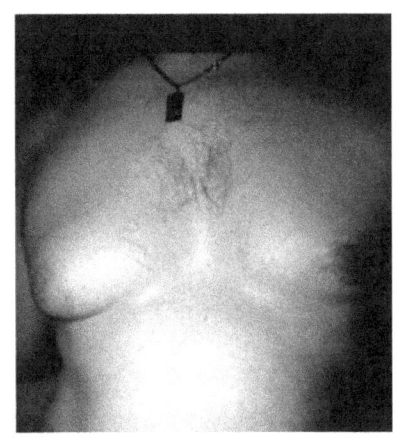

Ginecomastia, atrofia de la próstata y envejecimiento sexual en el hombre.

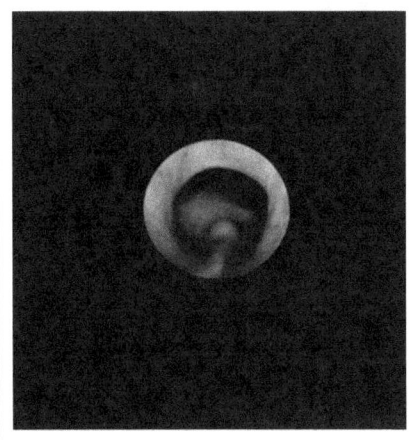

Vista endoscópica de próstata normal. Ancho: 1,5-2 centímetros Color Amarillo.

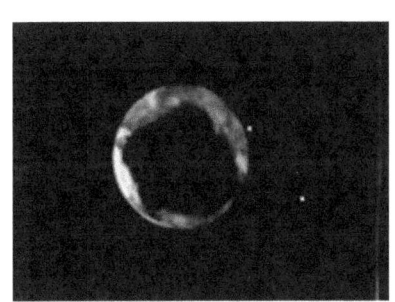

Vista endoscópica de atrofia de próstata después de la resección del tejido enfermo.

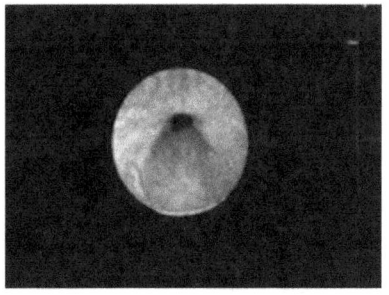

Vista endoscópica de la atrofia de la Próstata (diámetro 3 milímetros, congestión, color rojo).

Fig. 17

La próstata fibrosa se asocia a un exceso de hormonas femeninas [3].

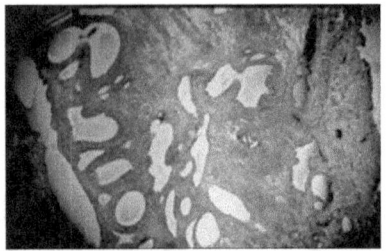 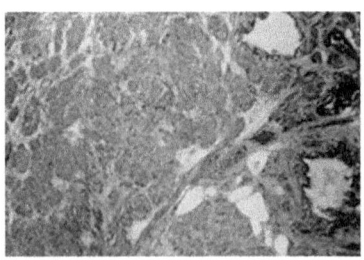

Los cortes histológicos
demuestran la esclerosis (en verde)
y la hipertrofia del sistema venoso
del tejido enfermo.

Histología que muestra fibras
musculares (en rojo), glándulas y
tejido fibroso.

Fig.18

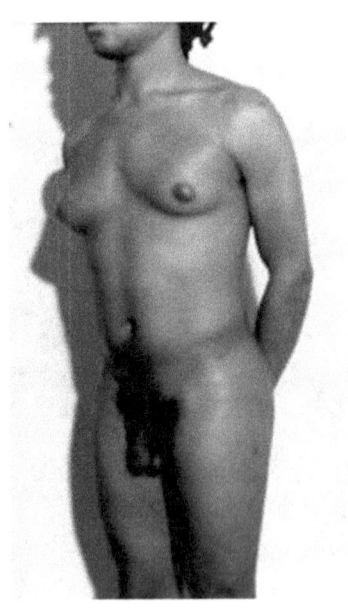

Fig. 19

Ginecomastia bilateral, atrofia
prostática y envejecimiento
sexual prematuro en un joven
que presenta un síndrome
androgénico congénito.

En 1971, describí por primera vez patologías desconocidas en niños. En aquella época, algunos niños presentaban uréteres gigantes de causa desconocida. Se trataba de un megauréter primario sin motivo aparente. La orina no fluía bien hacia la vejiga.

El viejo dogma médico afirmaba que se trataba de malformaciones nerviosas. Y que, en consecuencia, era inútil operar a estos niños, lo que los llevó irremediablemente al riñón artificial y a la muerte. Mi estudio ha demostrado que el uréter dilatado gigante no se debió a malformaciones nerviosas, sino a anomalías de la musculatura del uréter que fueron reemplazadas por tejido fibroso (una especie de tejido tipo cicatriz). Al remover la anomalía de estos uréteres, regresaron a su función normal, y los niños fueron salvados [4-5]. Desde entonces, la cirugía se convierte en una práctica.

Este estudio comenzado en 1962 había requerido nueve años de trabajo en el laboratorio de anatomía patológico de la Universidad de Bruselas, dirigido en la época por el profesor Dustin que fue uno de mis directores de tesis de agregación en ciencias urológicas. Hice cincuenta mil cortes histológicos en uréteres normales y patológicos. De los cuales siete mil fueron coloreados con tres colores (tricromía de Masson) [4]. Se publicó en parte en la *Encyclopédie Médico-Chirurgicale* en París [5].

Mis estudios anatómicos y patológicos se refirieron por lo tanto a las estructuras genitales y urinarias que rodean la salida de la vejiga: el cuello de la vejiga y la próstata. Los descubrimientos fueron inmediatos. ***Los cortes histológicos confirmaban que la próstata normal era una estructura muscular* [2],** y los cortes anatomopatológicos en algunos casos de prostatismo demostraban anomalías de la musculatura prostática [3].

Los análisis hormonales existen gracias a la radio inmunología desde 1974. Pude demostrar inmediatamente que numerosas fibrosis de la próstata son la consecuencia de una insuficiencia de hormonas masculinas o de un exceso de hormonas femeninas [3]. Es imposible entender cualquier cosa del envejecimiento sexual ignorando esta patología. Es desconocida aún hoy, decenas de años después de la primera descripción que hice en varias sociedades de medicina. La atrofia de la próstata es un obstáculo mecánico y funcional responsable de la hipertensión arriba, en la vía urinaria superior, y que causa así la destrucción de los riñones [4]. La estructura de la próstata es generalmente desconocida porque es mal definida por los tratados de medicina y por los diccionarios. Es imposible por lo tanto entender las patologías de un órgano desconocido.

Atrofía de la Próstata

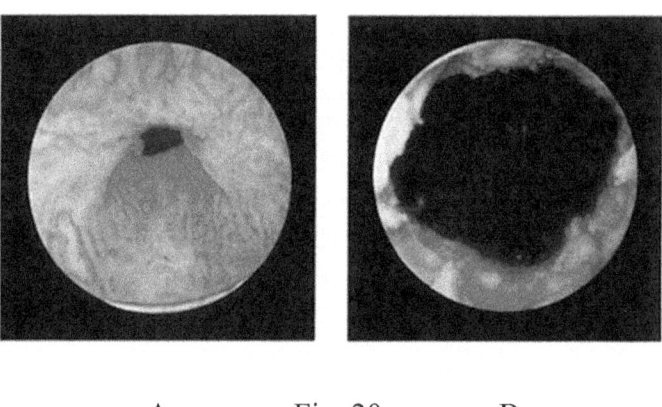

A.   Fig. 20   B.

A. Aspecto endoscópico de una próstata atrofiada. Cercado por un tejido fibroso rígido, el conducto es muy estrecho (cinco milímetros). La rojez de las paredes caracteriza la congestión prostática.

B. Aspecto endoscópico de la próstata después de la ablación del tejido enfermo. El diámetro del conducto prostático es de cinco centímetros. Antes, se reducía a cinco milímetros (compare con A).

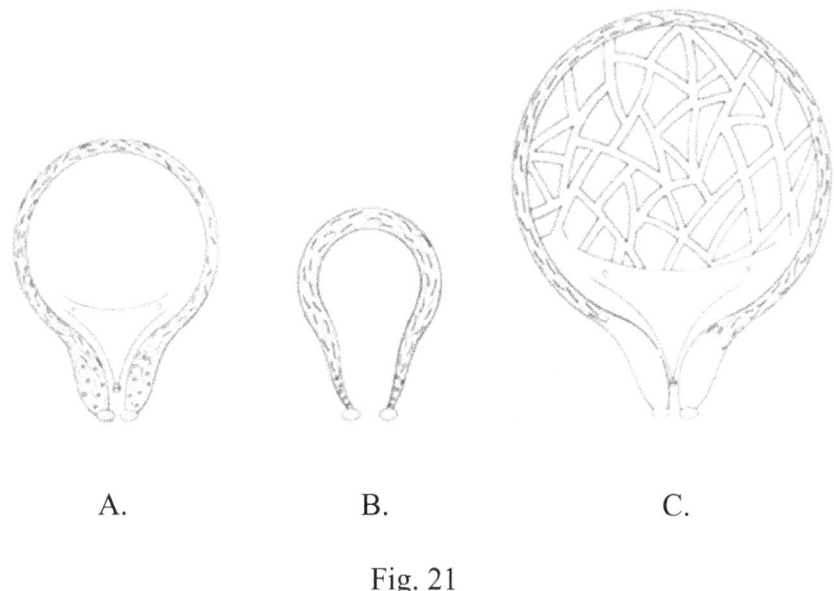

A.   B.   C.

Fig. 21

Esquema de la atrofia de la estructura de la próstata.

Fig. A. La musculatura de la vejiga se ancla en el cuello vesical, él mismo en continuidad con el macizo muscular de la próstata.

Fig. B. Cuando la vejiga se contrae para vaciarse, el macizo muscular de la próstata normal se abre y no ofrece ninguna resistencia a la evacuación de la orina.

Fig. C. La próstata atrofiada por falta de hormonas masculinas está constituida esencialmente por un tejido fibroso y rígido (es el tejido de las cicatrices). Cuando la vejiga se contrae, la uretra posterior se abre mal. Las fibras musculares de la vejiga se hipertrofian en primer lugar. A continuación, el músculo vesical se distiende progresivamente hasta obtener una gran vejiga flácida, incapaz de vaciarse completamente.

En realidad, las radiografías en serie tomadas durante la micción muestran la *ampliación en embudo* de la uretra prostática.

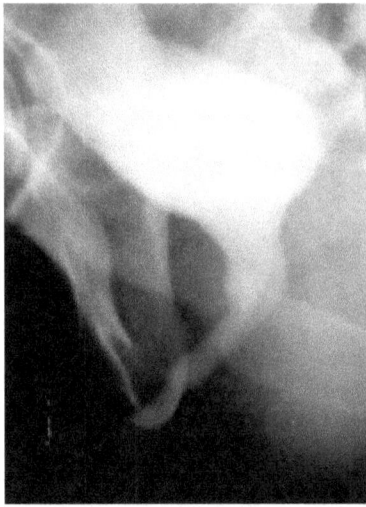

Fig. 22

La radiografía realizada durante la micción muestra una apertura amplia (1,5 centímetros) de la uretra prostática (Figura 21-B).

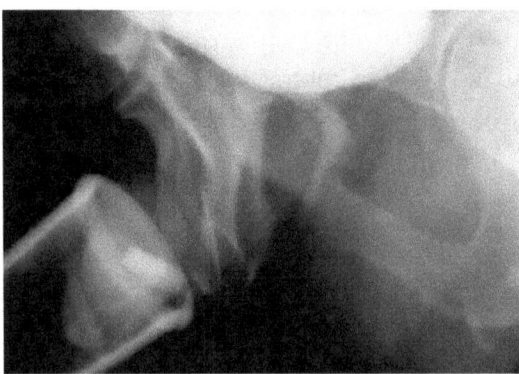

Fig. 23

La radiografía realizada durante la micción muestra un estrechamiento de la uretra prostática (3 milímetros) resultado de la esclerosis de musculatura prostática (compare con la Fig.22).

EL SÍNDROME ANDROGÉNICO EN EL HOMBRE

La enfermedad androgénica puede ser congénita (capítulo 7) y causar atrofia prostática en hombres jóvenes, un síndrome que describí en 1968 con el nombre un tanto bárbaro de Hiperestrogenismo asociado a disectasia fibrosa de la uretra prostática (figura 17) [3]. La congestión local de la próstata atrofiada puede ser muy dolorosa. Desgraciadamente, cuando se presenta en un hombre joven, sus quejas suelen ser consideradas neuróticas por los médicos que solo conocen los tumores benignos o malignos de próstata, y el joven incomprendido puede intentar suicidarse.

> El síndrome androgénico que imita la enfermedad iatrogénica puede ser causado en los hombres por la prescripción de inhibidores de la 5-alfa-reductasa, que llevan 26 años en el mercado.

Proscar (finasterida 5 mg), un medicamento de venta con receta utilizado para tratar el agrandamiento de la próstata en los hombres fue aprobado por la FDA el 5 de abril de 1993.

Propecia (finasterida 1 mg), un medicamento de venta con receta utilizado para tratar la pérdida de cabello masculina fue aprobado por la FDA el 19 de diciembre de 1997.

Los inhibidores de la 5-αlfa-reductasa, ¿tienen algún riesgo adverso?			
Finasterida		Dutasterida	
Marcas	Proscar® - Propecia®	Marcas	Advocart® - Jalyn®

Tabla 4

Según la Food and Drug Administration (FDA), aproximadamente 5 millones de pacientes varones recibieron una receta para un inhibidor de la 5-α-reductasa entre 2002 y 2 009. De ellos, casi 3 millones tenían entre 50 y 79 años.

Atrofia Prostática Causada por Fármacos Peligrosos

El mejor ejemplo es la calvicie, contra la que se recetan inhibidores de la 5α-reductasa para inhibir la formación de dihidrotestosterona en las raíces del pelo, con la esperanza de disminuir su caída. Por desgracia, al hacer esto, los inhibidores de la 5α-reductasa también penetran en las estructuras prostáticas -que dependen de la dihidrotestosterona- provocando su atrofia con consecuencias desastrosas. Además, los inhibidores de la 5α-reductasa producen los efectos de la enfermedad androgénica.

Post-Finasteride Syndrome Foundation (PSF)

Visión general

La Fundación para el Síndrome Post-Finasterida (SPF), que figura en el Centro de Información sobre Enfermedades Raras y Genéticas de los Institutos Nacionales de la Salud, se dedica a recaudar fondos para la investigación científica y clínica del síndrome post-finasterida, una enfermedad sin cura conocida y con pocos tratamientos eficaces, si es que existe alguno. La organización también se centra en generar conciencia mundial sobre el SFP y proporcionar recursos a las víctimas y sus familias.

La fundación es consciente de los efectos devastadores que la finasterida puede tener en la salud sexual, mental y física de los hombres. Por ello, su principal objetivo es colaborar estrechamente con la comunidad médica para estimular el interés científico y la investigación sobre el SFP, de modo que se puedan descubrir los mecanismos biológicos subyacentes de los efectos secundarios persistentes de la finasterida y, con suerte, identificar tratamientos para remediar esta afección.

Headquartered in Somerset, N.J., the Post-Finasteride Syndrome Foundation (PFS) is a nonprofit corporation established in July 2012.

La misión de la Fundación Síndrome Post-Finasterida (SPF)

- Apoyar los esfuerzos para lograr un consenso médico sobre el síndrome post-finasterida.
- Facilitar la investigación científica básica para descubrir los mecanismos biológicos subyacentes del SFP.
- Sensibilizar a científicos, profesionales médicos, organizaciones sanitarias y medios de comunicación sobre la existencia y la necesidad de investigar el SFP.
- Identificar dianas terapéuticas y estrategias de tratamiento potencialmente eficaces y, con suerte, desarrollar una cura para el SFP.

Efectos adversos de los inhibidores de la 5-alfa reductasa	
Informes sobre reacciones adversas	19062
Suicidios reconocidos internacionalmente	94
Naciones que advierten del SPF	54
Estudios de investigación publicados sobre el SPF	59
Médicos e investigadores que hablan claro	118
Informes nacionales en todo el mundo	290

Tabla 5 A

Síntomas sexuales	
Libido	Disminución o pérdida total del deseo sexual
Orgasmo Trastornos	Anhedonia sexual, pérdida del orgasmo placentero
Trastornos Eyaculatorios	Disminución del volumen y la fuerza del semen
Pene	Encogimiento y entumecimiento del pene Enfermedad de Peyronie
Testículos	Encogimiento y entumecimiento escrotal
Síntomas físicos	
Fatiga	Fatiga crónica, desgana
Músculos	Mialgia, incluyendo dolor muscular Miopatía, incluyendo debilidad muscular, calambres, rigidez y tetania Miastenia, incluyendo debilidad muscular Rabdomiólisis, incluyendo atrofia muscular Elevación de la creatina quinasa
Piel	Disminución de la producción de grasa y sebo. Piel crónicamente seca y fina Marcas de la cara - melasma - manchas y zonas parduscas que suelen afectar a personas expuestas al sol
Tejidos	Lipoatrofia (pérdida localizada de tejido adiposo)
Oído	Acúfenos (zumbidos en los oídos)
Mama	Ginecomastia: desarrollo y aumento de las mamas de aspecto femenino

Tabla 5 B

Síntomas mentales y neurológicos	
Memoria	Disfunción grave de la memoria/recuerdo.
Cognición	Procesos de razonamiento más lentos. Disminución de la comprensión.
Psicológico	Depresión - Ansiedad - Ideación suicida
Emocional	Aplanamiento afectivo y anhedonia
Sueño	Insomnio - Apnea del sueño

Tabla 5 C

Todos estos síntomas se dan en la enfermedad androgénica de la andropausia. Es decir, cuando las secreciones de testosterona y dihidrotestosterona se reducen a partir de los cuarenta años, o a veces incluso antes. **La eficacia de la finastérida sobre la caída del cabello no está demostrada.** Los estudios sobre este tema son complejos y apoyan la idea de que un defecto en la conversión de las células madre del folículo piloso en células progenitoras desempeña un papel en la patogénesis de la alopecia androgenética [6].

En 2023, el fabricante de finasterida Organon abandonará el mercado francés de Propecia en lugar de cumplir con la advertencia en rojo sobre la caja impuesta por la *Agence Nationale de Sécurité du Médicament et des Produits de Santé (ANSM)*. El aviso reza así: Este medicamento puede causar efectos secundarios, incluidos trastornos psiquiátricos o sexuales. Para obtener más información sobre estos efectos y notificarlos, consulte el prospecto y escanee este código QR. Más vale tarde que nunca. **La prescripción de inhibidores de la 5-alfa reductasa provoca el síndrome androgénico, con todas las consecuencias de la enfermedad androgénica, incluidas las enfermedades del envejecimiento (cuadro 5, A, B, C).**

Mecanismos biológicos subyacentes del síndrome postfinasterida
Causas profundas del síndrome postfinasterida (SPF)

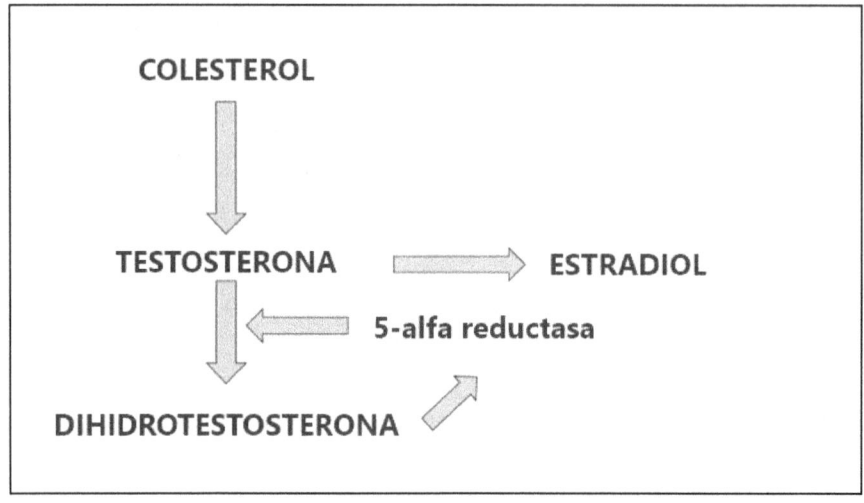

Fig. 24

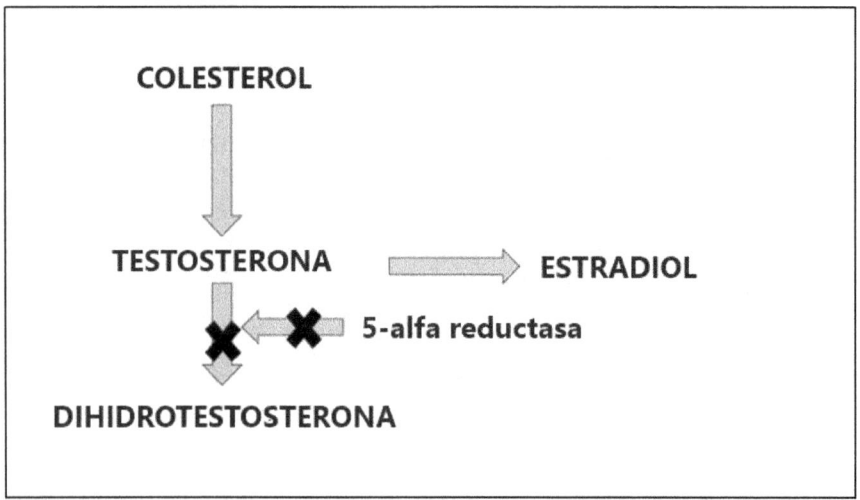

Fig. 25

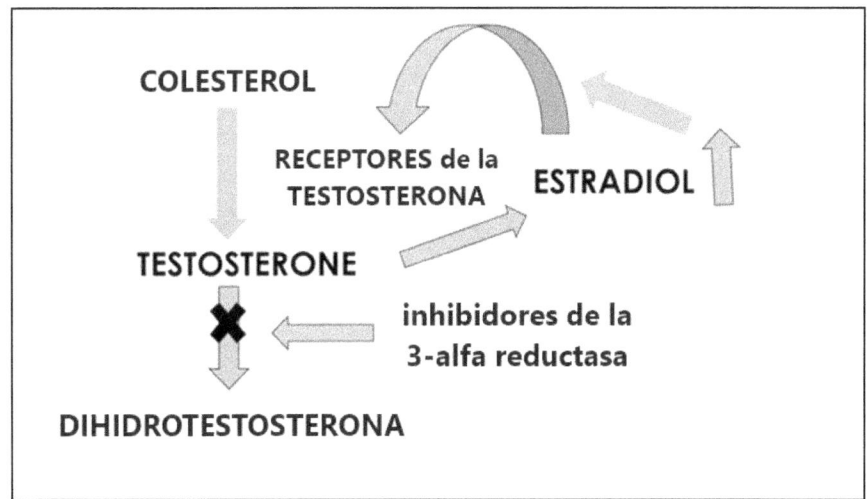

Fig. 26

La testosterona es una hormona anabólica. No es una hormona sexual. La testosterona es un precursor de las hormonas sexuales tanto en el hombre como en la mujer. Se convierte en estradiol mediante reacciones enzimáticas. La enzima 5-alfa reductasa la convierte en dihidrotestosterona (Figura 24).

Los inhibidores de la 5-alfa reductasa impiden la conversión de testosterona en dihidrotestosterona, provocando así el síndrome de enfermedad androgénica (Figura 25).

Al impedir que la producción de andrógenos continúe en dihidrotestosterona, provocamos una acumulación de testosterona en la cadena de producción y, en consecuencia, un aumento de la producción de estradiol, ya que la testosterona es un precursor del estradiol. La toma de inhibidores de la 5-alfa reductasa conduce a la feminización del varón, al convertirse la testosterona en estradiol por la aromatasa (Figura 26).

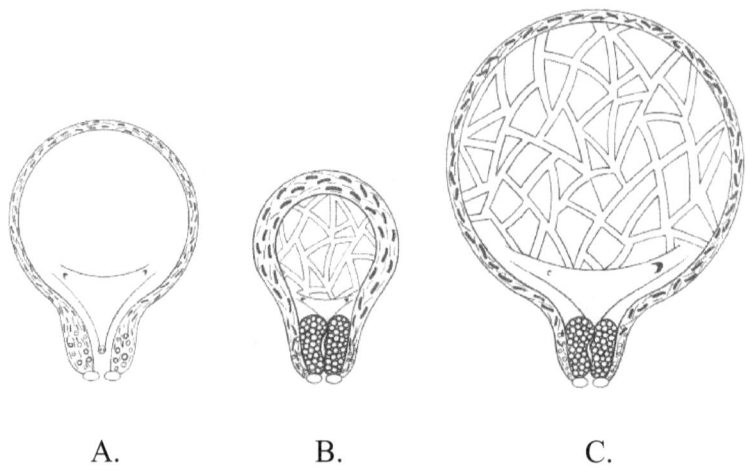

A. B. C.

Fig. 27

Esquema de la compresión de la estructura de la próstata por un adenoma.

Fig. A. La próstata no es solo una glándula, pero es una estructura fibrosa y muscular en la cual hay glándulas más o menos desarrolladas en función de la persona, y que rodea la porción de la uretra entre el cuello de la vejiga y el esfínter. En la parte superior de la musculatura de la próstata, el elemento muscular predomina sobre los elementos glandulares y continúa con la musculatura del cuello de la vejiga.

Fig. B. La hipertrofia de algunas glándulas puede dar lugar a la formación de un tumor benigno o maligno con obstrucción de la uretra posterior y compresión de la musculatura de la próstata. La vejiga supera esta dificultad por la hipertrofia de su musculatura ante todo. Entonces la capacidad de la vejiga se reduce, causando una micción frecuente.

Fig. C. Con el tiempo, el músculo de la vejiga se debilita. La gran vejiga flácida es incapaz de vaciarse completamente. La transición de un estado de vejiga hipertrófica a un estado de vejiga flácida es más rápida o más lenta dependiendo del tamaño del obstáculo. Una obstrucción significativa de la uretra puede generar rápidamente una gran vejiga atónica. A veces se necesitan varios años para transformar una vejiga hipertónica en una vejiga flácida.

ADENOMA DE LA PRÓSTATA

El adenoma de la próstata es un tumor benigno causado por un desajuste de la cadena hormonal sexual. Mi experiencia clínica, muchas veces renovada, demuestra que el ajuste de las distintas hormonas sexuales estabiliza y hace desaparecer los síntomas del adenoma durante numerosos años, retrasando así la intervención quirúrgica. La utilización terapéutica de las hormonas masculinas está basada en el análisis detallado del metabolismo de los andrógenos. El adenoma prostático se desarrolla sobre todo cerca de los sesenta. Algunos médicos prescriben generalmente inhibidores de la 5α-reductasa para tratar el adenoma de la próstata, produciendo así una atrofia de la musculatura prostática y el Post Finasteride Síndrome iatrogénico descrito en las páginas anteriores.

Antígeno prostático específico (PSA)

El antígeno prostático específico (a menudo abreviado por sus siglas "PSA" - *Prostate-Specific Antigen*) es una proteína secretada por las glándulas prostáticas. Su tasa en sangre es inferior a cuatro ng (nanogramos) por mililitro. El PSA no es específico del cáncer de próstata. Sin embargo, se observa un aumento del PSA en caso de cáncer y adenoma de próstata, así como de infección prostática. La cantidad total de PSA en la sangre incluye la cantidad de PSA libre y la cantidad de PSA unido a otras proteínas.

El PSA no es específico del cáncer de próstata. Se observa un descenso del PSA en caso de atrofia prostática (PSA en torno a 1), ya que las glándulas prostáticas no son numerosas y se produce menos PSA.

Antígeno prostático específico (PSA) y adenoma de próstata

El nivel de PSA total y la forma libre de PSA pueden aumentar en caso de hipertrofia prostática benigna. En las primeras fases de la enfermedad androgénica de la andropausia, la disminución de la secreción de testosterona provoca una producción reducida de dihidrotestosterona. Simultáneamente, puede haber una producción excesiva de estradiol y un desajuste en la biología de las células prostáticas. Estas anomalías son detectables mediante el estudio del pool global de andrógenos. Pueden corregirse.

El PSA (antígeno prostático específico) es una proteína secretada por las glándulas prostáticas situadas en la musculatura prostática. Su tasa en la sangre es inferior a cuatro ng (nanogramos) por mililitro.

El PSA no es específico del cáncer de próstata. Se observa un aumento del PSA en caso de cáncer (no siempre), pero también en el adenoma y en la infección prostática.

Antígeno prostático específico (PSA) total y libre

Aproximadamente el 70 % del PSA total en suero circula unido a proteínas sanguíneas y el 30 % en forma libre. Las pruebas permiten dosificar el PSA total, o solamente sus fracciones libres (PSA libre) o el PSA ligado. Ejemplo:

	ng/ml
PSA total	4
PSA ligado	3
PSA libre	1
PSA libre/PSA Total	25 %

Tabla 6

La proporción total de PSA libre/PSA total debe ser en superior al 15 %.

Antígeno prostático específico y cáncer de próstata

La forma ligada del PSA aumenta en caso de cáncer. Las proporciones de PSA disminuyen. Por ejemplo:

- PSA total 10 ng/ml y
- PSA libre 1 ng/ml
- PSA libre/PSA total = 1/10 =10 %.

En los Estados Unidos, algunas aseguradoras no reembolsan ninguna detección de cáncer de próstata con pruebas de PSA para diagnóstico preventivo.

A los 50 años, el hombre presenta células anormales (¡lo que no quiere decir cáncer invasivo!) en sus glándulas prostáticas. A los 60 años, el 50 % de los hombres tienen células anormales en la próstata. Esta tasa alcanza el 75 % a los 70 años y el 100 % a los 90 años. Sorprendentemente, la secreción de testosterona disminuye regularmente a partir de los 50 años (y a veces incluso antes). En consecuencia, se produce un descenso en la producción de dihidrotestosterona (ya que esta procede únicamente de la transformación de la testosterona) en paralelismo con el cambio anormal de las células prostáticas. **Las células prostáticas normales no se multiplican de forma anormal con las hormonas masculinas, que no modifican la actividad de sus telómeros [7].**

La prueba de un PSA aislado debe interpretarse siempre en función del estudio del pool de andrógenos. En este contexto, es posible detectar y determinar la transformación cancerosa o no. Sin embargo, los resultados de los laboratorios de la Clínica Mayo muestran que el PSA aumenta de forma significativa a partir de los 40 años.

MAYO Clinic Laboratories – Referencias PSA	
Edad (Años)	Límite superior PSA (ng/mL)
<40	<or=2.0
40-49	<or=2.5
50-59	<or=3.5
60-69	<or=4.5
70-79	<or=6.5
>or=80	<or=7.2

Tabla 7

TERAPIA A LARGO PLAZO CON MESTEROLONA Y DIHIDROTESTOSTERONA PARA EL ADENOMA DE PRÓSTATA

A principios de la década de 2000, mi colega Bruno Mousseigne y yo nos preguntábamos por qué los pacientes que acudían a nosotros con problemas urológicos y andrológicos presentaban tan pocos casos de adenoma y cáncer de próstata, a pesar de que estaban siendo tratados con mesterolona.

Hemos hecho un estudio clínico que fue publicado en 2019 [8] y presentado en el tercer Congreso Intercontinental de Medicina Antienvejecimiento de la SEMAl (Sociedad Española de Medicina Anti-Edad y Longevidad) en Panamá en marzo de 2022 [9].

Se estudian unos 30 pacientes durante un periodo de observación de 4 a 10 años. Estos pacientes se presentaron espontáneamente a la consulta sin haber sido reclutados. El principio de observación es que el tiempo T1 se fijó arbitrariamente para cada paciente en 2000. El año del inicio de la sustitución por hormonas masculinas fija el tiempo T0 para cada paciente. Se compararon los parámetros de observación promediados para los 30 pacientes antes (T0) y después (T1) de la sustitución por andrógenos.

Criterios de inclusión

Todos los pacientes observados siguen actualmente en tratamiento. La edad media es superior a 50 años. Todos estos pacientes recibieron andrógenos potentes sin interrupción durante el periodo de observación.

- Cada paciente se sometió sistemáticamente a un tacto rectal antes del tratamiento y a una ecografía en caso de duda.
- El primer PSA total medido en cada paciente fue siempre inferior a 4 ng/ml.
- Se utilizó la misma técnica para medir el PSA total: el método "hybritech".
- Se hicieron pruebas biológicas una vez al año para cada uno de estos pacientes.

Motivos de consulta

De los 30 pacientes observados:

- 18 se quejaban únicamente de problemas sexuales. De ellos, 11 presentaban inicialmente hipertrofia benigna de próstata.
- 4 se quejaban solamente de problemas de próstata.
- 5 se quejaban de problemas sexuales y de próstata.
- 3 consultaron para prevenir el envejecimiento.

Elección del tratamiento

De los 30 pacientes observados:

- 15 fueron tratados con Andractim® (androstanolona).
- 15 fueron tratados con Proviron® (mesterolona).

Ninguno de los pacientes recibió Chibro-Proscar® (finasterida).

Se utilizó gel de dihidrotestosterona (Andractim®), una hormona totalmente natural que corresponde exactamente a la hormona producida por el organismo. No produce hormonas femeninas. Para una dosis de 5 gramos de gel (125 miligramos de dihidrotestosterona), los niveles plasmáticos de dihidrotestosterona varían entre 200 y 400 nanogramos por cien mililitros de plasma, dependiendo del individuo, o para una dosis de 5 gramos, la tasa de dihidrotestosterona en suero se eleva entre 200 y 400 ng por 100 ml. La totalidad del producto se evacua del organismo en 72 horas.

La mesterolona se prescribe dos veces al día a 12,5 mg o, en general, dos veces al día a 25 mg.

Periodo de observación

Número de pacientes	Duración de la observación (años)
3	4
6	5
8	6
5	7
7	8
1	10

Tabla 8

Para cada paciente, se registraron los siguientes parámetros antes y después de la sustitución:

- Volumen prostático
- PSA total
- Testosterona
- DHT (didydrotestosterona)

Resultados antes y después del tratamiento

	T0	T1
	Unidades ng/ml Valores medios	Unidades ng/ml Valores medios
Testosterona	5,2 (±1,59)	2,64 (±2)
Dihidrotesterona	0,55 (±0,3)	2,93 (±2)
PSA total	1,78 (±1,34)	1,11 (±0,66)

Tabla 9

Resultados clínicos

Síntomas

Los signos de deterioro sexual, así como los signos prostáticos en su conjunto, mejoraron en casi el 90 % de los casos.

Volumen prostático

De los 30 pacientes tratados, el volumen prostático se estabilizó en 21, disminuyó en 6 y aumentó en 3.

Conclusiones

El tratamiento con mesterolona o androstanolona redujo el PSA total de media a largo plazo, desaparecieron los síntomas urinarios y los signos de deterioro sexual y se estabilizó el volumen prostático.

El estudio mezcló 15 casos tratados con mesterolona con 15 pacientes tratados con dihidrotestosterona. El estudio era, por tanto, clínico y limitado, ya que incluía 11 casos de adenoma de próstata. Según este estudio, no es posible distinguir entre la acción de la mesterolona y la dihidrotestosterona per se.

Sin embargo, dado que la mesterolona se metaboliza en dihidrotestosterona, la reducción del adenoma de próstata o la estabilización del volumen prostático por la mesterolona es indicativa de que su acción es similar a la de la DHT.

Una posible explicación es que, como la administración de mesterolona provoca una reducción de la testosterona en el torrente sanguíneo secundaria a una disminución de su producción. En consecuencia, disminuye la conversión de testosterona en estradiol. La hormona proliferativa estradiol promueve el crecimiento de las glándulas prostáticas. Si se produce menos estradiol, se produce menos crecimiento de las glándulas prostáticas.

PSA total

Los niveles de PSA también descendieron en los 30 casos estudiados [PSA total medio en T0: 1,78 ng/ml ($\pm$1,34); PSA total medio en T1: 1,11 ng/ml ($\pm$0,66)].

	T0	T1
PSA total	1,78 ($\pm$1,34)	1,11 ($\pm$0,66)

Tabla 10

Durante 50 años, este estudio clínico ha confirmado la excelencia de la mesterolona para el tratamiento de la enfermedad androgénica en los hombres, como se ha demostrado con este modesto estudio. Sin embargo, sería valioso asegurar estos resultados con nuevos estudios.

CÁNCER DE PRÓSTATA

Según la advertencia de la U.S. Food and Drug Administration (FDA), cinco millones de hombres recibieron inhibidores de la 5α-reductasa entre 2002 y 2009. Tres millones de ellos tenían entre cincuenta y setenta y nueve años. Tomar finasterida (Proscar®, Propecia®) o dutasterida (Advocart®, Jalyn®) para "tratar" un adenoma **puede causar un cáncer de próstata más grave** (Anuncio de seguridad: 06-09-2011).

Comunicación sobre la seguridad de los medicamentos de la FDA: Los inhibidores de la 5-alfa reductasa pueden aumentar el riesgo de una forma más grave de cáncer de próstata.
[6-9-2011] Contenido actualizado al 02/08/2018.

"La Administración de Alimentos y Medicamentos de EE. UU. (FDA) informa a los profesionales sanitarios de que se ha revisado la sección Advertencias y precauciones de las etiquetas de los fármacos inhibidores de la 5-alfa reductasa (5-ARI) para incluir nueva información de seguridad sobre el aumento del riesgo de diagnóstico de una forma más grave de cáncer de próstata (cáncer de próstata de alto grado). Este riesgo parece bajo, pero los profesionales sanitarios deben conocer esta información de seguridad y sopesar los beneficios conocidos frente a los riesgos potenciales cuando decidan iniciar o continuar el tratamiento con Inhibidores de la 5 alfa-reductasa (5-ARI) en hombres"[10].

FDA - 02 08 2018

Información adicional para profesionales sanitarios

"Tenga en cuenta que el tratamiento con 5-ARI causa una reducción aproximada del 50 % en los valores del antígeno prostático específico (PSA) a los seis meses; sin embargo, los pacientes individuales que reciben 5-ARI pueden experimentar disminuciones variables en los valores de PSA.

Sepa que los 5-ARI no están aprobados para la prevención del cáncer de próstata".

Los inhibidores de la 5-alfa reductasa inhiben la transformación de la testosterona en dihidrotestosterona. La advertencia de la Food and Drug Administration corroboraba el hecho que afirmé décadas antes: un tratamiento con mesterolona bien proporcionado (y no la supresión de la dihidrotestosterona) puede estabilizar el adenoma de próstata y evitar la cirugía. La prevención, por tanto, depende de las características únicas de la mesterolona.

Los Grados de Gleason

En el caso del cáncer de próstata, el Grado suele definirse en función de la puntuación de Gleason, con cifras que van de 2 a 10. Una puntuación de Gleason baja significa que las células cancerosas son como las células normales de la próstata, mientras que una puntuación alta indica que son muy diferentes. La mayoría de los tumores de próstata cancerosos son de Grado moderado.

El cáncer de próstata de alto grado se asocia a niveles bajos de testosterona sérica se publicó en 2001 [11]. Se analizaron 156 pacientes. La puntuación media de Gleason fue mayor (7,4 frente a 6,2) en los hombres con niveles bajos de testosterona sérica. Sin embargo, este estudio no incluye la medición de la dihidrotestosterona.

Grados	Clasificación de Gleason	Descripción
1	2 - 4	Grado bajo - crecimiento lento, menos probable que se extienda.
2	5 - 7	Grado moderado - crecimiento ligeramente más rápido que en el grado 1 y posibilidad de propagación.
3	8 - 10	Grado alto - rápido, mayor probabilidad de propagación.

Tabla 11

La FDA ha publicado un ensayo que demuestra que la supresión de la dihidrotestosterona por los inhibidores de la 5-alfa reductasa induce un cáncer de próstata más grave.

Ensayo de Prevención del Cáncer de Próstata (PCPT) del Instituto Nacional del Cáncer, Estados Unidos

El PCPT fue un estudio diseñado para comprobar si el fármaco finasterida (nombre comercial Proscar) podía prevenir el cáncer de próstata en hombres de 55 años o más. La investigación comenzó en octubre de 1993 en 221 centros de Estados Unidos. Los detalles del estudio están disponibles en Internet. Las conclusiones de esta investigación fueron las siguientes:

El riesgo de **cáncer de alto grado** (puntuación de Gleason de 7 a 10) era **mayor con finasterida**. Este hallazgo dio lugar a recomendaciones contra el uso de finasterida para la prevención del cáncer de próstata.

Los inhibidores de la 5-alfa reductasa bloquean la formación de dihidrotestosterona. **Por lo tanto, el bloqueo de la producción natural de dihidrotestosterona del organismo conduce a un cáncer de próstata más grave.**

RESPUESTAS DEL CARCINOMA PROSTÁTICO A LA TESTOSTERONA EN CULTIVO DE ÓRGANOS

En 1972 se demostró la diferenciación[*] de células de cáncer de próstata en cultivos de tejidos con testosterona. Rebanadas de adenocarcinoma prostático humano obtenidas por resección transuretral se mantuvieron en cultivo de órganos durante 4 días. El aspecto histológico se conservó bien, con escasos indicios de necrosis en el tejido viable.

Los explantes tumorales cultivados en presencia de testosterona mostraron un cambio morfológico hacia un tipo de neoplasia más diferenciada (28 AB 29 AB), mientras que los explantes cultivados en ausencia de hormona esteroidea, o con difosfato de estilboestrol, no mostraron ningún cambio.

Las estructuras de las células del cáncer de próstata se normalizan desde el Gleason 6 hasta el estadio 1 (Figuras 28 A, B; 29 A, B). E, incluso en el caso del tumor más anaplásico (Figura 30 A, B), parecía haber un intento de formación de alvéolos en lo que antes era una lámina indiferenciada de células [12],

---

[*] Diferenciación: conjunto de procesos por los que células, tejidos y estructuras aparentemente indiferentes o no especializadas alcanzan su forma y función adultas (diccionario Merriam-Webster).

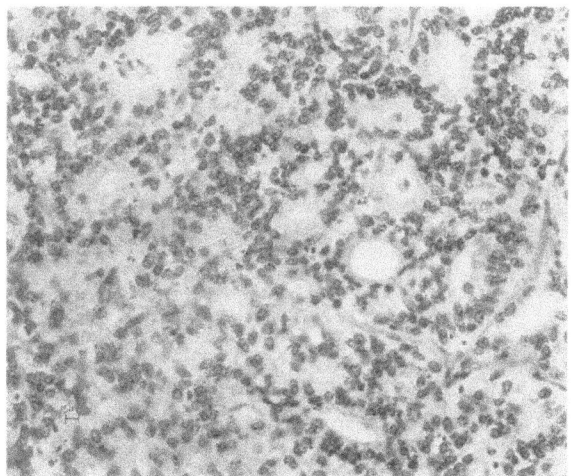

Fig 28 A

El adenocarcinoma moderadamente diferenciado cultivado durante
cuatro días en ausencia de hormonas [12].

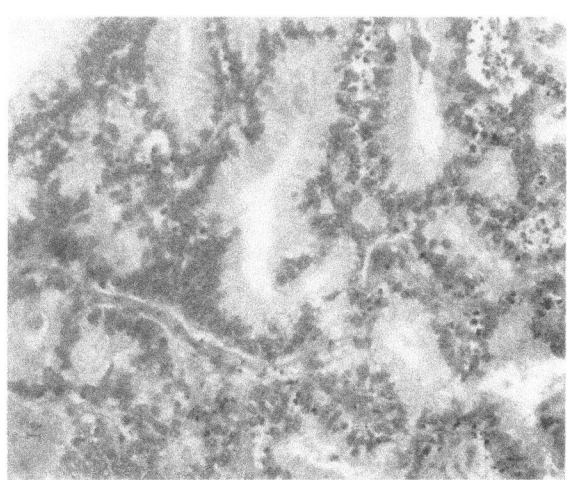

Fig. 28 B.

El adenocarcinoma moderadamente diferenciado cultivado durante
cuatro días con 10-5 mol/l de testosterona [12].

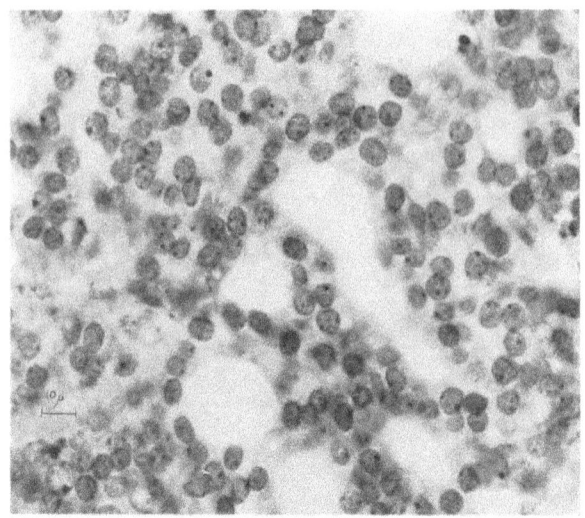

Fig. 29 A
El adenocarcinoma moderadamente diferenciado cultivado durante
cuatro días en ausencia de hormonas [12].

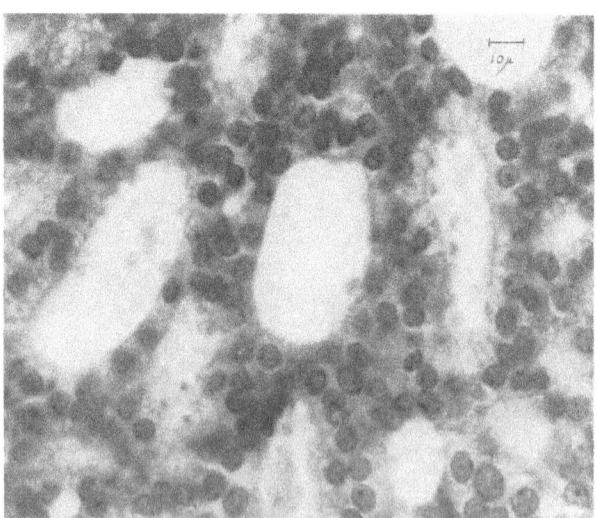

Fig. 29 B
El adenocarcinoma moderadamente diferenciado cultivado durante
cuatro días con de 10-5 mol/l de testosterona [12].

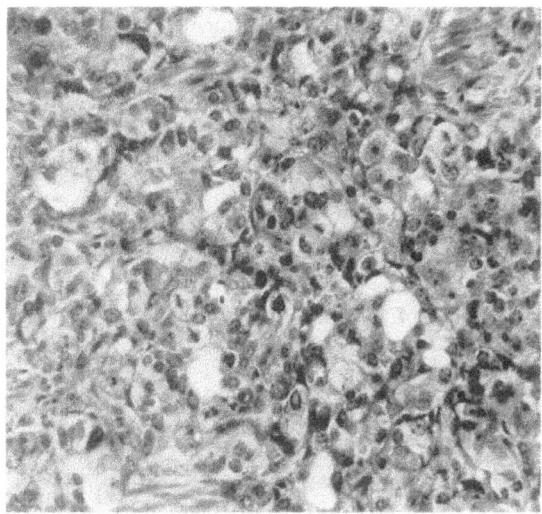

Fig 30 A

Un tumor anaplásico cultivado durante cuatro días en ausencia de hormonas [12].

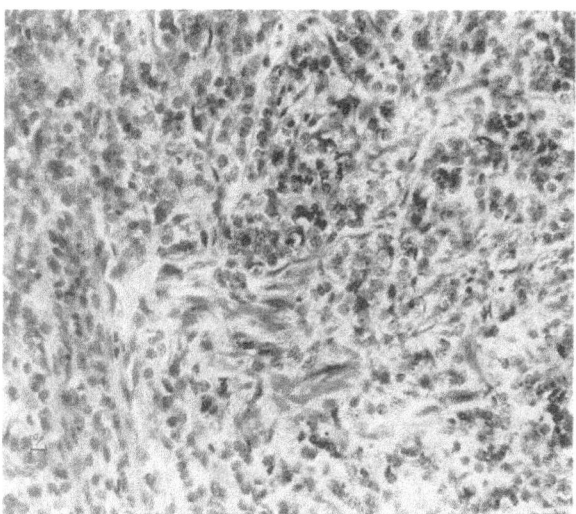

Fig 30 B

Tumor anaplásico cultivado durante cuatro días con 10-5 mol/l de testosterona [12].

El adenoma representa la primera etapa de la proliferación de la glándula prostática. Esta proliferación benigna puede prevenirse con mesterolona [8-9]. La supresión de esta diferenciación favorece la transformación cancerosa de las células prostáticas mediante la dedifferentiación*.

Por otra parte, la dihidrotestosterona es necesaria para la diferenciación de las células prostáticas, y la supresión de la producción de dihidrotestosterona aumenta la producción de testosterona, que no es una hormona sexual, sino un precursor hormonal (fig. 24 y 25). Esto, a su vez, aumenta la producción de estradiol, una hormona que tiene un efecto negativo sobre la dihidrotestosterona, acentuando así la desdiferenciación de las células prostáticas (fig. 26).

Las glándulas prostáticas pueden transformarse en cancerosas. Desde 1974 me sorprendió la escasez de los cánceres de próstata que ocurrían en los hombres que tomaban hormonas masculinas bien proporcionadas. Algunos raros casos de cáncer observados bajo hormonoterapia masculina no presentaron dificultad particular y fueron curados por una terapia conveniente después de haberse beneficiado de un diagnóstico precoz. En cambio, vi cánceres de próstata más o menos evolutivos en numerosos hombres que no seguían ningún tratamiento de hormonas masculinas.

Estas observaciones clínicas deben considerarse a la luz de interesantes estudios científicos realizados durante estos últimos años y publicados en 1996 por el James Buchanan Brady Urological Institute y la Johns Hopkins University School of Medicine,

---

* Dediferenciación: reversión de estructuras especializadas (como células) a una condición más generalizada o primitiva, a menudo como paso previo a un cambio fisiológico o estructural importante (diccionario Merriam-Webster).

Baltimore, Maryland, Estados Unidos, sobre los telómeros* y sobre la actividad de la enzima telomerasa en las células de próstatas y vesículas seminales de ratas castradas [7]. Los autores demostraron un aumento de la actividad de la telomerasa[†] en las células de vesículas seminales y en las células prostáticas de las ratas castradas. Por el contrario, la administración de andrógenos a estas mismas ratas castradas causaba la disminución de la actividad de telomerasa en las células de las próstatas y de las vesículas seminales.

El mecanismo es el mismo probablemente en el hombre. La administración de andrógenos disminuye muy probablemente el riesgo de ver desarrollarse un cáncer de próstata.

Es decir:

1. La supresión de las hormonas masculinas provoca un aumento de actividad en las células prostáticas normales proclives a la anarquía.

2. La administración de hormonas masculinas a los hombres que están desprovistos impide a las células prostáticas normales desarrollarse en la anarquía.

Para confirmar eso es necesario emprender nuevos estudios clínicos sin demora. Estudios anatómicos y patológicos, practicados durante autopsias, demostraron que las transformaciones cancerosas de la próstata (anomalías de la estructura de las células) eran frecuentes después de cincuenta años.

---

* Un telómero es una región particular que constituye la extremidad de un cromosoma. Cada vez que se duplica un cromosoma, en la replicación, los telómeros se acortan. Los telómeros que se han convertido en demasiado cortos no protegen ya la célula e implica su muerte.
† La telomerasa es una enzima que permite a los telómeros duplicarse.

La incidencia del cáncer varía de menos del 30 % a los 50 años a prácticamente el 100 % más allá de los 90 años [13-14]. Estas comprobaciones demuestran que los tumores aumentan en gran número con la edad, pero pueden escaparse a la detección durante años. En general, estos tumores ocultos y homogéneos se diferencian bien* [15], son muy pequeños, tienen una evolución muy lenta, y pasan inadvertidos. Muchos hombres se mueren después de 50 años sin nunca haber sabido que eran portadores de pequeños cánceres de la próstata.

No se puede evitar comparar el aumento de la frecuencia del cáncer de próstata después de la cincuentena con el descenso progresivo de la secreción de las hormonas masculinas. Los dos fenómenos siguen curvas opuestas y progresan ambos con la edad.

Se dispone, hoy, de exámenes diagnósticos de precisión del cáncer de próstata. La asociación de los exámenes por escáner† o por resonancia magnética nuclear ‡ , la ecografía de la próstata y la biopsia prostática guiada por ecografía, el conocimiento de los marcadores tumorales específicos en la sangre, ya permiten detectar cánceres de 5 milímetros apenas.

---

* Las células cancerosas diferenciadas no presentan los caracteres histológicos anárquicos, típicos de los cánceres que invaden.
Histología : ciencia que trata de la estructura de los tejidos y células que constituyen los seres vivos.
† Escáner : aparato de radiodiagnóstico compuesto de un sistema de tomografía y de un ordenador que reconstruye los datos en una pantalla.
Tomografía: Método de exploración radiológico teniendo por objetivo la radiografía de una fina capa de órgano a una profundidad determinada. Hiperónimo de: tomografía axial computarizada (TAC).

‡ La resonancia magnética nuclear (R.M.N.) es un método radiológico que utiliza las propiedades magnéticas de los tejidos para poner sus estructuras en evidencia. Las imágenes reconstruidas por ordenador son de una extraordinaria precisión.

El cáncer de próstata no detectado por estos medios potentes de diagnóstico es inevitablemente muy pequeño. Imaginamos que esté constituido por algunas células que contienen receptores de hormonas masculinas (condición indispensable para que haya activación). En el hombre viejo que produce aún una pequeña cantidad de hormonas masculinas, las células nadan literalmente en un "baño" de testosterona. Si el hombre con enfermedad androgénica de la andropausia ya no produce más que 3 miligramos de testosterona al día (la producción normal es de 7 miligramos al día), pone en circulación cada día tres mil millones de picogramos de testosterona producida por su organismo. Sería perfectamente suficiente para activar algunas células cancerosas. El tratamiento de la enfermedad androgénica de la andropausia por andrógenos bien proporcionados y adaptados puede considerarse totalmente seguro. No hay riesgo de activar un cáncer infra clínico de próstata con las dosis terapéuticas, es decir, restableciendo las tasas normales de hormonas masculinas en la sangre.

La falta de hormonas masculinas causa la atrofia de la próstata, y, por lo tanto, la debilidad del organismo. El estudio de los pequeños cánceres de la próstata pone de manifiesto que las zonas atrofiadas y comprimidas, fuera de los nódulos de hipertrofia benigna, son el lugar privilegiado del cáncer [16]. La atrofia y el cáncer de próstata no deben ser considerados como entidades aisladas. Estas patologías deben ponerse de nuevo en su contexto, el de un cuerpo degenerado que no se defiende ya porque sufre todos los fenómenos degenerativos de la enfermedad androgénica de la andropausia, y por lo tanto de la deficiencia de la inmunidad.

La corrección del equilibrio hormonal puede constituir un método de prevención del cáncer de próstata por dos razones, una, epidemiológica, otra, histológica:

- En 1988, un estudio referente a una población de 6860 hombres seguidos durante cerca de 14 años, la Japan-Hawai Cancer Study [17], demuestra que el desequilibrio y el déficit de las hormonas sexuales son significativos en los 98 hombres que habían desarrollado un cáncer de próstata en el grupo, con relación a los hombres de la misma edad que tenían una próstata normal.

- Al principio del proceso canceroso, se diferencian aún bastante bien las células prostáticas. Se demuestra en el cultivo de tejidos que estas células se vuelven más normales en presencia de testosterona [12].

Estos dos estudios capitales explican probablemente la razón de la ausencia de cáncer prostático invasivo en los hombres que están bajo una hormonoterapia bien adaptada y proporcionada durante numerosos años. El tratamiento bien proporcionado y adaptado con los andrógenos impide el decaimiento de la próstata como órgano.

Tres Grandes Errores que Deben Evitarse con Respecto al Cáncer de la Próstata

Error 1:

Creer que el marcador PSA es específico del cáncer prostático.

El marcador PSA es una señal de actividad. Su tasa en la sangre varía entre 1 y 4 nanogramos por mililitro. Una simple infección de la próstata puede causar la subida del PSA. El adenoma de la próstata puede también elevar esta tasa. Al contrario, también existen cánceres invasivos de la próstata insensibles a las hormonas, y que no secretan el PSA.

Desde su aparición en el mercado del antígeno específico de la próstata (PSA), se ha utilizado como marcador específico del cáncer de la próstata. El PSA se utilizó a continuación para seguir las respuestas a los distintos tratamientos. Los médicos, en general, han invertido decenas de años antes de darse cuenta de que el PSA no permite distinguir un cáncer agresivo de próstata de un cáncer de próstata bien tolerado, lo que condujo inútilmente a diagnósticos abusivos y a los tratamientos agresivos.

En los Estados Unidos algunos aseguradores no reembolsan ya la detección de la tasa de PSA como diagnóstico preventivo del cáncer de próstata.

Error 2:

Creer que la testosterona causa la transformación cancerosa de las células prostáticas, confundiendo la acción de esta hormona masculina con distintos "estados" de las células prostáticas.

Existen 10 grados de transformación de la célula prostática, del más benigno al más maligno. Estas transformaciones se conocen bajo el nombre de grados de Gleason.

Los 5 primeros grados corresponden a transformaciones que pueden disminuir hacia la estructura normal bajo la influencia de las hormonas masculinas [12]. Es decir, disminuir del grado 5 hacia el grado 4 y así sucesivamente hacia el grado 1, inofensivo.

Los 6 primeros grados de la transformación pueden corresponder a una subida del PSA cuya tasa puede disminuir bajo la influencia de las hormonas masculinas bien proporcionadas.

Los grados agresivos de transformación celular del 7 al 10 pueden ser estimulados por las hormonas masculinas en cultivo de tejidos y por lo tanto clínicamente. Si la tasa de PSA se eleva bajo hormonas andrógenos, significa que el tratamiento no es necesario o no es indicado. Eso puede ser un elemento del diagnóstico precoz del cáncer invasivo de la próstata.

Error 3:

No hacer caso del equilibrio biológico vital entre la testosterona y la dihidrotestosterona.

¿Es Necesario aún Suprimir las Hormonas Masculinas de las personas con cáncer de la Próstata?

El problema del cáncer de próstata es muy particular. Recordemos, en primer lugar, que no se conoce la causa del cáncer de próstata. Conviene considerar el problema terapéutico con mucha distancia, sobre todo teniendo en cuenta que nuestra ignorancia es grande. El tratamiento del cáncer de próstata es complejo y requeriría la escritura de un libro entero.

¿Se localiza el cáncer? ¿Está la pelvis invadida? ¿Se generaliza? Son tantas cuestiones que será necesario solucionarlas en función de la singularidad de la persona afectada y la singularidad de sus células cancerosas.

Uno de los enfoques terapéuticos consiste en neutralizar la acción de las hormonas masculinas por distintos medios, causando la impotencia sexual:

• La administración de hormonas femeninas.

• La administración de hormonas que bloquean la acción de la testosterona (acetato de ciproterona).

• La supresión parcial de la secreción de los andrógenos por el organismo practicando la ablación de los tejidos testiculares (los testículos se vacían de su contenido); en ese caso, la secreción de andrógenos por las glándulas adrenales persiste.

• La supresión total de la secreción de andrógenos por el organismo practicando una castración química; se suprime entonces la secreción de andrógenos de los testículos y de las glándulas adrenales.

El tratamiento con las hormonas femeninas (estrógenos) estaba de moda hasta 1967. Ese año, un estudio famoso de los hospitales de Veteranos en los Estados Unidos, concluía: "Aunque los tratamientos con los estrógenos tienen un efecto inicial beneficioso en algunos pacientes, este efecto es más que compensado con un aumento de mortalidad consecutivo a las complicaciones cardiovasculares" [18]).

La castración física o química, la utilización de antiandrógenos y el bloqueo completo de la secreción de hormonas masculinas en el organismo se utilizaron también [19]. La supresión total de las hormonas masculinas permite estabilizar los cánceres generalizados en cierta medida (ninguno nunca ha curado). Pero el árbol no oculta el bosque. En tales condiciones, todas las estructuras del organismo degeneran también.

Es necesario aún considerar los resultados clínicos asombrosos de cánceres generalizados de la próstata tratados con las hormonas masculinas [20 - 21]. Habiendo fallado todas las demás terapias, estos tratamientos se emprendieron por la desesperación en casos de cánceres generalizados y a veces causaron resultados favorables espectaculares, probablemente debido a la revitalización del organismo y sus defensas. Son estos casos excepcionales, que desgraciadamente no hacen más que retrasar el plazo fatídico.

En 2001, los investigadores de la University of Western Australia, en Perth, demostraron que la supresión de las hormonas masculinas por la castración química en cancerosos de la próstata causa depósitos de proteínas β-amiloideas en el cerebro. Son estos depósitos los que se encuentran en la enfermedad de Alzheimer (capítulo 33: [10]).

Se darán cuenta, en algunos años, de que las personas con cáncer de la próstata "se morirían curados" al final del siglo XX y al principio del siglo XXI gracias a la supresión completa de sus hormonas masculinas, como fue el caso para la utilización de las hormonas femeninas antes de 1967.

Los Síntomas del Prostatismo

El chorro de la micción se vuelve escaso con el paso del tiempo. Muchos hombres no se preocupan y encuentran normal el no orinar tan bien a los 60 años como a los 20 años. Realmente, no hacen caso del envejecimiento de su próstata.

Poco a poco, el chorro de la micción se vuelve filiforme y la micción se transforma a veces en un gota a gota. Por último, la vejiga no llega ya a vaciarse. La retención de orina se instala: ya no es posible evacuar una gota de orina. El transporte al hospital con una vejiga que contiene varios litros es siempre bastante dramático hasta el momento en que una sonda salvadora viene a desinflar la vejiga dilatada. A continuación, vendrá la retirada de la próstata enferma.

El hecho de deber levantarse por la noche para orinar se considera como inevitable con la edad. Esta comprobación forma parte de la memoria colectiva y, a menudo, para el hombre viejo no hay importancia. Al principio, orina una vez durante la noche. Los meses y los años pasan. Se levanta dos veces, luego tres veces. Algunos hombres esperan a orinar diez veces por noche para alarmarse, ya que no llegan ya a dormir y están muy cansados.

Los dolores al orinar y las orinas sangrientas son más espectaculares, e incitan al hombre con enfermedad androgénica de la andropausia a consultar a su médico cuanto antes.

Todos estos problemas son la consecuencia de una falta de prevención con las hormonas masculinas. Es necesario ser consciente y hacer el diagnóstico precoz de la enfermedad androgénica de la andropausia.

En ausencia de síntomas, es útil después de cuarenta años hacer regularmente un análisis sanguíneo de las tasas hormonales, para detectar la insuficiencia biológica desde el principio.

El diagnóstico de la próstata enferma se hace generalmente por examen rectal, el examen de secreciones prostáticas mirado al microscopio, la medida del volumen orinado en función del tiempo, la ecografía de la próstata, la radiografía orinando y la dosificación en la sangre de una proteína específica secretada por las glándulas prostáticas, el PSA.

El control del terreno hormonal, prevención de la enfermedad prostática

Las transformaciones de la próstata con la edad parecen vinculadas íntimamente a las modificaciones del equilibrio de las hormonas sexuales. La transformación fibrosa del cuello vesical y del macizo prostático es causada por el defecto de hormonas masculinas o el exceso de hormonas femeninas [3].

El adenoma de la próstata se desarrolla con el exceso de hormonas femeninas y un desajuste de las tasas de hormonas masculinas. Estas dos formas de transformaciones prostáticas ya se benefician del tratamiento hormonal corrector que mejora los síntomas e impide la progresión de la degeneración prostática [22].

La dependencia del cáncer de próstata con la hormona es más difícil de delimitar. Las personas con cáncer tienen tasas normales (para la edad) o reducidas de hormonas masculinas. El estudio hormonal de las personas con cáncer debería ser más avanzado, tanto es cierto que el cáncer de la próstata se desarrolla generalmente hacia los 70 años, edad donde las modificaciones hormonales son considerables. El control del terreno hormonal debería ser una prioridad en cuanto a la investigación médica y a la sanidad pública [22].

TERAPIA DE PRIVACIÓN ANDROGÉNICA (TPA) EFECTOS SECUNDARIOS GRAVES

Con una esperanza de vida de 80 años (página 377), muchos hombres con cáncer de próstata mueren por afecciones distintas de su tumor, por lo que es esencial reconocer los efectos adversos de la terapia. La

Terapia de Privación de Andrógenos produce el síndrome iatrogénico androgénico y sus consecuencias. Los riesgos son los siguientes:

- **Riesgo cardiovascular**

Los mecanismos del aumento del riesgo cardiovascular asociado a la terapia de privación androgénica son muy probablemente multifactoriales [23].

- **Cambios metabólicos**

Se ha demostrado que el tratamiento con terapia de privación de andrógenos conduce al desarrollo del síndrome metabólico a través de muchos factores, como la composición corporal, los perfiles lipídicos y la resistencia a la insulina. Los efectos fisiológicos de la terapia de privación de andrógenos incluyen el aumento de peso, la pérdida de masa muscular y el aumento de la masa grasa debido a la supresión de la síntesis y la señalización de andrógenos. Además, se ha demostrado que la terapia de privación de andrógenos aumenta el colesterol total y los triglicéridos y disminuye los niveles de HDL. El deterioro de la sensibilidad a la insulina puede aparecer a los tres meses de comenzar el tratamiento de privación de andrógenos. Puede empeorar progresivamente a lo largo del tratamiento, provocando finalmente que algunos pacientes desarrollen diabetes de tipo 2.

- **Placas ateroscleróticas**

La terapia de privación de andrógenos induce cambios metabólicos que favorecen el desarrollo y la progresión de las placas ateroscleróticas y efectos locales directos de los factores hormonales sobre el crecimiento, la rotura y la trombosis de la placa.

En los varones sin cáncer de próstata, las concentraciones bajas de testosterona libre en el suero se asocian inversamente con la progresión de la aterosclerosis medida por el grosor íntima-media de la arteria carótida, incluso tras el ajuste por los factores de riesgo tradicionales de ECV [24].

- **Anemia**

Los niveles de hemoglobina suelen descender al rango anémico con la terapia de privación androgénica. En 2008, se revisó un estudio de 135 casos de cáncer de próstata en estadio IV por privación de tratamiento [25]. Se notificaron los valores de hemoglobina antes y después del tratamiento y los síntomas de anemia.

El estudio confirma que la terapia de privación androgénica reduce significativamente los niveles de hemoglobina hasta el rango anémico. Sin embargo, varios pacientes se vuelven sintomáticos por este cambio. Por ello, los médicos deben vigilar los niveles de hemoglobina y tratar a los pacientes sintomáticos.

Riesgo de Alzheimer

Una publicación en la edición de enero de 2021 del Journal of Urology demostró que los hombres que reciben Terapia de Privación de Andrógenos para el cáncer de próstata tienen un mayor riesgo de demencia o enfermedad de Alzheimer en comparación con los hombres que no reciben terapia de privación de andrógenos; esto fue más pronunciado cuando la terapia de privación de andrógenos se administró durante más de 12 meses [26].

En resumen, la "Terapia" de Privación de Andrógenos provoca los síntomas de la Enfermedad Androgénica.

TERAPIA CON TESTOSTERONA EN HOMBRES CON CÁNCER DE PRÓSTATA

En 2016, una revisión resumió la literatura existente en torno al uso de la terapia con testosterona en hombres con cáncer de próstata. Muestra que la contraindicación de la testosterona es infundada y, con un seguimiento cuidadoso, su uso es seguro.

Dado que el cáncer de próstata no se observa en eunucos y que la supresión total de andrógenos mediante castración es un tratamiento eficaz de primera línea para el cáncer de próstata avanzado, la drástica regresión observada en los síntomas tumorales tras la castración conduce a la teoría de que los niveles elevados de andrógenos circulantes eran un factor de riesgo para el cáncer de próstata.

En consecuencia, anteriormente estaba contraindicada la terapia con testosterona en hombres con cáncer de próstata, aunque datos recientes cuestionan esta hipótesis. En las dos últimas décadas, se ha producido un cambio drástico de paradigma en las creencias, actitudes y tratamiento de la deficiencia de testosterona en hombres con cáncer de próstata.

Una búsqueda en Medline desde 1940 hasta 2015, publicada en 2016, ha identificado todas las publicaciones relacionadas con el uso de testosterona en hombres con cáncer de próstata, tratados o no.

Una mejor comprensión de los efectos adversos de la deficiencia de testosterona sobre la salud y la calidad de vida relacionada con la salud -y la capacidad del tratamiento con testosterona para mitigar estos efectos- ha desencadenado una reevaluación del papel de la testosterona en el cáncer de próstata. Como resultado, se ha producido un cambio de paradigma vital dentro del campo, en el que la terapia con testosterona ahora puede considerarse una opción viable para hombres seleccionados con cáncer de próstata que sufren de deficiencia de testosterona [27].

En 2019, The Aging Male justificó la prescripción de testosterona en pacientes tratados por cáncer de próstata. Junto con una comprensión cada vez mayor de los efectos adversos para la salud y la disminución de la calidad de vida en los hombres con deficiencia de testosterona o hipogonadismo, se produjo un cambio de paradigma alejándose de la testosterona como inductor del cáncer de próstata, lo que permitió a los médicos utilizar la terapia con testosterona como un tratamiento potencial para los hombres con hipogonadismo difícil y sintomático que habían sido tratados previamente por cáncer de próstata. Esta revisión contextualiza la idea de la testosterona como factor de riesgo de inducción del cáncer de próstata. Recopila la bibliografía más actual sobre la influencia de la testosterona y la terapia con testosterona en el cáncer de próstata [28].

En 2021 Una verificación confirmó que los niveles de testosterona severamente hipogonadales pueden conducir a peores resultados oncológicos. La gestión tradicional de mantener los niveles de testosterona en niveles bajos puede que ya no sea el estándar de atención. Es probable que la terapia con testosterona tenga un papel en la mejora de la función eréctil y otros problemas de calidad de vida en los pacientes que desarrollan deficiencia de testosterona después de ser tratados por cáncer de próstata. La revisión concluyó que la terapia con testosterona debe ofrecerse a pacientes hipogonadales seleccionados con antecedentes de cáncer de próstata tratado de forma definitiva [29].

MELATONINA PARA LA PREVENCIÓN DEL CÁNCER DE PRÓSTATA

La melatonina no es solo la hormona del sueño. Tiene propiedades oncostáticas e inmunosupresoras. Los niveles de melatonina en sangre están inversamente relacionados con la progresión del cáncer de próstata [30].

Los pacientes con concentraciones elevadas del principal metabolito urinario de la melatonina, el sulfato de 6-hidroxi melatonina, tienen una probabilidad significativamente menor de presentar un estadio avanzado de la enfermedad [31],

La ingesta oral de indolamina pineal ralentizó la recaída bioquímica del tumor de próstata independiente de andrógenos en un caso clínico [32].

Los hallazgos indican un papel central de la melatonina en la represión de la progresión del cáncer de próstata y sugieren además la promesa de la melatonina como agente anticancerígeno. El potencial terapéutico de este producto secretor pineal se atribuye a sus diversas funciones fisiológicas que frenan los comportamientos agresivos de las células del cáncer de próstata [33].

Russel J. Reiter señaló: "Existen pruebas muy creíbles de que la melatonina mitiga el cáncer en las fases de inicio, progresión y metástasis. En muchos casos se han propuesto los mecanismos moleculares que sustentan estas acciones inhibitorias. Sin embargo, el gran número de procesos por los que la melatonina supuestamente frena el desarrollo y el crecimiento del cáncer es bastante desconcertante. Estas diversas acciones sugieren que lo que se observa no son más que epifenómenos de una acción subyacente más fundamental de la melatonina que aún está por desvelar [34]".

La mayoría de los cánceres se desarrollan después de los 60 años. Las estimaciones de incidencia en Francia se remontan al año 2000: el 47 % de los casos de cáncer se dan en hombres de más de 70 años, el 30 % en hombres de más de 75 años y el 14 % en hombres de más de 80 años. [35].

La producción de andrógenos y melatonina se reduce significativamente después de los 60 años. Estas hormonas estimulan la inmunidad, cuyos componentes son complejos. No es sorprendente que los cánceres se desarrollen generalmente después de los 60 años en ausencia de tratamiento preventivo.

Los Tratamientos Endoscópicos

La infección se instala fácilmente cuando un obstáculo prostático causa un mal drenaje de la vejiga. Para solucionar definitivamente un problema infeccioso crónico, es a veces necesario eliminar el obstáculo prostático.

La cirugía endoscópica es precisa al milímetro. La ablación del tejido prostático enfermo puede también hacerse por medio de rayos láser.

El esfínter tiene 1 centímetro de largo. El temor de la incontinencia divulgada por el rumor público no se alinea si se dirige a una escuela de endoscopia. La incontinencia definitiva es el resultado de un defecto quirúrgico. Normalmente, el paciente que es continente antes de una intervención debe serlo más tarde.

Es imposible entender el envejecimiento general y sus enfermedades si no se entiende en primer lugar el envejecimiento genital y urinario.

Lo repito desde mediados de siglo.

 No me canso y seguiré repitiéndome el tiempo que sea necesario.

PARTE III

Bioquímica
de la Enfermedad Androgénica

Cuando el sabio señala la luna,
el idiota mira el dedo.

PROVERBIO CHINO

11

Bioquímica Dinámica

Definición de Andrógeno

Diccionario de inglés Collins.

> 1. Andrógeno. Sustantivo. En inglés británico: cualquiera de varios esteroides, producidos como hormonas por los testículos o fabricados sintéticamente, que favorecen el desarrollo de los órganos sexuales masculinos y de los caracteres sexuales secundarios masculinos.

> 2. Andrógeno. Sustantivo. En inglés americano: esteroide natural o artificial que actúa como hormona sexual masculina.

Diccionario Merriam-Webster.

> Sustantivo: hormona sexual masculina (como la testosterona).

Diccionario Oxford.

> Sustantivo: hormona sexual masculina, por ejemplo, la testosterona.

Diccionario Cambridge.

> Sustantivo: hormona masculina (= cualquiera de las diversas sustancias químicas producidas por células vivas que influyen en el desarrollo, el crecimiento, el sexo, etc. de un animal), como la testosterona.

En la literatura médica.

¿Qué son los andrógenos?

Los andrógenos son un grupo de hormonas sexuales. Ayudan a iniciar la pubertad y afectan a la salud reproductiva y al desarrollo corporal. Todos los sexos producen andrógenos, pero los hombres producen más. La testosterona es el andrógeno más común. Los testículos del aparato reproductor masculino y los ovarios del femenino producen andrógenos. Las glándulas suprarrenales situadas en la parte superior de cada riñón también producen estas hormonas. ¿Cuáles son los tipos de andrógenos? La testosterona es el andrógeno predominante en todos los sexos. Otros andrógenos son la androstenediona, la dehidroepiandrosterona (DHEA), el sulfato de DHEA (DHEA-S) y la dihidrotestosterona (DHT).

Hablar de andrógenos corresponde a una noción general que no permite precisar una reacción específica. En la cadena de producción de andrógenos, existen numerosas moléculas androgénicas cuya función es producir otras moléculas, que se transforman en hormonas esenciales como la testosterona y la dihidrotestosterona.

Síntesis de la testosterona

La síntesis de la testosterona comienza a nivel del colesterol. La figura 31 es el diagrama simplificado de la formación de la testosterona utilizado en la mayoría de las publicaciones y tratados médicos.

A partir de este diagrama correcto, se enseña a los médicos que la testosterona es producida principalmente por los testículos en los hombres, lo cual también es correcto. A partir de esto, la enseñanza médica concluye que el hipogonadismo se produce cuando los testículos producen muy poca testosterona. De ahí la definición del diccionario.

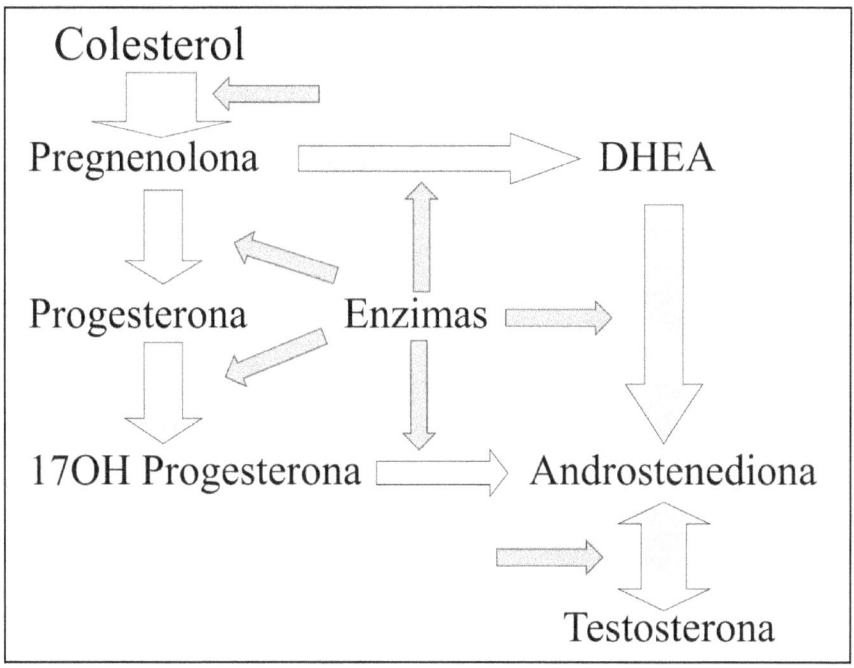

Fig. 31-A. Biosíntesis de la testosterona

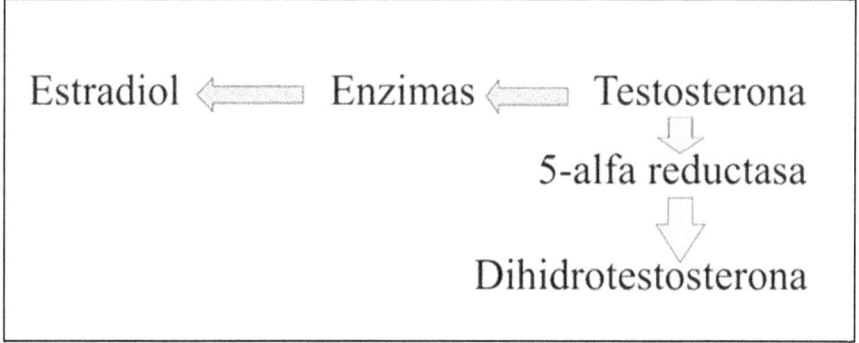

Fig. 31-B. Biosíntesis de la dihidrotestosterona

La síntesis de andrógenos no se detiene con la testosterona. Continúa con la síntesis de dihidrotestosterona en los receptores celulares. Se trata de un **continuo** que conduce a la formación de **dihidrotestosterona** que es la verdadera hormona sexual.

Diccionario Merriam Webster

Hipogonadismo. Sustantivo.

1: incompetencia funcional de las gónadas, especialmente en varones con producción subnormal o alterada de hormonas y células germinales.

2: condición anormal (como el síndrome de Klinefelter) que implica incompetencia gonadal.

En consecuencia, la medicina oficial decreta que el tratamiento del hipogonadismo consiste en administrar testosterona, lo cual es casi un dogma. Sin embargo, este razonamiento es simplista, rudimentario y peligroso.

En efecto, la síntesis de andrógenos no se detiene en la testosterona. Continúa con la síntesis de dihidrotestosterona en los receptores celulares. Es un continuo que conduce a la formación de dihidrotestosterona que es la hormona sexual natural.

El error es prescribir testosterona, hormona anabólica en el hombre, sin tener en cuenta su papel como metabolito que debe ser transformado por una enzima para producir dihidrotestosterona.

En resumen, la síntesis de andrógenos comienza con el colesterol y termina con la dihidrotestosterona. Por lo tanto, hay que tener en cuenta toda la cadena de producción para un tratamiento correcto.

Para entenderlo mejor, tomemos el ejemplo del ionograma, que mide los principales constituyentes iónicos de la sangre (o electrolitos). Son el sodio (Na), el potasio (K), el calcio (Ca), el cloro (Cl), el magnesio (Mg) y los bicarbonatos (CO3).

El ionograma sanguíneo se prescribe rutinariamente como parte de un chequeo médico. Todos los componentes iónicos forman un conjunto. Por lo tanto, ningún médico pediría un ionograma que no incluyera el sodio. Pedir un estudio de andrógenos sin medir la dihidrotestosterona es la misma aberración. Miles de estudios sobre el hipogonadismo y su carencia de testosterona demuestran esta desviación del juicio y del sentido común.

Síntesis de la dihidrotestosterona

El metabolito testosterona se transforma en dihidrotestosterona mediante una enzima denominada 5-alfa reductasa. Este es el paso final en la formación de andrógenos.

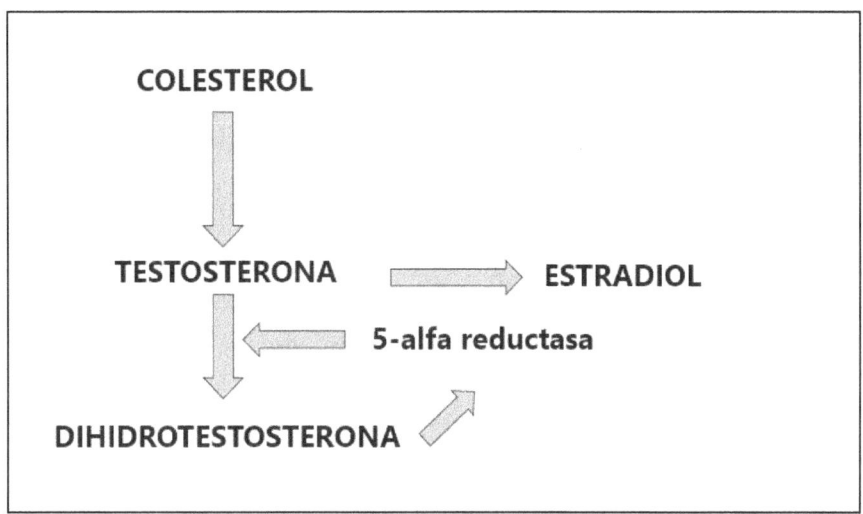

Fig. 32

El diccionario Merriam-Webster define andrógeno como andrógeno-sustantivo: una hormona sexual masculina (como la testosterona). Pero la testosterona no es una hormona sexual masculina. Por lo tanto, el ejemplo en este diccionario debería ser el siguiente: *Andrógeno: hormona sexual masculina (como la dihidrotestosterona).*

El metabolito testosterona es también un precursor de la hormona femenina estradiol, que es una hormona proliferativa. Por lo tanto, una sobrecarga de testosterona en el cuerpo feminizará inevitablemente el organismo masculino favoreciendo el desarrollo de tumores de próstata benignos o malignos.

La resistencia a los andrógenos provoca la insensibilidad androgénica. En su forma completa, el síndrome provoca la inversión del sexo XY y un fenotipo femenino. La resistencia parcial a los andrógenos es una causa común de los genitales ambiguos del recién nacido, pero un fenotipo similar puede ser el resultado de varias otras afecciones, incluidos los defectos en la determinación de los testículos y la biosíntesis de andrógenos.

Cuando las palabras no se corresponden con la realidad, es imposible entenderse y llevarse bien. Las mujeres también segregan testosterona.

La testosterona es una hormona anabólica en ambos sexos y no tiene ningún efecto sexual.

La testosterona es también un metabolito precursor del estradiol y de la dihidrotestosterona.

La dihidrotestosterona es la hormona sexual natural tanto en el hombre como en la mujer.

La enfermedad androgénica se desarrolla a partir de los 40 años. Puede ser prematura o causada por inhibidores de la dihidrotestosterona.

Enfermedad Androgénica

Un fallo en la producción de andrógenos hasta la dihidrotestosterona produce la enfermedad androgénica.

Receptores de Testosterona y de Dihidrotestosterona

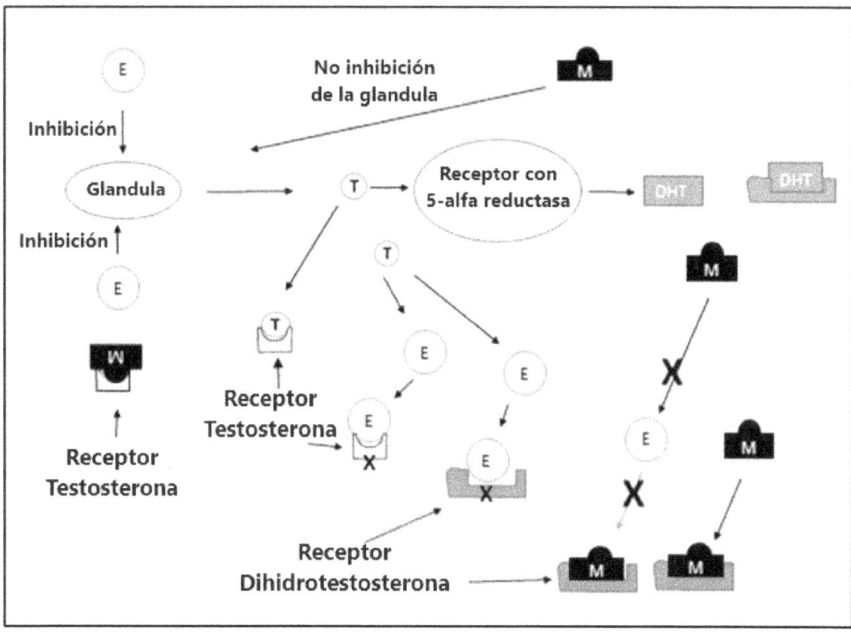

	Molecula		Receptor
E	Estradiol		
T	Testosterona	⊔	Testosterona
DHT	Dihidrotestosterona	⊔	Dihidrotestosterona
M	Mesterolona		

Fig. 33

Este diagrama simplificado muestra la posibilidad de que la molécula de mesterolona actúe sobre los receptores de testosterona y dihidrotestosterona. A la inversa, la molécula de estradiol inhibe los receptores de testosterona y dihidrotestosterona. La testosterona también se transforma en estradiol.

Molecular Biochemistry

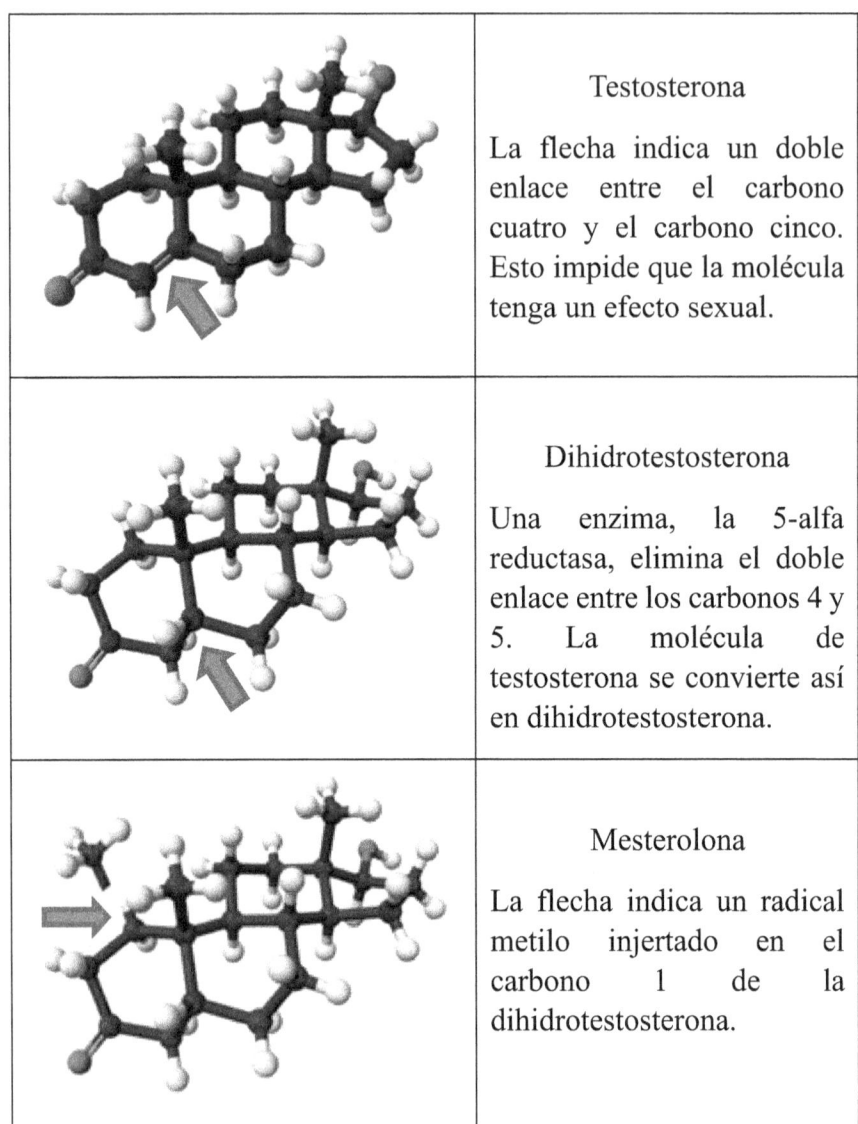

	Testosterona
	La flecha indica un doble enlace entre el carbono cuatro y el carbono cinco. Esto impide que la molécula tenga un efecto sexual.
	Dihidrotestosterona
	Una enzima, la 5-alfa reductasa, elimina el doble enlace entre los carbonos 4 y 5. La molécula de testosterona se convierte así en dihidrotestosterona.
	Mesterolona
	La flecha indica un radical metilo injertado en el carbono 1 de la dihidrotestosterona.

Fig.34

Representaciones de las moléculas de testosterona, dihidrotestosterona y mesterolona.

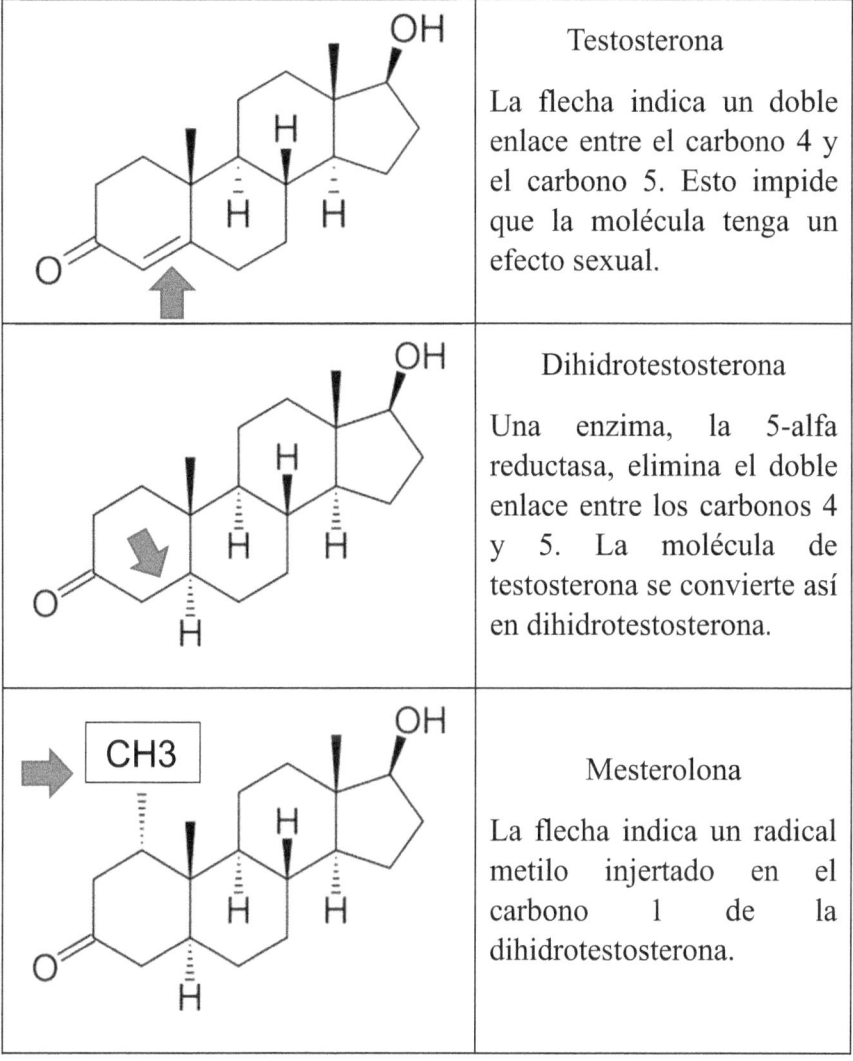

	Testosterona La flecha indica un doble enlace entre el carbono 4 y el carbono 5. Esto impide que la molécula tenga un efecto sexual.
	Dihidrotestosterona Una enzima, la 5-alfa reductasa, elimina el doble enlace entre los carbonos 4 y 5. La molécula de testosterona se convierte así en dihidrotestosterona.
	Mesterolona La flecha indica un radical metilo injertado en el carbono 1 de la dihidrotestosterona.

Fig.35

Representaciones de las moléculas de testosterona, dihidrotestosterona y mesterolona.

12

Bioquímica en la clínica diaria

Niveles normales de hormonas sexuales en la sangre

Niveles normales de testosterona

En primer lugar, recordemos la definición de la palabra normal. El diccionario dice: "lo que corresponde al mayor número". En este caso, normal sería la media. Pero no hay nada más singular que la estructura sexual. Cada hombre tiene una configuración hormonal particular y no debe ser tratado únicamente según el estándar de toda una población.

Sin embargo, en aras de la claridad, digamos que el nivel medio de testosterona plasmática es:

Niveles medios de testosterona sérica en el hombre sano	
Años	Nanogramos / 100 mL
20 - 30	1000 - 700
30 - 60	700 - 600
> 80	440 - 400

Tabla 12

Los laboratorios suelen situar el nivel de testosterona entre 300 y 900 nanogramos por cien ml de suero. Este concepto estadístico no puede interpretarse porque todos los hombres se sitúan dentro de este intervalo. ¡Tenemos un nivel de 900 a los 20 años y de 300 a los 100!

Niveles normales de proteínas fijadoras de testosterona

La mayor parte de la testosterona es transportada en la sangre por unas proteínas especializadas denominadas SHBG *(Sex Hormone Binding Globulin)*. Su nivel medio en plasma es de 3 miligramos por litro. Aumenta durante la enfermedad androgénica.

Niveles normales de testosterona libre

La cantidad más significativa de testosterona transportada en la sangre por las proteínas del plasma se sitúa entre 200 y 140 picogramos por mililitro de plasma. Una cantidad pequeña, en resumen, pero que se renueva constantemente. La acción de la testosterona depende de sus moléculas libres, que penetran en las células para desencadenar una reacción.

La testosterona biodisponible

Una parte de la testosterona es transportada por las albúminas plasmáticas, que la liberan rápidamente. Esta fracción hormonal constituye la testosterona biodisponible, que suele ser superior a 2800 picogramos por mililitro de plasma, siendo el nivel ideal alrededor de 4000 proteínas especializadas llamadas SHBG (Sex Hormone Binding Globulin). Su nivel medio en plasma es de 3 miligramos por litro.

Niveles normales de dihidrotestosterona

La dihidrotestosterona refleja la actividad de los órganos sexuales. Noventa nanogramos por cien mililitros de plasma indican una buena actividad. 25 nanogramos por mililitros de plasma indican una actividad baja.

De nuevo, los laboratorios suelen dar un rango estándar de 90 a 25 nanogramos por cien mililitros de plasma. Todos los hombres se sitúan dentro de este intervalo: 90 a los 20 y 25 a los 100.

La producción diaria de testosterona

Es esencial recordar que los niveles de hormona masculina son solo en el momento del análisis de sangre.

Los testículos deben producir diariamente de 7 a 10 miligramos de testosterona, es decir, de 7.000.000 a 10.000.000 de nanogramos. Cuando esta producción disminuye, el nivel de testosterona en sangre desciende y se altera el perfil de hormonas sexuales. Este descenso significa que se está produciendo una alteración bioquímica.

Todavía no es posible medir la producción diaria de testosterona. Sin embargo, es posible hacer un excelente trabajo con un simple análisis de sangre y determinar los diferentes niveles hormonales masculinos. No obstante, hay que reconocer que la interpretación de los niveles hormonales es delicada y debe realizarla preferentemente un médico especializado en terapia hormonal con un profundo conocimiento de la patología genital. La comprensión matizada de los resultados hormonales solo puede hacerse cuando los análisis hormonales son hechos por laboratorios especializados y rigurosos en sus métodos de análisis.

HORMONAS FEMENINAS

El testículo produce la hormona femenina estradiol. Una muestra de sangre tomada de la vena testicular (espermática) detecta niveles abundantes de estradiol por mililitro de plasma. En la sangre periférica, el estradiol alcanza una concentración de 20 picogramos por mililitro de plasma.

El estradiol tiene un precursor, la estrona, cuyo nivel plasmático varía entre 40 y 60 picogramos por mililitro de plasma. Ochenta picogramos por mililitro de plasma son compatibles con una falta de deseo sexual.

LA REGULACIÓN DE LA SECRECIÓN TESTICULAR

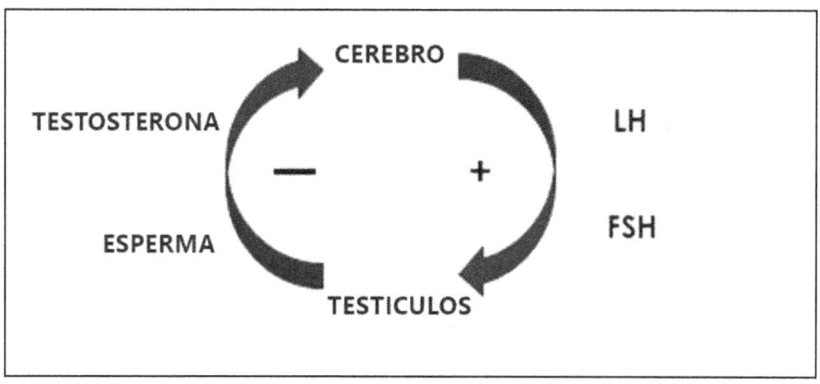

Fig. 36

La secreción de hormonas masculinas y femeninas está modulada por la secreción de la glándula pituitaria, situada en el cerebro. Esta glándula, no más grande que una uva, segrega varias hormonas que estimulan las distintas glándulas del cuerpo. Además, actúa como conductor para dirigir la intensidad de la secreción de las glándulas endocrinas.

Para controlar el testículo, la hipófisis segrega la hormona luteinizante (LH) y la hormona foliculoestimulante (FSH).

La hormona luteinizante LH estimula la producción de testosterona por la célula de Leidig (la célula que produce la hormona masculina en el testículo), y la hormona foliculoestimulante FSH actúa sobre la formación de espermatozoides. La sinergia de estas dos hormonas es necesaria para sintetizar las hormonas masculinas.

El nivel medio de FSH es de 2 a 5 mUI (miliunidad internacional) por mililitro de plasma.

El nivel intermedio de LH también es de 2 a 5 mIU/ml.

El exceso de hormonas LH o FSH en la sangre indica una hiperfunción de la hipófisis, que pide al testículo que produzca más hormonas o espermatozoides. En este caso, el exceso de hormonas hipofisarias es un signo de insuficiencia testicular. Al principio, los testículos segregan cantidades más o menos medias de hormonas masculinas. Pero, después, a pesar de la orquesta pituitaria, que segrega cada vez más hormonas LH ordenando la producción de hormonas masculinas, el testículo responde menos y ya no puede segregar las hormonas masculinas, cuyo nivel disminuye progresivamente en la sangre hasta alcanzar el del castrado.

EL PERFIL HORMONAL SEXUAL

Es esencial situar las anomalías genitales orgánicas en el contexto de la patología de las hormonas sexuales.

Un perfil hormonal estándar en la pubertad forma un varón típico, es decir, que corresponde a la mayoría. Una discapacidad congénita en la secreción de hormonas masculinas da lugar a un cuerpo con una estructura menos masculina. A la inversa, un exceso de secreción de hormonas femeninas conduce a la formación de un cuerpo con características específicas que recuerdan a la feminidad.

Considerar a los hombres únicamente en función de la testosterona es un error, ya que se descuidan otros parámetros. La androgenicidad depende de la relación entre testosterona y estradiol, de la actividad de la dihidrotestosterona y de la receptividad de los receptores

Los niveles de hormonas sexuales determinados en un momento dado proporcionan el perfil hormonal. El perfil hormonal es ideal para hombres de entre veinte y veinticinco años sin problemas sexuales orgánicos o degenerativos.

El perfil hormonal medio en torno a los 20-25 años	
LH	2 – 5 / mUI/ mL
FSH	2 – 5 / mUI / mL
Testosterona	800 – 1000 ng / 100 mL
Dihidrotestosterona	100 ng / 100 mL
Estradiol	20 pg / mL
Estrona	40 – 60 pg / mL

Tabla 13

Este perfil hormonal se refleja en:

- La secreción hipofisaria es normal (los niveles de FSH y LH son típicos).
- Los testículos están sanos (los niveles de testosterona son típicos).
- Las dianas sexuales están activas (los niveles de dihidrotestosterona son típicos).
- No hay exceso de secreción de hormonas femeninas (los niveles de estradiol y estrona son típicos).

En resumen, para evaluar la hormonología sexual de un hombre, es necesario elaborar un perfil hormonal, es decir, medir en sangre las hormonas masculinas (testosterona y dihidrotestosterona), las hormonas femeninas (estradiol y estrona) y las hormonas hipofisarias

(LH y FSH) que regulan la secreción testicular. Sin estos análisis, es imposible comprender el cese de la actividad sexual en el hombre.

A nivel testicular, la FSH actúa sobre la espermatogénesis, y la LH estimula la secreción de testosterona por las células de Leydig.

Ejemplo de valores séricos según los Laboratorios de la Clínica Mayo - EE. UU. (tablas 14-18).

Testosterona total hombre - Valores de referencia en suero		
Años	ng / mL	ng. /100 mL
17 -18	3 - 12	300 – 1,200
> or = 19	2,4 – 9,5	240 - 950

Tabla 14

Estradiol Hombre - Valores de referencia en suero Espectrometría de masas (EM), que es la técnica de referencia		
Años	pg / mL	
Hombres adultos	8.0 – 35.00	

Tabla 15

Gonadotropinas LH y FSH - Valores séricos		
	FSH - Hormona foliculoestimulante	LH - Hormona luteinizante
>18 años	1.2-15.8 IU/L	1.3-9.6 IU/L

Tabla 16

Dihidrotestosterona Hombre - Valores de referencia en suero		
Años	pg / mL	ng /100 mL
>19 years	112 - 955	11,2 - 95
20 - 55	≤ 300	≤ 30.00
> 56	≤ 128	≤ 12.8

Tabla 17

Glucurónido de androstanediol - Valores de referencia en suero		
Años	ng / mL	ng. /100 mL
Hombres adultos	1,12 – 10,46	112 - 1046

Tabla 18

168

Los pacientes que toman un inhibidor de la 5-alfa reductasa presentan una disminución de los niveles séricos de dihidrotestosterona (DHT). Los pacientes con deficiencia genética de 5-alfa reductasa (una enfermedad rara) también tienen niveles séricos de DHT reducidos. La DHT debería servir como marcador primario de la producción periférica de andrógenos. Sin embargo, como se metaboliza rápidamente y tiene una afinidad muy alta por la globulina fijadora de hormonas sexuales (SHBG), la DHT no refleja la acción androgénica periférica. En cambio, su metabolito distal, el 3 alfa, 17-beta-androstanediol glucurónido, sirve como mejor marcador de la acción androgénica periférica.

Todas estas cifras representan los valores séricos de toda una población de 20 a 100 años.

- En cuanto a la testosterona total, podemos esperar un nivel de 1000 ng / 100 mL a los 20 años y de 250 ng / 100 mL a los 80 años.
- Cada laboratorio tiene normas diferentes. Por lo tanto, los análisis deben comprobarse en el mismo laboratorio.
- Los resultados son únicos para cada paciente.
- Si no hay signos clínicos, no es necesario ningún tratamiento.

Ejemplo de valores séricos según otros laboratorios - (tablas 19-20)

Testosterona total Hombre - Valores de referencia		
Instituto de Biología Clínica - Universidad Libre de Bruselas - Bélgica		
Años	ng / mL	ng. /100 mL
20 - 49	2,8 - 11	280 - 1100
> 50	1,8 - 7,6	180 - 760

Tabla 19

Testosterona Total Hombre - Valores de referencia		
Años	ng / mL	Ng /100 mL
> 20	1,66 – 8,1	166 - 800
Instituto Echevarne - Barcelona - España		

Tabla 20

ORINAS DURANTE 24 HORAS

A veces es necesario estudiar la producción de andrógenos durante 24 horas. Esta prueba debe realizarse con poca frecuencia, pero puede ser útil para interpretaciones complejas específicas.

¿Cómo recoger la orina durante 24 horas?

La recogida se hace en un bote limpio de unos tres litros (o en varias botellas limpias). Cuando se levante por la mañana, vacíe la vejiga en el retrete. No recoja esta orina.

Es la hora de inicio 0: por ejemplo, las 9 de la mañana. Después, recoja toda la orina del día y de la noche siguiente en el bidón suministrado (2 litros). Si el volumen de orina supera los 2 litros, siga recogiendo en una botella de agua limpia.

Para evitar pérdidas de orina, orine en el bote antes de ir a defecar.

A la mañana siguiente, a las 9 horas, orine en el bote. Es el final de la recogida. Llevar el bote al laboratorio. Conservar la lata en la parte baja del frigorífico.

El pool total de andrógenos mide la producción diaria de andrógenos.	
Andrógenos y gonadotropinas en suero	
LH - FSH Testosterona total Testosterona libre Dihidrotestosterona Androstanediol glucurónido Estradiol	DHEA Sulfato de DHEA Δ4-Androstenediona
Metabolitos en orina durante 24 horas	
17 cetosteroides totales/24 horas Androstanediol glucurónido/24 horas Cromatografía (completa) de 17 cetosteroides Androsterona/24 horas Etiocolanolona/24 horas DHEA/24 horas 11-oxo-androsterona/24 horas 11-oxo etiocolanolona/24 horas 11-hidroxi androsterona/24 horas 11-hidroxi etiocolanolona/24 horas	

Tabla 21

PARTE IV

Las Enfermedades
del Envejecimiento General

Morimos en detalle mi querida amiga;
Que disfrutes una mejor
Salud que la mía.

VOLTAIRE
Correspondencia, del 17 de noviembre de 1764

13

Enfermedad Androgénica

La Enfermedad del Envejecimiento

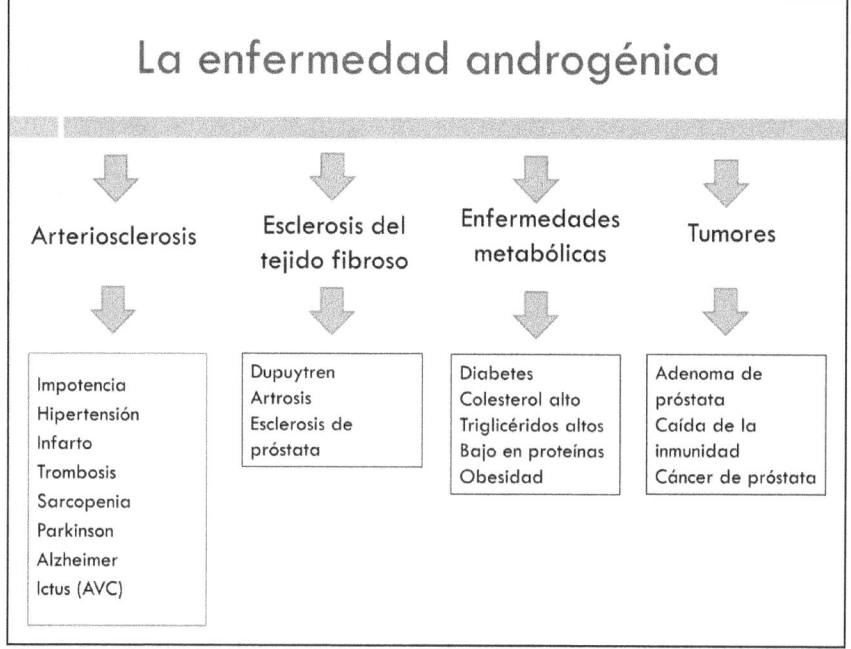

Enfermedad Androgénica, la Enfermedad del Envejecimiento

Fig. 37

Los médicos han discutido si el envejecimiento es una enfermedad o un proceso natural. Muchos autores sostenían que envejecer conduce invariablemente a la fragilidad, la discapacidad y la muerte. De ahí que vieran el envejecimiento como una enfermedad progresiva e incurable.

El proceso de envejecimiento está asociado a numerosos cambios moleculares, como la alteración de la expresión génica y de los niveles de metabolitos, mutaciones somáticas y epimutaciones, y daño molecular acumulado. La acumulación de daño dependiente de la edad se considera desde hace tiempo una causa general del envejecimiento.

Así, la enfermedad de Alzheimer presenta trastornos relacionados con el amiloide que aún no están claros. Sin embargo, la enfermedad de Alzheimer depende de la aparición y progresión de la enfermedad androgénica, que es la enfermedad del envejecimiento que debe tratarse en primer lugar.

De hecho, la enfermedad de Alzheimer se desarrolla primero en ciertas partes del cerebro donde se almacena la memoria. Estas zonas del cerebro dependen del oxígeno que les suministra la sangre cada segundo. El inicio de la enfermedad se caracteriza por pequeños olvidos, que empeoran con el tiempo a medida que avanza la destrucción del tejido cerebral. Estos síntomas van acompañados de un declive gradual de las facultades intelectuales del paciente, que deja de ser consciente de ellas.

La enfermedad de Parkinson se caracteriza por temblores involuntarios evidentes. Sin embargo, hay muchos síntomas no motores de la enfermedad de Parkinson, como fatiga, dolor, problemas digestivos, trastornos del sueño, somnolencia diurna, problemas sexuales y problemas urinarios. Si estos problemas son menores, no serán admitidos por el paciente. Con el tiempo, el intelecto del paciente se deteriora sin que se dé cuenta. Tiene problemas neurocognitivos y sigue vivo, pero ya no tiene la misma presencia emocional y mental.

Los estudios sobre los complejos cambios moleculares que caracterizan las enfermedades de Alzheimer y Parkinson no han aportado hasta ahora ninguna solución terapéutica. Esto es lógico, ya que el tejido cerebral se destruye progresivamente por la arteriosclerosis, consecuencia directa de la enfermedad androgénica (Figura 44).

Por consiguiente, para desarrollar medicamentos eficaces contra estas enfermedades degenerativas, hay que tener en cuenta la prevención de la arteriosclerosis por la mesterolone (Figura 37).

Alrededor de los 40 años, las arterias del pene se estrechan debido a la falta de producción de dihidrotestosterona, lo que provoca impotencia sexual. Esta es la primera fase de la enfermedad androgénica.

Después de los 40 años, todas las arterias del cuerpo se estrechan debido a la falta de testosterona y dihidrotestosterona. Esta es la segunda fase de la enfermedad androgénica.

La falta de andrógenos también provoca trastornos moleculares, además de los daños causados por la arteriosclerosis.

Por ejemplo, la mano puede deformarse progresivamente, con retracción de la hoja fibrosa que recubre la palma de la mano y deformaciones de las articulaciones.

Para comprobar que la sangre fluye hacia la mano, apriete la uña y observe cuánto tarda en volver el color. Normalmente, el color debe volver en tres segundos. Si no es así, estamos ante una prueba positiva de insuficiencia arterial de los dedos.

Sin embargo, aunque la sangre llegue correctamente a la mano, la falta de andrógenos puede favorecer la fibrosis de los tendones y de la hoja fibrosa mediante transformaciones bioquímicas de estos tejidos fibrosos (Capítulo 23).

14

La Diabetes y

La Enfermedad Androgénica de la Andropausia

En 2011 había 347 millones de personas diabéticas en el mundo [1].

La Organización Mundial de la Salud (OMS) prevé que, en 2030, la diabetes será la séptima causa de muerte en el mundo [2].

El cuerpo humano necesita energía para funcionar. Es proporcionada por tres grandes fuentes: azúcares, grasas y proteínas que se encuentran en los alimentos. La energía (combustible) disponible inmediatamente está constituida por los azúcares y las grasas. La glucosa (azúcar) es utilizada instantáneamente por las células del organismo. Las proteínas tienen un papel específico, como veremos más adelante.

Billones de moléculas de glucosa entran en las células del organismo a cada momento. Son una fuente de energía inmediatamente utilizable por cada célula. Una parte de los azúcares es almacenada por el hígado y los músculos y constituye una reserva empleada durante el esfuerzo o períodos de ayuno.

La asimilación de los azúcares se hace inmediata o lentamente, según sus composiciones.

Los azúcares "rápidos" (el azúcar de la miel, el azúcar cristalizado extremadamente concentrado) son asimilados rápidamente por el intestino y causan una subida inmediata de la tasa de glucemia. Son empleados inmediatamente por el organismo.

Los azúcares "lentos" (el almidón del pan, pastas y patatas), están formados por subunidades de glucosa liberadas progresivamente durante la digestión en el intestino. Elevan la glucemia poco a poco y se usan durante un período de tiempo más extendido.

Las materias grasas están constituidas por las grasas y los aceites. Para simplificar, dicen que las grasas, o lípidos, están constituidos por subunidades de ácidos grasos.

Los ácidos grasos se encuentran en la mantequilla, y también en las margarinas a base de aceite de oliva, cacahuetes o girasol.

Los ácidos grasos confieren a las grasas la parte fundamental de sus características. Son solubles en los solventes de las grasas (acetona, éter, benceno) y son insolubles en el agua. Todo el mundo sabe que es imposible hacer desaparecer manchas de grasa sobre la ropa lavándola con agua. Es necesario desengrasarlas por "la limpieza en seco" que utiliza gasolina u otros solventes de las grasas.

La glicerina se encuentra en abundancia en las grasas. Es un líquido incoloro, pegajoso, de sabor azucarado y soluble en el alcohol.

Los lípidos constituyen la parte importante de la membrana de las células. Desempeñan un papel relevante en el intercambio de las moléculas procedentes del mundo exterior y su transporte en la célula. En el cerebro, las grasas sirven de aislamiento eléctrico y orientación de los impulsos nerviosos.

Los cuerpos grasos constituyen una fuente de energía considerable. Todas las células pueden almacenarlos, pero las células adiposas se especializan en esta función.

Un adulto de 70 kilos posee una reserva energética 15 kilos de grasas, 6 kilos de proteínas y 300 gramos de glúcidos. El resto del peso, lo que representa el 72 %, está constituido por agua.

El tejido adiposo representa, en consecuencia, la reserva energética principal del organismo (90 %).

El azúcar de la alimentación se utiliza inmediatamente. En exceso, es recogida por las células adiposas que la transforman en grasas.

Las grasas alimentarias se transportan directamente en el tejido adiposo que contribuye a la acumulación de las reservas.

Si se suprime la alimentación de azúcares, el organismo saca automáticamente sus reservas de grasas para proporcionar la energía necesaria. Esta movilización libera la glicerina que se transforma en glucosa, sin la cual ninguna vida es posible. En efecto, si todos los órganos pueden usar distintas fuentes de energía, el cerebro consume la glucosa (100 a 150 gramos al día) permanentemente. La falta de glucosa, como la falta de oxígeno, destruye el cerebro en algunos minutos.

El nivel del azúcar en la sangre es una constante del medio interior. Esta constante resulta del equilibrio entre las contribuciones alimentarias, la síntesis de glicógeno por el hígado y por los músculos, la liberación de la glucosa por el hígado y por los músculos, y la utilización de la glucosa por las células.

El equilibrio es posible gracias al reglamento por distintas hormonas. El concepto clásico reconoce hormonas que elevan la glucemia y otras que reducen la tasa de azúcar sanguíneo.

El nivel de azúcar debe imperativamente seguir siendo constante, en ayunas, en la sangre. La subida de la glucemia causada por la alimentación es inmediatamente regularizada por la insulina que pone la tasa de glucemia por debajo de los 140 miligramos por cien centímetros cúbicos de plasma. La secreción de insulina puede ser insuficiente causando una mala combustión de azúcar, cuya tasa sigue siendo elevada en la sangre. Una prueba simple permite confirmar esta insuficiencia de la secreción de insulina. Después de una ingestión de 75 gramos de glucosa, la glucemia debe seguir siendo inferior o igual a 200 miligramos por cien centímetros cúbicos de plasma (dos medidas son necesarias). Si una de las dos medidas es superior a 200 miligramos de glucosa por cien centímetros cúbicos de plasma, el diagnóstico "de intolerancia a la glucosa" es sugerido y puede revelar una predisposición a una grave enfermedad, la diabetes azucarada. Cuando la tasa de glucemia supera 180 miligramos por cien centímetros cúbicos de plasma, las moléculas de glucosa cruzan el filtro renal y se eliminan en la orina.

Los escritos asignados a Sushruta (600 años antes de Jesucristo) contienen lo que fue probablemente la primera descripción de la diabetes: "Cuando el doctor afirma que el hombre emite la orina comparable a la miel se declara incurable". Existían en los siglos XVII y XVIII gustadores de orinas que detectaban la presencia de azúcar en la orina. En 1923, Banting y Best descubren la insulina que permite el control hormonal del metabolismo de los azúcares, haciendo un progreso notable en el tratamiento de la enfermedad diabética.

El defecto de secreción de insulina afecta al hombre joven menor de treinta años. Sufre de una forma rara de asimilación anormal de los azúcares, la diabetes que depende de la insulina. Los factores hereditarios son determinantes.

La gran mayoría de la diabetes azucarada se desarrolla después de los cuarenta años (más del 75 %) y la frecuencia de la diabetes en la población occidental varía entre 5 y un 25 %. Numerosos factores favorecen la aparición de la diabetes, pero se define mal la causa. El control de la alimentación es esencial para prevenir y tratar esta grave afección.

La diabetes azucarada causa complicaciones múltiples: el prurito, a menudo localizado en los órganos genitales; las infecciones que se repiten: furunculosis; los problemas de la vista: catarata, retinopatía diabética; los desórdenes cardíacos: angina de pecho; los desórdenes vasculares: hipertensión, gangrena de las extremidades; los desórdenes nerviosos: neuralgias, polineuropatías.

En los Estados Unidos, la diabetes azucarada es la tercera causa de mortalidad y la primera causa de ceguera. El riesgo coronario es multiplicado por cuatro. El diabético mayor de cuarenta años es obeso en un 80 % de los casos. La mortalidad prematura está en relación directa con el desarrollo económico de las distintas regiones del mundo. En la mayoría de los países, la diabetes se sitúa entre el 4.º y el 8.º rango de las causas de mortalidad.

Las teorías clásicas admiten el equilibrio entre las hormonas hiperglucemiantes e hipoglucemiantes para mantener la constancia de la tasa de glucemia. ¿Se puede preguntar por qué se olvida constantemente *la testosterona*? Sin embargo, participa en la constancia del azúcar sanguíneo, puesto que hace penetrar la glucosa en los músculos y en el hígado disminuyendo la glucemia. Al contrario, la falta de hormonas masculinas produce la subida del azúcar sanguíneo.

La falta permanente de testosterona en el hombre con enfermedad androgénica de la andropausia causa a cada momento la subida de la glucemia y trastorna el buen equilibrio del azúcar acarreando, como consecuencia inmediata, la liberación de insulina para devolver la tasa de glucemia a la normalidad.

Esta reacción tiene dos consecuencias: en primer lugar, la transformación del azúcar en grasa y, más grave, la liberación intempestiva de insulina que reduce la glucemia por debajo de lo normal (hipoglucemia), causando una sensación de hambre, de malestar hipoglucémico, comúnmente conocido como la "llamada del azúcar". El hombre se precipita sobre la primera comida que encuentra, preferiblemente azúcares rápidos, para calmar rápidamente el sentimiento de hambre. Esto implica de nuevo una reacción de la insulina, según un círculo vicioso que no tendrá final. Estos fenómenos explican el exceso ponderal, la obesidad y la tendencia a la diabetes del hombre con enfermedad androgénica de la andropausia. Sin tener una voluntad de hierro, es prácticamente imposible atenerse a un régimen cualquiera que sea. Ante la incapacidad de los médicos de solucionar el problema, asistimos a la explotación comercial del exceso de peso y de la obesidad, o por charlatanes, o por la difusión de regímenes alimentarios que se pretenden más eficaces que otros, o por la difusión de libros que son realmente libros de recetas de cocina. En 1947, Giuseppe Pellegrini [3] probó que la administración de hormonas masculinas disminuye la tasa de glucemia en el diabético. Este fenómeno fue magistralmente descrito en un artículo titulado: "*L' azione antidiabetica degli ormoni sessuali maschili nel quadro della fisiologia del diabete*", es decir "la acción antidiabética de las hormonas sexuales masculinas en el contexto de la fisiología de la diabetes". Este estudio clínico se refiere a 68 pacientes. La inyección intramuscular de propionato de testosterona con una dosis de 5 a 25 miligramos reduce considerablemente la tasa de glucemia en el diabético. Esta reducción se produce poco a poco, en los dos o las tres horas que siguen a la administración de hormonas masculinas, y se prolonga hasta la cuarta o quinta hora. La tasa de la glucosuria disminuye simultáneamente. La reducción de la glucemia es superior a un gramo por litro de plasma.

El mismo fenómeno puede observarse en el hombre normal. En él, la tasa de glucemia no se reduce de manera espectacular si no alcanza tasas inferiores a la glucemia normal, ya que se respeta su equilibrio hormonal global.

En 1984, Ando y coll. [4] estudiaron las tasas de hormonas masculinas de 41 diabéticos comparativamente con las tasas hormonales de un grupo testigo de 47 hombres que no presentaban enfermedad. Los diabéticos presentaban tasas de hormonas masculinas significativamente reducidas (comparables a las tasas hormonales de hombres viejos) con relación a los hombres normales.

La insulina actúa con una rapidez fulminante. El exceso puede causar la muerte por la caída brutal de la glucosa sanguínea incompatible con la vida, ya que el cerebro necesita permanente glucosa, la falta lo destruye en algunos minutos. La acción de la insulina no dura más de veinticuatro horas. En ese momento la tasa de glucemia se remonta a los valores iniciales y nuevas inyecciones de insulina son necesarias.

Las hormonas masculinas actúan más lentamente sobre la tasa de glucosa sanguínea. Después de un tratamiento prolongado en el diabético, la glucemia básica (en ayunas) se reduce durante algunos días antes de corresponder a los valores patológicos que preceden el tratamiento con las hormonas masculinas.

Las hormonas masculinas son reguladores lentos de la glucemia. Su papel esencial es desconocido. En 1987, Jens Møeller [5], en Copenhague, confirma la acción favorable de la testosterona sobre la hiperglucemia del diabético y sobre la intolerancia a la glucosa, según una experiencia de más de treinta años.

¿Por qué el Hombre Tiene Tendencia a Engordar Después de los Cuarenta Años?

La enfermedad androgénica de la andropausia es responsable de la gran mayoría de las diabetes mellitus y de la intolerancia a los azúcares después de los cuarenta años.

Causa el exceso de peso y la obesidad por razones químicas empeoradas, debido a la ignorancia de una alimentación razonada.

La secreción de hormonas masculinas disminuye a partir de los veinticinco años. El equilibrio hormonal de la regulación de los azúcares es inmediatamente perturbado, causando la hiperglucemia.

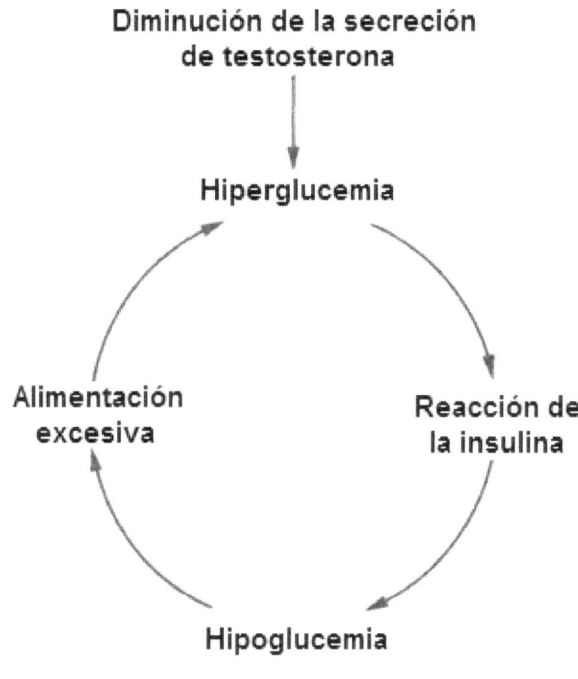

Fig.38

El ciclo anormal de la glucosa cuando la secreción de insulina es suficiente (esquema simplificado).

Cada liberación de azúcar en la sangre causa una reacción viva de insulina que provoca la "llamada del azúcar".

La vivacidad de esta reacción va más allá de lo necesario y hace caer la tasa de glucemia por debajo de la normal (que es constante) con la consecuencia de una hipoglucemia que causa el hambre, el malestar, la llamada del azúcar. El círculo vicioso se repite y se ampliará con el tiempo.

En 2001, *el* Instituto nacional de la salud y la investigación médica (INSERM) en Francia demostró la mejora de la sensibilidad a la insulina por la administración de andrógenos [6].

En 2012, un estudio aparecido en el Diario *Korean Journal of Family Medicine* y practicado sobre una población de 388 hombres de 40 años y más, demuestra la correlación de una glucemia elevada en ayunas con tasas bajas de testosterona en la sangre en pacientes no diabéticos y pre diabéticos [7].

La secreción de las hormonas masculinas que no deja de disminuir durante los años, el ciclo anormal de la hiperglucemia-reacción de la insulina-hambre-sobrealimentación se embala y consigue el exceso de peso, la obesidad y la muerte prematura.

Ningún régimen puede romper este ciclo diabólico sin la contribución de hormonas masculinas reguladoras. Por eso el hombre con enfermedad androgénica de la andropausia es generalmente incapaz de controlar su peso, cualesquiera que sean sus esfuerzos o su buena voluntad.

Constantemente bajo la influencia el mal-ser, termina por abandonar toda alimentación razonada, imposible de cumplir a largo plazo.

Un régimen alimentario sano, una actividad física regular, el mantenimiento de un peso normal y el cese del consumo de tabacos asociados a la sustitución bien proporcionada en hormonas masculinas permiten prevenir o retrasar la aparición de la diabetes mellitus.

15

Hormonas Masculinas Contra Colesterol

Los estudios científicos sobre el colesterol son múltiples y están en continua evolución. El capítulo siguiente solamente llama la atención sobre uno de los mecanismos para elevar el colesterol en la sangre con la edad: la falta de hormonas masculinas que inducen una elevación de la glucosa y, en consecuencia, un aumento del colesterol en la sangre en general.

La mala combustión del azúcar y la alimentación desequilibrada que se siga, inducen otros dos fenómenos bien conocidos de la edad, la acumulación del colesterol y grasas (triglicéridos) en la sangre. Las dosificaciones del colesterol y de los triglicéridos sanguíneos son parte del chequeo médico, todo el mundo ha oído hablar del colesterol de abuelo o de los triglicéridos de abuela. No hay un día en que la prensa médica no mencione la necesidad de controlar la subida de grasas en la sangre que aumentan el riesgo cardiovascular.

Es probablemente Poulletier de la Sala quien aísla, en 1769, el primer lípido bien definido, el colesterol, presente en los cálculos biliares (*cholé* significa "bilis").

En los Estados Unidos, se considera que de 16 a 20 millones de individuos tienen cálculos biliares constituidos al 80 % de colesterol. Las autopsias demostraron que existen cálculos biliares en un 8 %, al menos, de la población masculina, y en un 20 % al menos entre las mujeres. Cada año, aparece 1 millón de nuevos casos de litiasis.

El colesterol procede en parte de la alimentación, pero la mayor cantidad es fabricada por el hígado. En exceso en la sangre, es la expresión de un mecanismo de autodestrucción producido por el propio organismo.

Todas las grasas pueden quemarse. Se acumula el colesterol en exceso y es almacenado por el organismo que no puede quemarlo. Excepto una pequeña cantidad excretada por la piel, su eliminación se hace casi exclusivamente por el hígado que la excreta en la bilis, donde puede cristalizar en forma de cálculos.

El equilibrio entre las entradas y las salidas de colesterol es primordial para mantener la constancia del medio interior. Si las entradas son excedentarias, el colesterol se acumula en el organismo donde no puede ser quemado, en las arterias y en forma de depósitos grasientos bajo la piel (xantomas).

La formación del colesterol viene esencialmente del hígado. La comida es una fuente de contribución secundaria y el intestino solo absorbe un 40 % del colesterol alimentario. Estas particularidades explican que un régimen, cualquiera que sea, es incapaz de hacer bajar el colesterol sanguíneo significativamente, puesto que es relativamente poco asimilado por el intestino.

El colesterol desempeña un papel primordial en el funcionamiento del cuerpo humano. Participa en la formación de las membranas celulares responsables de los intercambios bioquímicos entre el exterior y el interior de la célula.

Es a partir de la molécula de colesterol que se forman las hormonas (esteroides) fabricadas por las glándulas adrenales y los testículos.

La acción de la testosterona, hormona de construcción, está permanentemente en oposición con el cortisol que se opone a su acción. La testosterona aumenta la síntesis de las proteínas, del griego protos que significa "primero", que son las sustancias primordiales del organismo. Constituyen la materia básica de la célula y tienen propiedades biológicas excepcionales.

El cortisol procedente de las glándulas adrenales disminuye la síntesis de las proteínas. La testosterona disminuye la tasa de glucemia, el cortisol la aumenta. Basta con retener que estas dos hormonas actúan en sentido opuesto.

El colesterol es un alcohol que se encuentra en estado libre en las células del organismo, donde se transforma en hormonas o en componentes de las membranas celulares. Tiene también la propiedad de retener el agua en las células y les impide desecarse.

Fabricado por el hígado, debe ser transportado hacia las células del organismo.

En el plasma, un 80 % del colesterol está vinculado a los ácidos grasos (es un éster) y forma así moléculas de grasas: linoleato de colesterol, oleato de colesterol, palmitato de colesterol, estearato de colesterol. Es el mal colesterol que se deposita en forma de grasas en las paredes arteriales cuando se encuentra en exceso en la sangre.

Las grasas son insolubles en el agua. Para ser transportadas en la sangre que es ácuea, se vinculan con proteínas (las lipoproteínas) cuyas propiedades les permiten circular.

El mal colesterol es transportado por una lipoproteína específica, el LDL (Low Density Lipoprotein).

El buen colesterol no está vinculado a los ácidos grasos, no es una grasa. Procede de la combustión del mal colesterol liberado de sus ácidos grasos, y representa más o menos un 27 % del colesterol total en el hombre de 20 a 24 años. Su transporte se hace gracias a una lipoproteína específica, la HDL (High Density Lipoprotein) que se encarga de recoger el colesterol de los lugares donde está en exceso y de transportarlo hacia el hígado, donde se deteriora y es excretado en forma de ácido biliar.

La subida del nivel de colesterol sanguíneo depende también de toda una serie de factores que salen del marco de esta obra. El aumento del colesterol sanguíneo con la edad, en una misma población teniendo las mismas prácticas alimentarias, plantea el problema de una causa esencial que se acentúa con el tiempo.

El programa sobre la búsqueda de los lípidos del Nacional Health Institute en los Estados Unidos define las medias del nivel de colesterol en la población. Estos resultados se obtuvieron a partir de valores determinados en once comunidades [1].

Un cuadro demuestra que la subida del colesterol sanguíneo se hace esencialmente a partir del mal colesterol (LDL colesterol):

Valores medios del colesterol sanguíneo en los Estados Unidos en función de la edad			
Edad	Colesterol total del plasma en mg/100 ml	LDL-colesterol del plasma en mg/100 ml	HDL-colesterol del plasma en mg/100 ml
20 - 24	162	103	45
25 - 29	179	117	45
30 - 34	193	126	46
35 - 39	201	133	43
40 - 44	205	136	44
45 - 49	213	144	45
50 - 54	213	142	44

Tabla 22

Según el *National Institute for Health*, USA [1].

Es el colesterol malo el que aumenta con la edad. Hay un almacenamiento de grasas tóxicas. El responsable de esta acumulación de mal colesterol es el ciclo anormal de la combustión del azúcar, iniciado por la insuficiencia de secreción de hormonas masculinas en el hombre después de los 25 años.

La falta de hormonas masculinas causa el exceso de azúcar que causa automáticamente la síntesis de mal colesterol, ya que se limitan las capacidades de eliminación del colesterol por el organismo.

La acumulación de mal colesterol por el organismo es el resultado de dos fenómenos diferentes pero complementarios.

El primero es la aceleración de la contribución de glucosa alimentaria. El segundo es la fabricación continua de colesterol a partir de la glucosa excedentaria. El mal colesterol que no puede ser eliminado suficientemente, se deposita en las paredes arteriales.

Los Triglicéridos (Grasas)

Son sustancias de reserva almacenadas por células especializadas, los adipocitos. Se los encuentra bajo la piel en el panículo adiposo, en torno a los órganos abdominales, en una clase de delantal muy graso cubriendo el intestino, y en numerosas regiones del organismo. Estas grasas sirven de aislante térmico (los obesos sufren menos el frío que los magros) y protegen los órganos contra los choques. Los triglicéridos sirven de reserva energética.

Cuando el organismo necesita combustible, estas reservas se movilizan y son transportadas a distancia para ser quemadas allí donde son necesarias, gracias a las VLDL (Very Low Density Lipoproteins), que transportan también una pequeña parte del mal colesterol.

La tasa de triglicéridos se duplica prácticamente entre los 20 y los 50 años, tal como ocurre con la masa grasienta del organismo. El estudio referente a una población que tiene globalmente el mismo modo de vida alimentario, puede dilucidar la existencia de una causa fundamental que acentúa sus efectos nocivos con la edad.

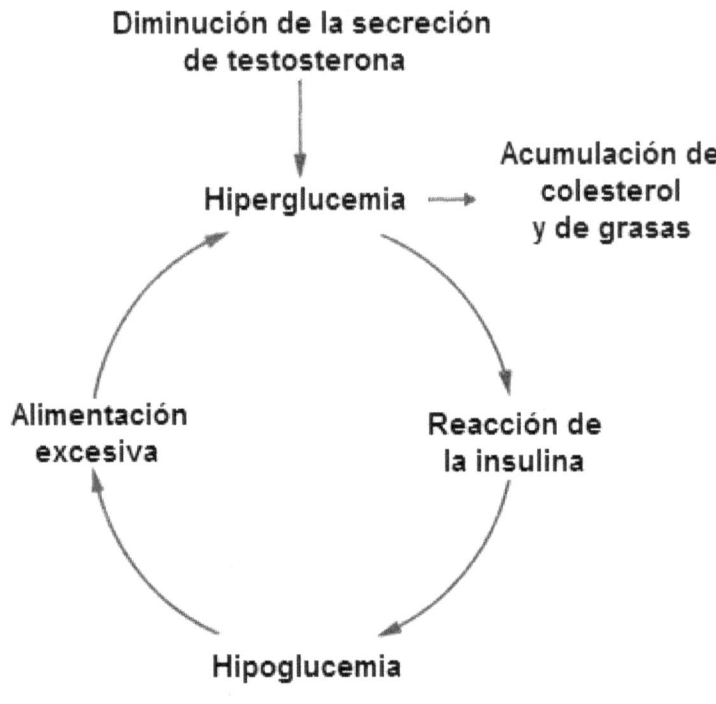

Fig. 39

Acumulación del colesterol y las grasas en el hombre con enfermedad androgénica de la andropausia (esquema simplificado).

A grandes rasgos, la acumulación de triglicéridos (grasas) se hace por un proceso similar al que determina la acumulación del colesterol. Actúa en dos tiempos. En primer lugar, la acumulación de la glucosa por el ciclo anormal, a continuación, la transformación de la glucosa en triglicéridos por medio de la acetil coenzima A excedentaria*. Los triglicéridos se acumulan en el tejido adiposo mientras las contribuciones alimentarias sigan siendo excesivas.

Numerosos trabajos científicos demostraron la influencia favorable de las hormonas masculinas sobre el reglamento del colesterol y los triglicéridos.

El buen colesterol (HDL-C) es más elevado en la sangre de hombres que tienen elevadas hormonas masculinas [2-3].

Un estudio de Chadda y coll. en 166 hombres con enfermedad androgénica de la andropausia, demostró que la administración de hormonas masculinas naturales (testosterona) en forma de implantes insertados bajo la piel (de ahí la hormona se difunde lentamente en el organismo) y renovados cada 6 meses durante un período de uno a diez años, no reduce la tasa del buen colesterol contrariamente al descenso de la tasa de mal colesterol [4].

El mal colesterol (LDL-C) es más elevado en el hombre que tiene tasas bajas de hormonas masculinas [5]. Los triglicéridos (grasas) son menos elevados cuando las tasas de hormonas masculinas son elevadas [4-5]. Las tasas escasas de hormonas masculinas están en relación directa con la subida de los triglicéridos sanguíneos.

La tasa de los triglicéridos sanguíneos depende de la movilización de las reservas y también de la contribución alimentaria. El National Institute for Health, en los Estados Unidos, determinó las tasas medias de triglicéridos en la sangre en función de la edad (tabla 22) [1].

---

* La glucosa del organismo es quemada (producción de energía) por una serie de reacciones químicas, llamadas "ciclo de Krebs", que produce una molécula, la acetil coenzima A, a partir de la cual el colesterol se forma.

Las tasas medias de triglicéridos en el plasma en función de la edad	
Edad	Triglicéridos en mg/100 ml
20-24	89
25-29	104
30-34	122
35-39	141
40-44	152
45-49	143
50-54	154

Tabla 23

Los niveles de triglicéridos en la sangre aumentan con la edad [1].

En conclusión, la falta de hormonas masculinas causa la intolerancia a los azúcares y la diabetes grasa, suben peligrosamente las tasas del mal colesterol y de las grasas, causando así el aumento de la masa del tejido adiposo y la obesidad. Todo ello favorece la aparición de las enfermedades cardiovasculares, primera causa de mortalidad en el mundo.

El Ateroma

"Ateroma" es un término totalmente conveniente, A veces es llamado "aterosclerosis". Este último término introduce la confusión con la arteriosclerosis que es una patología entera. No se puede confundir aterosclerosis y arteriosclerosis.

En 1904, Marchand inventa la palabra aterosclerosis, ateroma significa papilla en griego, para designar el decaimiento grasiento y fibroso de las arterias. Eminentes autoridades desafiaron este término.

En la actualidad, la aterosclerosis se considera como una entidad. Este término se utiliza para nombrar la forma "ateromatosa" de la arteriosclerosis. En realidad, se trata del ateroma, una patología cuyo mecanismo es diferente del que causa la arteriosclerosis.

Las localizaciones del ateroma

El ateroma se desarrolla en diversas zonas según la localización de los depósitos de grasas, que se manifiestan en forma de estrías grasientas, placas fibrosas o lesiones complicadas.

Las estrías grasientas aparecen en primer lugar. Se caracterizan por la acumulación de grasas, principalmente el oleato de colesterol, en las células musculares lisas, y por el desarrollo de tejido fibroso bajo la túnica interna de la arteria. Estos depósitos son visibles a simple vista y aparecen en cualquier sitio de la red arterial. En todos los niños, los rastros grasientos están presentes en la aorta a partir de la edad de diez años. A los veinticinco años, ocupan a veces del 30 al 50 % de la superficie de la aorta. En esta fase, los depósitos grasientos podrían reabsorberse, pero nada permite asegurarlo.

Las placas fibrosas aparecen entre los 30 y los 40 años y su número aumenta progresivamente con la edad. Se desarrollan sobre todo en la aorta, en las arterias coronarias, en las arterias del corazón, en las arterias carótidas y en las arterias que irrigan el cerebro. Están constituidas por un núcleo central de las grasas, esencialmente del linoleato de colesterol extracelular, y de ruinas de células muertas, rodeadas con un gran número de células musculares lisas y de colágeno. Todo ello hace saliente en la arteria y causa zonas de turbulencia en la corriente sanguínea.

La lesión complicada es una placa incrustada de calcio, constituida de tejidos muertos y formando úlceras. Al desarrollarse, puede obstruir completamente la arteria (estenosis), o ser la fuente de una embolia a partir de fragmentos que se liberan y son llevados por la corriente sanguínea. Por fin, la pared arterial debilitada y reducida puede romperse y causar una hemorragia interna.

El aumento del número de placas fibrosas y sus complicaciones con la edad, plantea el problema de una causa que se empeora con el tiempo.

El mecanismo del ateroma

El ciclo anormal de la glucosa excedentaria causa la producción excesiva de colesterol y de triglicéridos en la sangre (capítulos 14-15). El colesterol en exceso no puede salir del organismo. Acompañado de las grasas, difunde en la pared interna arterias, preferiblemente en las zonas donde la turbulencia de la sangre es elevada, por ejemplo, el cruce de la aorta. Por lo tanto, entra en contacto con las estructuras elásticas constituidas de elastina. Esta proteína, por su estructura, posee una fuerte afinidad con los cuerpos grasos y el calcio. Las estructuras elásticas se cargan progresivamente de colesterol, grasas y calcio, perdiendo así su elasticidad. La amplificación del proceso consigue la formación de la placa de ateroma.

Cuando la placa de ateroma está formada, es ya demasiado tarde, pero se puede mejorar lo que permanece de bueno a nivel arterial. Es necesario impedir la formación de la placa de ateroma **al principio** del proceso, al inicio, evitando la acumulación del mal colesterol y de las grasas. Vimos el papel esencial de las hormonas masculinas y la necesidad de un control riguroso de la alimentación en esta regulación. Lo uno no se entiende sin lo otro.

El control de la nutrición es fundamental. Una alimentación demasiado rica en azúcares y en grasas unida a la falta de ejercicio, pueden ser causas suficientes para la creación de ateromas.

Las variaciones individuales de la producción de hormonas masculinas esclarecen las diferencias sexuales entre los individuos. Explican también por qué algunos individuos desarrollan ateromas antes que otros.

Hoffman A. y sus colaboradores demostraron en 1997 que la aterosclerosis se asocia significativamente a la demencia vascular y a la enfermedad de Alzheimer (capítulo 33) midiendo la relación de las tensiones arteriales entre los brazos y las clavijas de un grupo de 284 dementes. El grosor de las paredes de las arterias carótidas fue determinado por los ultrasonidos [6].

16

Los Excesos de Peso y la Obesidad

El Peso Ideal

La sobrecarga ponderal, causada por la acumulación de las grasas, comienza obviamente por el primer kilo superfluo. Al principio, este fenómeno es apenas perceptible. Con el tiempo la silueta se modifica, los kilos van añadiéndose los unos a los otros.

El exceso de peso da paso progresivamente a la obesidad cuando la sobrecarga alcanza un 20 % de la masa corporal.

Se llama la obesidad androide porque es característica del hombre. Las grasas se depositan en primer lugar en el vientre e invaden progresivamente la parte alta del cuerpo.

El tronco y los hombros se espesan. A continuación, el cuello, la nuca y la cara. La cara redonda y grasa pierde su expresividad porque los músculos del mímico se infiltran de grasa. El depósito grasiento en las partes laterales de los párpados es característico. Da un falso aire de somnolencia.

La obesidad es un síntoma, como la fiebre. Existen desajustes profundos del metabolismo que explican algunas obesidades raras (los grandes obesos). En la aplastante mayoría de los casos la causa del exceso de peso es desconocida por la medicina clásica. Es lo que explica las múltiples tentativas terapéuticas, a veces desalentadoras, que abren el campo a todos los charlatanismos.

El fenómeno toma proporciones inquietantes en los Estados Unidos y constituye un verdadero problema de sanidad pública en el mundo.

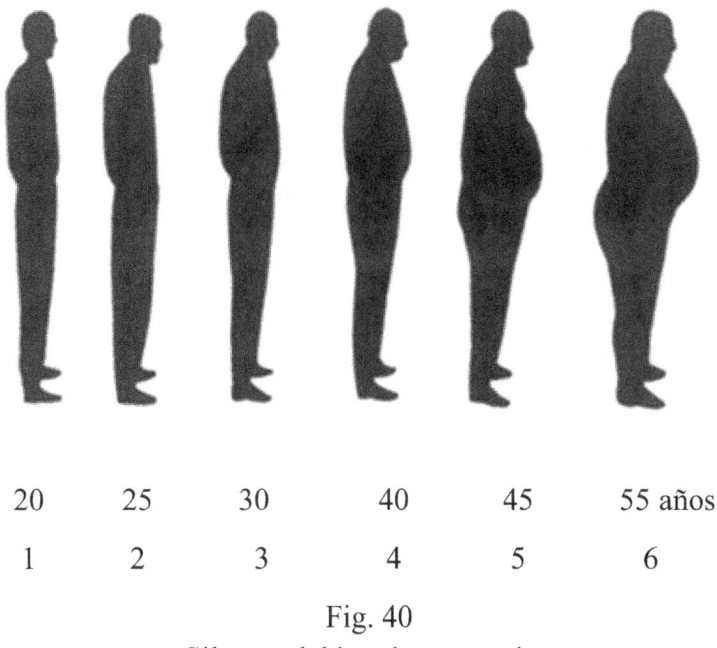

20	25	30	40	45	55 años
1	2	3	4	5	6

Fig. 40
Siluetas del hombre regresivo

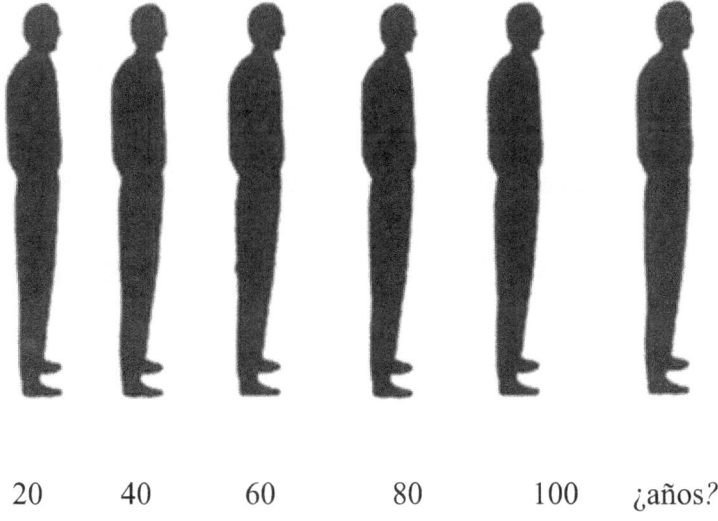

20	40	60	80	100	¿años?

Fig. 41
Siluetas del hombre sin edad

La frecuencia de la obesidad no se conoce con una gran precisión, pero las cifras avanzadas hablan por sí mismas.

Según la Organización Mundial de la Salud, a escala mundial, el número de casos de obesidad se duplicó desde 1980. El exceso de peso se refiere a uno coma cuatro mil millones de personas de 20 años y más, entre las cuales más de 200 millones de hombres y cerca 300 millones de mujeres son obesos (estimaciones de 2008). Un 35 % de los adultos de 20 años o más estaban en exceso de peso y un 11 % eran obesos (estimaciones de 2008). El exceso de peso se refiere a cerca de 40 millones de niños menores de cinco años (estimaciones de 2011). La obesidad es evitable.

En Francia, según las estadísticas oficiales (I.N.S.E.E.), el número de hombres con un exceso de peso se sitúa entre el 28 y el 30 % de la población masculina.

En los Estados Unidos la sobrecarga ponderal de más del 10 % alcanza del 30 al 40 % de la población. Este porcentaje progresa año tras año y constituye un reto para la sociedad americana, que comprometió extensos programas de investigaciones para frenar la plaga.

Se considera que la obesidad es responsable del 1 % al 3 % de los gastos totales de salud en la mayoría de los países (5 % al 10 % en los Estados Unidos) y los costos aumentarán rápidamente en los próximos años, puesto que las enfermedades vinculadas a la obesidad se extienden.

Las compañías de seguros de vida no se equivocan. La Metropolitan LIFE Insurance Company publicó las tablas del peso que fijaban la obesidad en una masa corporal aumentada un 20 % con relación a una persona normal del mismo sexo y tamaño.

La mortalidad del obeso es mayor que la de un hombre que tiene un peso ideal. Entonces el hombre muy gordo paga prima de seguros sobre la vida aumentada. La sobre mortalidad del obeso es impresionante.

Las personas severamente obesas se mueren 8-10 años antes que las de peso normal, al igual que los fumadores; 15 kilos suplementarios aumentando el riesgo de muerte prematura de cerca de un 30 %.

¿Qué son el exceso de peso y la obesidad?

El exceso de peso y la obesidad se definen como una acumulación anormal o excesiva de grasa corporal que puede perjudicar a la salud.

¿Cómo calcular el exceso de peso? Existen varias fórmulas para calcular el exceso ponderal teniendo en cuenta del tamaño. Ninguna es perfecta porque existen diferencias constitucionales entre los individuos (un hombre de esqueleto y musculatura fuerte es más pesado). El más reciente es un índice llamado por los anglosajones BMI (Body Mass Index). Es un índice de masa corporal obtenido dividiendo el peso en kilogramos por el tamaño al cuadrado, expresado en metros.

$$BMI = \frac{Peso \ (kilos)}{H^2 \ (metros)}$$

La Organización Mundial de la Salud define:

- El exceso de peso como un BMI igual o superior a 25.
- La obesidad como un BMI igual o superior a 30.

Más que 22 significa exceso ponderal. Es necesario actuar con el tratamiento conveniente para no superar este nivel de índice. La corrección del peso es más fácil interviniendo al principio de la sobrecarga grasienta. El ejemplo del obeso no debe ocultar el fenómeno del exceso de peso. Hasta se puede afirmar que uno de 1 kilo de más, acorta la vida 2 meses.

Las tablas de vida ideales de la Metropolitan Life Insurance Company de 1959 corresponden a un BMI 22.

¿Cuál es su peso ideal?

Basta con retomar la fórmula del BMI para responder a esta cuestión. La fórmula es entonces la siguiente:

$$22 \times \text{Tamaño (en metros)}^2 = \text{Peso ideal}$$

Ejemplo para un tamaño de 1,80 metros: $22 \times 1,8^2 = 22 \times 3,24 = 71,28$ kilos = Peso ideal para 1,80 metros.

La delgadez excesiva no es buena señal. Lew y Garfinkel [1] demostraron en un estudio referente a una población de 750.000 hombres y mujeres una sobre mortalidad global de los individuos cuyo peso es inferior al 10 % del justo peso.

Seguir siendo delgado gracias a un régimen conveniente no tiene el mismo significado. Algunos preconizan hasta una nutrición escasa sistemática para aumentar la longevidad. Este enfoque puede considerarse a condición de no abusar del régimen hipocalórico que conduce a una delgadez excesiva*.

---

* La delgadez excesiva es el resultado de la desaparición, disminución o insuficiencia de las reservas grasientas del organismo, a veces acompañada de atrofia de las masas musculares.

Las reservas son necesarias para combatir la enfermedad y soportar un período de ayuno obligado. Cualquiera que sea el régimen, debe equilibrarse para que se mantenga el justo peso, ya que la obesidad hace estragos.

La disminución de la longevidad de los obesos es causada por complicaciones cuya frecuencia se conoce bien.

¿Cuáles son las consecuencias más frecuentes del exceso de peso y la obesidad?

Un IMC (Índice de Masa Corporal) o BMI (Body Mass Index) elevados son un importante factor de riesgo de enfermedades crónicas como: -Las enfermedades cardiovasculares (principalmente las enfermedades del corazón y los accidentes vasculares cerebrales), que ya eran la primera causa de muerte en 2008.

-La diabetes.

-Los desórdenes musculares y esqueléticos, en particular la artrosis (una enfermedad degenerativa de las articulaciones, muy grave).

-Algunos cánceres (del endometrio, del seno y del intestino grueso).

La masa grasienta se dobla en el hombre entre los 18 y los 50 años, y no deja de aumentar a continuación. Al mismo tiempo, la masa muscular disminuye. La simple observación permite constatarlo. Sabemos que la secreción de testosterona disminuye después de los veinticinco años. Esta hormona es necesaria para el mantenimiento de la masa muscular y la regulación de las grasas, no se puede evitar relacionar la causa y sus consecuencias (hay otros factores que empeoran la situación).

La falta progresiva de hormonas masculinas causa el exceso de peso que aumenta con la edad. Todo el esfuerzo terapéutico se refiere generalmente al régimen y algunas medidas alimentarias de carácter general. Sin embargo, la frecuencia de la obesidad progresa por todas partes en el mundo. En el individuo, se intensifica con el tiempo (véase siluetas 1 a 6, figura 40).

Ciertamente, a través de la voluntad, algunos hombres llegan a mantener su peso en límites razonables gracias a un régimen alimentario equilibrado. Pero todos no tienen una voluntad de hierro. El desaliento y las recaídas son la norma a pesar del deseo de adelgazar.

Los obesos frustrados y viejos despliegan tesoros de ingenio, cálculos y programas dietéticos, generalmente sin resultado. ¿Por qué esta frustración? Los hombres menores de veinte años comen generalmente cualquier cosa y no engordan (silueta 1, figura 41). Tienen una secreción máxima de hormonas masculinas.

Se demostró científicamente que las hormonas masculinas causan la movilización de las grasas de reserva (la lipólisis) en el hombre. El mecanismo es complejo y sale del marco de esta obra.

Estudios clínicos demostraron el descenso de las hormonas masculinas en el obeso. En 1990, Zumoff y sus colaboradores confirman claramente el descenso de las tasas plasmáticas de testosterona total y testosterona libre en el obeso. El descenso de su tasa plasmática es proporcional al grado de la obesidad [2].

El régimen hipocalórico es sinónimo de destrucción. Ahora bien, el organismo está perpetuamente en situación de equilibrio entre la construcción (el anabolismo) y la destrucción (el catabolismo).

Para garantizar la longevidad es ilógico pensar que la restricción alimentaria pueda bastar por sí sola. Es necesario reforzar la construcción del organismo anticuado, graso y degenerado, gracias a la hormona de vida, la testosterona: hormona de construcción.

En 2009, un estudio científico demostró la disminución significativa del talle en hombres que presentaban un hipogonadismo después de 52 semanas de tratamiento por el régimen, el ejercicio y la testosterona aplicada en gel sobre la piel [3].

Numerosos médicos asocian el tratamiento con testosterona con el riesgo de desarrollar un cáncer de la próstata o una enfermedad cardiovascular. Estas creencias no tienen ningún fundamento (véase capítulo 10). Peor, son el contrario de la realidad y condenan a millones de seres humanos a desarrollar las enfermedades del envejecimiento.

 El tratamiento de la obesidad está globalmente en el fracaso según un estudio de Farid Saad y de sus colaboradores que demostró en 2012 la acción favorable de la testosterona en el tratamiento de la obesidad [4].

El Síndrome Metabólico

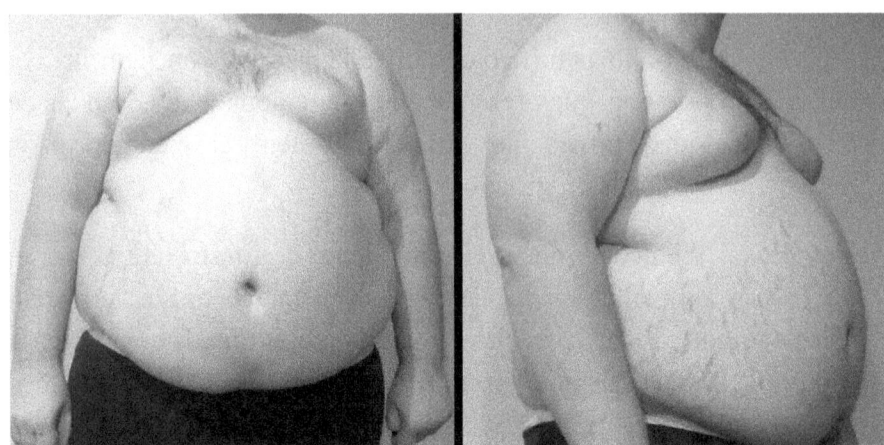

Fig. 42

El síndrome metabólico (Wikipedia).

El síndrome metabólico es cada vez más frecuente y hasta un tercio de los adultos estadounidenses lo padecen.

El síndrome metabólico es un conjunto de afecciones que aumentan el riesgo de padecer cardiopatías, accidentes cerebrovasculares y diabetes de tipo 2. Entre estas afecciones se incluyen las siguientes

Estas afecciones incluyen:

- aumento de la presión arterial
- niveles elevados de azúcar en sangre
- exceso de grasa corporal alrededor de la cintura
- y niveles anormales de colesterol o triglicéridos

Si padece síndrome metabólico, los cambios en el estilo de vida y el control de la alimentación pueden retrasar o incluso prevenir la aparición de problemas de salud graves. Este ajuste es necesario para poder seguir el tratamiento hormonal.

17

La Debilidad Muscular

Para entender la atrofia del músculo, es necesario conocer en primer lugar su método de funcionamiento.

El músculo se contrae gracias a la energía aportada por un azúcar, el glicógeno, verdadero combustible del músculo. Es una molécula compleja que sirve de reserva energética. Está formada por subunidades de glucosa que son una fuente esencial de energía del organismo. Se lo encuentra en la miel, las uvas, los frutos.

El almacenamiento del glicógeno se hace sobre todo en el músculo y en el hígado.

La glucosa de la sangre (glucemia) depende de la cantidad de azúcar ingerida y también de la liberación de las reservas del músculo o del hígado. La glucosa se incorpora también en el tejido grasiento donde es transformada en grasa (ácidos grasos y triglicéridos). En estado normal, existe un equilibrio entre la tasa sanguínea de glucosa y las reservas acumuladas en el músculo y en la grasa.

En ayunas, la tasa de glucemia normal es inferior a 140 miligramos por cien centímetros cúbicos de sangre venosa (dos medidas son necesarias para confirmar la constancia del desajuste más allá de 140) [1]. El ideal se sitúa cerca de 100. Si se traducen estos miligramos en moléculas*, eso representa billones de moléculas en circulación. La sangre da la vuelta al organismo en unos minutos, la circulación sanguínea en los órganos es, pues, muy elevada.

---

* La molécula es la más pequeña partícula de materia que conserva los caracteres de esta.

Si se admite, por ejemplo, que un riñón normal implica cien mil millones de células mientras que es irrigado por 1,2 litros de sangre por minuto, eso significa que a cada minuto varios millares de mil millones de moléculas de glucosa penetran en cada célula [2].

El fenómeno es similar en el músculo que recibe permanentemente cantidades considerables de moléculas de glucosa transformada y almacenada en forma de glicógeno. Sin él, los músculos no funcionan, como un coche no puede circular sin gasolina. El glicógeno es el combustible del músculo. Se quema permanentemente en la contracción muscular.

La acción de las hormonas masculinas sobre el músculo se conoce desde hace muchos años. Penetran en la célula muscular donde se vinculan con un receptor específico cuya existencia se demostró por Jung y Baulieu [3] y otros autores. La hormona se dirige hacia el núcleo de la célula donde desencadena el efecto hormonal. Las reacciones esenciales son de dos naturalezas. En primer lugar, la síntesis de las proteínas aumenta por la incorporación de nuevos aminoácidos (son las subunidades con las que se constituyen proteínas). A continuación, el contenido en glicógeno aumenta también significativamente [4]. Le sigue una hipertrofia del músculo, bien conocida por los atletas que desean aumentar sus resultados.

El consumo de hormonas masculinas aumenta durante el ejercicio físico. Este fenómeno se puso de relieve especialmente bien durante esfuerzos prolongados en el atleta.

Plas [5] estudió la evolución de las tasas de testosterona y dihidrotestosterona antes y después del esfuerzo en once deportistas voluntarios. Se sometieron, tres días sin interrupción, a dos pruebas ciclistas diarias de dos horas y media cada una, realizadas a una velocidad media de cuarenta kilómetros por hora y con un período de descanso intermedio. Este estudio demostró un descenso de la tasa de las hormonas masculinas, persistiendo cuatro días después del final del esfuerzo. Es necesario esperar diez días para recuperar la secreción hormonal que existía antes del esfuerzo.

Este fenómeno fue confirmado por atletas antes y después de una carrera de 100 kilómetros [6]. Esta prueba consiste en recorrer 100 kilómetros en un plazo máximo de 24 horas. Tiene lugar de día como de noche, solo o en grupo, bajo el sol o la lluvia, cualquiera que sea la temperatura ambiente, condiciones que añaden el efecto de tensión al esfuerzo físico. El equipo estudiado está compuesto por catorce corredores viejos de 28 a 45 años. Todos presentan a la llegada a la meta una disminución significativa de la testosterona sanguínea. Las tasas aumentan cinco días después del final de la carrera y se normalizan hacia el noveno día.

El consumo excesivo de hormonas masculinas durante esfuerzos físicos prolongados causa un descenso de las tasas sanguíneas de hormonas masculinas, e implica dos consecuencias principales.

La primera es psicológica. La reducción de la tasa de testosterona en la sangre causa una sensación de cansancio y depresión que aumenta con el esfuerzo, conduciendo finalmente al abandono.

El segundo es metabólico. La caída de la testosterona sanguínea impide la recuperación de las existencias energéticas en el músculo. El combustible (glicógeno) falta, impidiendo todo esfuerzo suplementario. El atleta se hunde, incapaz de moverse. La falta de hormonas masculinas causa también graves accidentes cardíacos. Se describieron numerosas muertes súbitas durante una actividad deportiva en el hombre joven. Para el único período de 1974 a 1977, 17 casos de muertes súbitas durante competiciones ciclistas se han informado en deportistas profesionales con excelente salud y severamente seleccionados [7].

En 2013, los investigadores del departamento de endocrinología, diabetes y nutrición del *Boston Medical Center* en los Estados Unidos demostraron la regeneración del músculo esquelético por la testosterona en ratones castrados [8]. La regeneración celular y la proliferación de las células eran manifiestas cuatro días después de la castración, tanto en los jóvenes ratones de 2 meses como en los viejos ratones de 24 meses.

Si el exceso de hormonas masculinas aumenta la masa muscular, lo contrario también es verdadero: la falta de hormonas masculinas causa la disminución de la masa muscular y su atrofia*. Los músculos, agentes de la motricidad, se atrofian en el hombre con enfermedad androgénica de la andropausia. El aumento de la grasa y la disminución de la masa muscular transforman el cuerpo, que se vuelve flojo en vez de ser firme. Este hecho es confirmado por la disminución de la densidad del hombre viejo. La densidad corporal varía desde 1040 hacia los veinte años, a 1016 hacia los cincuenta años.

La musculatura debilitada de los hombres viejos es una indicación para la terapia con los andrógenos.

El esfuerzo físico del hombre con enfermedad androgénica de la andropausia tiene límites cada vez más importantes durante el tiempo. Desprovisto de hormonas masculinas, es cada vez menos competitivo. Al tenis, es vencido regularmente por los más jóvenes. Por otra parte, está rezagado. La competición deportiva de alto nivel es injusta para los hombres mayores de veinticinco años. Desprovistos de hormonas masculinas, no pueden ganar ante los

---

* La atrofia caracteriza la disminución del volumen de una estructura viva, por defecto de nutrición, carencia de uso, proceso fisiológico de regresión o enfermedad.

jóvenes que producen naturalmente grandes cantidades de hormonas masculinas. Es lo que explica que es prácticamente imposible, para un cuadragenario, ganar en los Juegos Olímpicos. No se puede evitar estremecerse pensando en los hombres viejos que se lanzan a esfuerzos excesivos para probar que existen aún. Se puede observar eso en los gimnasios donde, después del esfuerzo, los hombres con enfermedad androgénica de la andropausia presentan una cara grisácea y cansada. Deberían apoyar su esfuerzo físico con la toma de hormonas masculinas. Sucede frecuentemente, durante un gran maratón popular, el ver hundirse y morir a un hombre que, de todas formas, tenía una enfermedad androgénica de la andropausia. En resumen, una carrera a cuerpo perdido.

18

Arteriosclerosis y Rigidez Arterial

Usted es tan viejo como sus arterias

Dos grandes causas distintas, pero que pueden actuar simultáneamente, explican el endurecimiento de las arterias. En primer lugar, el decaimiento de la musculatura arterial, a continuación, su colonización por las grasas. La primera causa la arteriosclerosis propiamente dicha, la segunda, el ateroma (Capítulo 15).

La arteriosclerosis es el estado patológico caracterizado por el endurecimiento progresivo de las arterias, *sklèrôsis* significa "duro" en griego. Este fenómeno causa el aumento de la presión arterial con la edad. Los cortes patológicos de una arteria esclerosa demuestran la desorganización de las fibras musculares y su sustitución por tejido fibroso (el tejido de las cicatrices) rígido, que contiene fibras colágenas inextensibles en abundancia, y a veces depósitos de calcio. La resistencia arterial a la propagación de la onda sanguínea aumenta y causa la hipertensión ante el obstáculo. La pared interna de la arteria sujeta a una alta presión permanente se espesa reduciendo el diámetro arterial.

El término de arteriosclerosis designa el espesado y el endurecimiento de las paredes arteriales. La arteriosclerosis es la clave de las enfermedades cardiovasculares. Constituye la primera causa de mortalidad en el mundo y en los Estados Unidos [1].

Los hombres se mueren más frecuentemente de las complicaciones de la arteriosclerosis que las mujeres, antes de los 65 años. Tras esta edad, el decaimiento afecta a las mujeres tanto como a los hombres.

La arteriosclerosis es un fenómeno banal después de los cuarenta años. Es la principal causa de mortalidad después de los sesenta y cinco años. En cuanto al anciano de ochenta años, presenta generalmente síntomas de la arteriosclerosis. La expresión "tiene la edad de sus arterias" encuentra aquí todo su significado.

El mecanismo de la arteriosclerosis

Es importante no confundir este mecanismo con el del ateroma (capítulo 15). ¿Por qué las arterias endurecen con la edad?

Para algunos autores la arteriosclerosis es un proceso degenerativo normal que acompaña el envejecimiento. No es una enfermedad. Este decaimiento no depende de factores de riesgo. *El envejecimiento arterial consiste en un endurecimiento y un espesado progresivo de la arteria con la consecuencia de su pérdida de elasticidad.* Esta descripción no explica el fenómeno. Otros alegan la importancia del régimen, de las grasas en la sangre, del papel del cigarrillo, la tensión psíquica y otros factores que pueden obrar recíprocamente con la patogénesis de la arteriosclerosis. Estos elementos no parecen explicar el origen del endurecimiento arterial. La hipertensión, la edad, las preocupaciones, los factores constitucionales se alegaron también para explicar la arteriosclerosis. Para muchos, la causa de la arteriosclerosis sigue siendo un misterio.

Un elemento debe llamar la atención. La observación de los cortes histológicos de las arterias esclerosas es determinante. El anatomopatólogo observará sin dificultad que las lesiones de las paredes arteriales presentan todas las características del tejido de las cicatrices. En el caso de la arteriosclerosis se trata de una proliferación del tejido conjuntivo que sustituye a las fibras musculares degeneradas. ¿Pero cuál es la causa?

La regulación del flujo arterial se hace por las arterias musculares, constituidas, esencialmente, por fibras musculares lisas [2]. Constituyen un verdadero motor necesario para la propulsión de la onda sanguínea. Su tonicidad depende del aparato contráctil que contiene, en su mayoría, proteínas y glicógeno (el combustible del músculo liso es el mismo que el del músculo esquelético). Estos dos componentes dependen estrechamente de la cantidad de testosterona disponible. Cuando las aportaciones hormonales disminuyen, las fibras musculares son menos contráctiles y se vuelven finalmente hipotónicas. Terminan por morir y son sustituidas por tejido fibroso, constituido de colágeno rígido incapaz de propagar la onda sanguínea.

La comparación con la patología del uréter, que es también un conducto cuya motricidad depende de su musculatura, me parece evidente. El uréter, cuyas fibras musculares se sustituyen por tejido escleroso, es incapaz de propulsar la orina. En las mismas circunstancias la arteria no podrá propulsar la sangre.

Después de 9 años de estudios en el laboratorio de anatomía patológica de la universidad, había demostrado, en 1971, un fenómeno similar en la pared del uréter, en el lugar donde se reúne con la vejiga (el uréter terminal) (3-4). En esta época, me preguntaba por qué algunos niños presentaban uréteres muy dilatados (megauréteres) **sin causa aparente.**

La orina se acumulaba en el uréter dilatado y cruzaba con dificultad su segmento terminal, aunque no se estrechó aparentemente. Se asignaba el fenómeno a desórdenes nerviosos totalmente hipotéticos. Esta anomalía implicaba invariablemente la destrucción de los riñones causada por la hipertensión en el uréter y el riñón. Comparé la estructura del uréter terminal normal con los segmentos incapaces de propagar la onda de orina, mediante un estudio anatomopatológico referente a más de cincuenta mil cortes histológicos. En todos los casos la musculatura del uréter terminal era defectuosa o la sede de malformaciones, sustituida, generalmente, por tejido fibroso rígido incapaz de propagar la onda urinaria (3-4). Esta teoría ya no se discute hoy.

Cuando un segmento de uréter es escleroso, eso implica una sobrecarga más arriba. El uréter se dilata encima del obstáculo. Sus fibras musculares, sujetas a un trabajo excesivo, se hipertrofian inicialmente. A continuación, a la larga, estas fibras se atrofian y son sustituidas por tejido fibroso en las paredes del uréter dilatado [3-4-5].

El fenómeno es similar en las arterias cuyas fibras musculares constituyen un motor necesario para la propulsión de la onda sanguínea.

Cuando un segmento arterial se vuelve fibroso, eso implica una adición de trabajo para la musculatura arterial delante del obstáculo. Se hipertrofia inicialmente y se atrofia a continuación mecánicamente. A eso se añade el decaimiento biológico de las fibras musculares del conjunto de la musculatura arterial, por falta de aportación de factores energéticos.

El motor muscular arterial, al igual que un motor, no puede funcionar sin contribución de energía. Esta se aporta a las fibras musculares en forma de proteínas y glicógeno bajo la acción de factores energéticos.

Las fibras del tejido conjuntivo situadas entre las fibras musculares de las arterias se vuelven también rígidas por la constitución de puentes químicos en el tejido colágeno.

La arteriosclerosis es consecuencia del resultado:

1. De un decaimiento de las fibras musculares de la arteria por falta de elementos químicos, que impide así la incorporación de

factores energéticos como las proteínas y el glicógeno en la musculatura arterial.

2. De una rigidez del tejido conjuntivo arterial por transformaciones estructurales.

3. De una presión demasiado elevada sobre las paredes de la arteria delante del segmento rígido, que causa mecánicamente la hipertrofia de la musculatura arterial y a continuación su atrofia y su sustitución por un tejido fibroso, además de su decaimiento biológico (puntos 1 y 2). Ejemplo perfecto de círculos viciosos patológicos que implican varias patogénesis.

Todos los hombres finalmente son alcanzados por la arteriosclerosis un día u otro, ya que la producción hormonal disminuye progresivamente con la edad. El material energético (proteínas y glicógeno) viene a faltar en las estructuras musculares arteriales. Degeneran rápidamente, y son sustituidas por un tejido fibroso rígido. Por lo tanto, las diminutas arterias situadas al final de la red arterial no irrigan ya normalmente los órganos: ojo, oreja (capítulo 29), hipocampo (capítulo 33).

Los médicos se enfrentan diariamente a las devastaciones de las enfermedades cardiovasculares. Un aspecto de su prevención consiste en supervisar el nivel de colesterol de sus pacientes y en prescribir medicamentos anti-colesterol. Podrían mejorar la salud de sus pacientes administrando también hormonas masculinas en los pacientes que están desprovistos. Un hombre que tiene resultados biológicos perfectos desde el punto de vista de colesterol y grasas desarrollará inevitablemente la arteriosclerosis debido a la falta de testosterona.

La hormona masculina es un concepto general que no explica "qué hacer" y "cómo hacerlo". Por ejemplo, la testosterona se conoce como un andrógeno; pero es una hormona anabólica que debe convertirse en otra para ser androgénica.

Según la definición de Merriam-Webster (diccionario en los Estados Unidos), una hormona androgénica es una hormona esteroide, como la testosterona, que controla el desarrollo y el mantenimiento de las características masculinas. En esta definición, el término "control" tiene un significado general. Una descripción mejor sería "una hormona androgénica es una hormona esteroidea, como la testosterona, que puede influir en el desarrollo y el mantenimiento de las características masculinas". Sin embargo, esta definición también es demasiado general porque la testosterona debe convertirse en dihidrotestosterona para tener propiedades androgénicas. Sin ser convertida, la testosterona solo es anabólica.

En un hombre de 20 años, la testosterona y la dihidrotestosterona suelen estar bien equilibradas. Cuando hay un déficit en la producción natural con el envejecimiento, por razones técnicas, la testosterona y la dihidrotestosterona, que son entonces hormonas artificiales, no pueden introducirse en el cuerpo *sin causar una alteración biológica* [6]; no están aprobadas en las mujeres por la Administración de Alimentos y Medicamentos de Estados Unidos (FDA), y con razón.

La FDA sigue siendo extremadamente cautelosa sobre el uso de la testosterona en humanos. El contenido actual de la FDA a partir del 26/2/2018 es "Comunicación de seguridad de medicamentos de la FDA: la FDA advierte contra la utilización de productos de testosterona en casos de niveles bajos de testosterona debido al envejecimiento; requiere cambios en el etiquetado para informar del posible aumento del riesgo de ataque cardíaco y accidente cerebrovascular con la utilización.

La FDA podría ser aún más prudente al afirmar que la testosterona no es un tratamiento para la enfermedad androgénica de la andropausia (capítulo 1). Es muy probable que muchos casos de testosterona baja no requieran un tratamiento con testosterona, pero una suplementación cuidadosa y segura con la mesterolona.

Un hombre de ochenta años, tratado desde los cuarenta con mesterolona, mantiene un cuerpo libre de arteriosclerosis e hipertensión [6]. Puede continuar su tratamiento indefinidamente sin riesgo (capítulo 37), previniendo así muchas enfermedades del envejecimiento (véase la parte II).

El cuerpo de un hombre que no se ha tratado desde los cuarenta años está casi destruido a los ochenta. En algunos casos, *cualquier tratamiento* con andrógenos está formalmente contraindicado.

Así pues, la testosterona artificial y la dihidrotestosterona son inadecuadas e inválidas para la prevención de la arteriosclerosis a partir de los cuarenta años.

Las enfermedades del envejecimiento se convierten en un trastorno vascular permanente causado por la arteriosclerosis. Las pequeñas arterias que forman el final de la red arterial son especialmente vulnerables. Son los primeros en experimentar una disminución del flujo sanguíneo. Su obstrucción priva a las células de oxígeno, lo que conduce a su destrucción. El suministro de moléculas esenciales necesarias para la supervivencia de estas células también se ve comprometido.

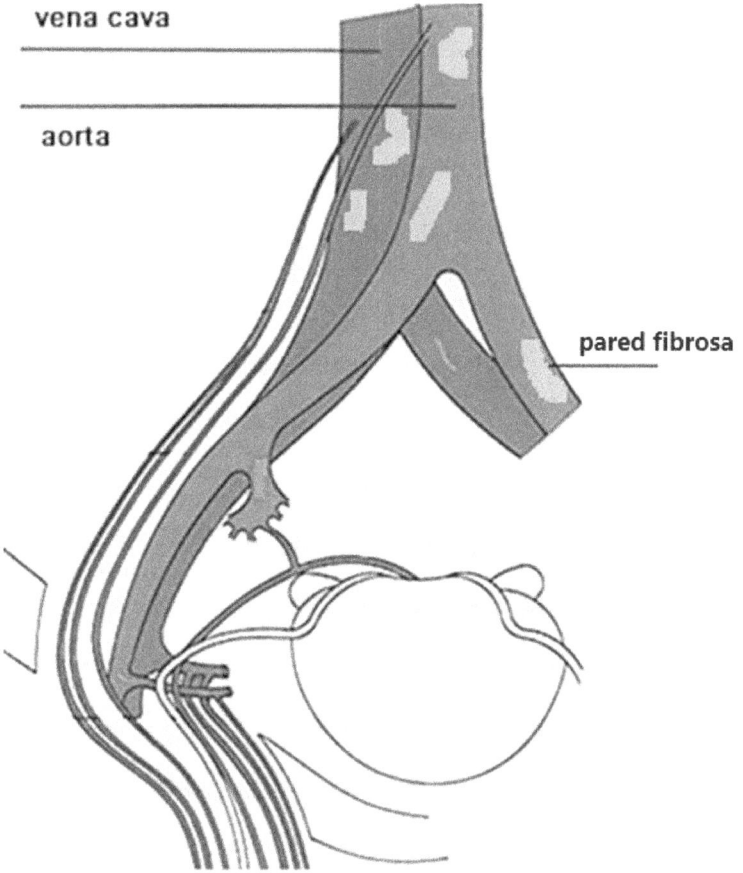

vena cava

aorta

pared fibrosa

Fig. 43

La figura 43 muestra las áreas de degeneración temprana. Las placas degenerativas de la aorta y la arteria ilíaca se muestran en gris claro. Con la edad, el número de estas zonas fibrosas aumenta y el tejido fibroso invade toda la red arterial. El tejido muscular de las arterias se degenera. La falta de construcción del músculo arterial en hombres y mujeres provoca una degeneración muscular de la pared arterial

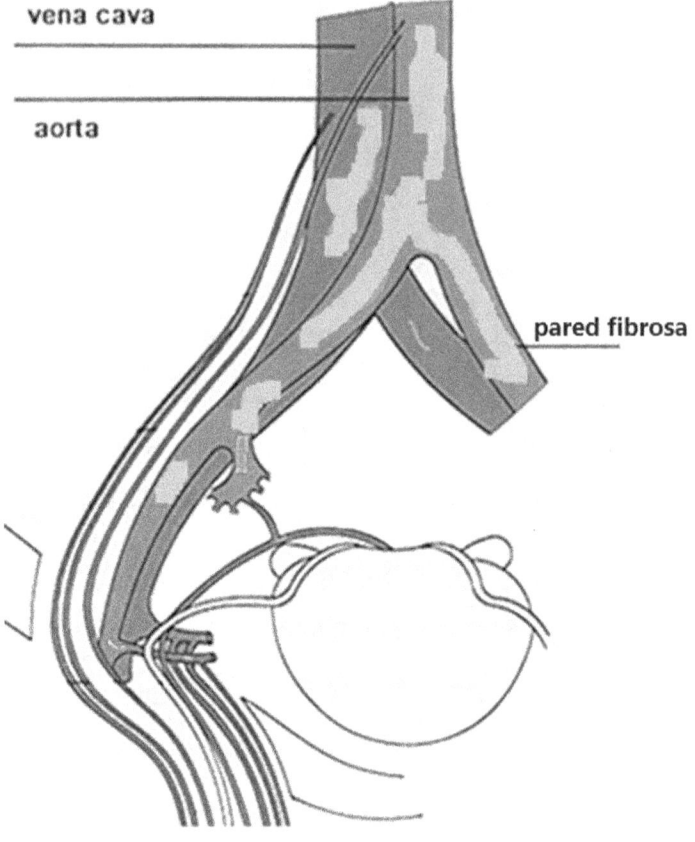

vena cava

aorta

pared fibrosa

Fig. 44

La Arteriosclerosis es una Enfermedad

Tiene una causa, la falta de testosterona para las fibras musculares arteriales.

Tiene una consecuencia directa, la fibrosis del músculo arterial. (Figura 44). El tejido fibroso se muestra en gris claro

Tiene un tratamiento preventivo diario permanente de por vida con la mesterolona a partir de los cuarenta años e incluso antes [6].

¿Qué se puede hacer para prevenir la arteriosclerosis?

Existe una solución para prevenir la arteriosclerosis y sus numerosas complicaciones, entre ellas:

- Presión arterial alta

- Problemas de audición y visión (por ejemplo, cataratas, desprendimiento de retina, degeneración macular asociada a la edad)

- Angina de pecho

- Infarto de miocardio

- Ruptura arterial

- Degeneración vascular de las articulaciones

- Oclusión arterial de los miembros inferiores

- enfermedad de Parkinson

- enfermedad de Alzheimer

- Accidente cerebrovascular

- Insuficiencia renal

La falta de dihidrotestosterona es la primera etapa de la deficiencia de hormonas anabólicas. Con la molécula segura mesterolona es posible sustituir la deficiencia anabólica alrededor de los 40 años o incluso antes [6]. En efecto, la dihidrotestosterona es una hormona final en la producción de andrógenos. La testosterona es un precursor de la dihidrotestosterona, al igual que la dehidroepiandrosterona (DHEA) es un precursor de la testosterona. Ni la testosterona ni la DHEA pueden sustituir a la dihidrotestosterona. En los hombres y mujeres que envejecen, hay una falta general de producción de andrógenos cuando la dihidrotestosterona es baja. La producción general de hormonas anabólicas comienza entonces a disminuir, aunque las funciones no sexuales se mantienen, en parte, a salvo.

Los tratamientos intensivos de testosterona son peligrosos para los hombres con niveles bajos de testosterona (es decir, con una producción casi nula de hormonas masculinas). En esta enfermedad, todas las estructuras musculares arteriales han degenerado ya durante décadas, lo que limita la esperanza de vida a una media de ochenta años. En cuanto a las mujeres, no disponen de un tratamiento de andrógenos relacionado con la edad porque esta necesidad es ignorada, *mientras que la mujer sana produce fisiológicamente más testosterona que la hormona femenina cada día [7].*

Sin embargo, es posible compensar la falta de anabolismo en su inicio. En función de las características bioquímicas de dosificación de cada individuo, basta con tomar mesterolona al principio de la carencia, es decir, alrededor de los cuarenta años y a veces incluso antes.

La mesterolona no es conocida por ser un anabólico fuerte. Por lo tanto, la profesión médica la desprecia en el tratamiento del síndrome de baja testosterona en los hombres mayores. Por otro lado, el síndrome de baja testosterona ni siquiera existiría si se hubiera hecho una prevención adecuada con mesterolona cuarenta años antes. La mesterolona es un anabólico débil, lo que le confiere una calidad terapéutica excepcional. Sus atributos anabólicos son suficientes para mantener las redes de fibras musculares arteriales en funcionamiento durante toda la vida. Es la hormona de la longevidad saludable, una piedra angular.

Sin embargo, la prevención de la arteriosclerosis debe comenzar alrededor de los cuarenta años, y a veces incluso antes, con dosis diarias tomadas durante toda la vida.

Según mi experiencia, tres personas de más de ochenta años - una mujer y dos hombres - acabaron con una presión arterial de 12/8 e incluso de 12/7,5 después de varias décadas de tratamiento continuo y preventivo con mesterolona [6]. Este tratamiento es la prevención de la hipertensión arterial después de cuarenta años, y la prevención de todos los trastornos causados o agravados por la arteriosclerosis. Al medir la producción de dihidrotestosterona, es posible compensar las deficiencias en el anabolismo.

La mesterolona debería ser el medicamento más vendido en el mundo porque es beneficioso para todas las personas a partir de los cuarenta años, y a veces antes. [6].

La Anemia

El glóbulo rojo contiene la hemoglobina, sustancia proteica que contiene hierro y desempeña un papel esencial en el transporte del oxígeno.

La anemia es causada por la disminución del número de glóbulos rojos en la sangre y de su contenido en hemoglobina.

Los principales síntomas son la palidez, el cansancio, el ahogo y la aceleración del pulso, síncopes, vértigos y desórdenes digestivos. La anemia puede resultar de una pérdida de sangre (hemorragia) o de un desorden de la formación de los glóbulos por agentes infecciosos o tóxicos. Los glóbulos rojos dependen también de hormonas específicas que estimulan su formación.

El número de glóbulos rojos en el hombre varía entre 4.500.000 y 5.900.000 por milímetro cúbico de sangre (la norma puede variar según los laboratorios). Por debajo de 4.500.000 glóbulos rojos por milímetro cúbico de sangre, los síntomas de la anemia pueden aparecer.

El número "normal" de glóbulos es un concepto estadístico referente al conjunto de la población masculina adulta. Ahora bien, cada persona es única. Imaginemos que el número ideal de glóbulos rojos de un hombre sea de 5.500.000 glóbulos rojos por milímetro cúbico de sangre. Un resultado de laboratorio que le asignará 4.500.000 glóbulos rojos será dado por "normal" por el médico, es decir, situado en una media estadística. Con relación al número ideal de glóbulos rojos para este mismo hombre, le faltará 1.000.000 de glóbulos rojos por milímetro cúbico de plasma, lo que representa un 20 % menos. Es, por lo tanto, útil conocer la cantidad de glóbulos rojos hacia los

20 años, en el momento en que el organismo está en plena forma, y comparar esta cantidad con las muestras sanguíneas tomadas durante el envejecimiento. Una reducción del 10 al 20 % de la cantidad de glóbulos rojos puede disminuir la oxigenación de los tejidos.

Cuando la cantidad de glóbulos rojos se acerca a los 4.500.000, se puede preguntar si no existe realmente un fenómeno de anemia, "la media" pareciendo "normal".

Las medias biológicas, calculadas sobre el conjunto de una población que envejece, se reducen obviamente, puesto que las tasas biológicas de los hombres jóvenes se vuelven cada vez más marginales en términos de "media". En el límite, los jóvenes, siendo minoritarios, serían considerados como "anormales".

Es necesario prestar la mayor atención a esta deriva de la interpretación estadística.

Imponer médicamente esta media al conjunto de una población constituye un grave error y, peor aún, una falta. Cada ser humano es único y constituye una fuerza vital en pleno porvenir, digno del mayor respeto. Con este espíritu, es necesario elevar al hombre y no reducirlo.

La influencia de las hormonas masculinas sobre la formación de los glóbulos rojos se conoce desde hace muchísimos años.

La castración en el ratón produce la caída de las hormonas masculinas y la anemia [1].

Kennedy constató, en 1956, que las mujeres que presentaban un cáncer avanzado de mama sufrían de anemia. Al administrarles hormonas masculinas, el número de glóbulos rojos aumentaba de manera espectacular [2-3].

Existen numerosas enfermedades que causan la anemia. El tratamiento con hormonas masculinas es muy eficaz y se utilizó sobre un gran número de enfermos [4].

En 1981, Najean demostró, sobre una serie de 137 enfermos tratados durante más de dos años, que la anemia empeora con la cesación de la administración de hormonas masculinas y mejora cuando el tratamiento se reanuda [5].

Se puede estudiar hoy en laboratorio el efecto de las hormonas masculinas sobre las células madre de la médula ósea puestas en cultura. Estas células fabrican normalmente glóbulos rojos y son activadas por las hormonas masculinas [6].

En el castrado, se disminuye el número de glóbulos rojos un 10 %. El hombre con enfermedad androgénica de la andropausia presenta a menudo una disminución del número de glóbulos rojos que aumenta bajo el efecto del tratamiento con hormonas masculinas.

En 2006, un estudio publicado en los "*Archives of Internal Medicine*" demostró un elevado riesgo de anemia en los hombres y las mujeres que presentaban tasas bajas de testosterona. Estas comprobaciones científicas fueron realizadas por el *Clinical Research Branch, Nacional Institute on Aging* de Baltimore, en asociación con varios centros científicos [7].

La Sangre Viscosa - Embolias - Trombosis
Varices - Hemorroides

La Sangre Viscosa

La formación del coágulo se produce por numerosos factores que entran sucesivamente en escena, para causar una reacción en cadena que consigue finalmente la formación de fibrina que es un gel fibrilar insoluble, constituyendo el coágulo. La sangre coagularía espontáneamente si no existieran factores que causan permanentemente la lisis del coágulo (fibrinólisis).

En resumen, la sangre está formada por factores químicos específicos que causan la coagulación y de activadores químicos que garantizan la fluidez (antitrombina III). Las reacciones en cadena que desencadenan la coagulación y la que causa la fluidez son muy complejas. Lo importante es saber que estas fuerzas están en equilibrio permanente.

Cuando los factores de la coagulación faltan se producen las hemorragias, a veces incontrolables. Se conoce bien la hemofilia. Es una enfermedad hereditaria, caracterizada por un retraso de la coagulación de la sangre que se manifiesta esencialmente en hemorragias desproporcionadas, prolongadas y sin tendencia al cese espontáneo. La retirada de un diente o de las amígdalas constituye un riesgo relevante. Los traumatismos causan hemorragias en los músculos o las articulaciones. La hemorragia digestiva o cerebral puede ser mortal. Afortunadamente, la hemofilia es una enfermedad rara.

Al contrario, la coagulación excesiva de la sangre es un fenómeno extremadamente frecuente después de los sesenta años, los factores de fluidez (antitrombina III) llegan a ser incapaces de garantizar la fluidez normal de la sangre por fibrinólisis. La sangre densa favorece la trombosis y la embolia.

La Trombosis

La formación de un coágulo en un vaso sanguíneo causa su oclusión. Puede producirse en una arteria o en una vena.

La trombosis arterial se desarrolla en los puntos de desgaste de las paredes arteriales causados por la arteriosclerosis. Las arterias de los miembros son a menudo las más afectadas y esto puede implicar la gangrena. Cuando la trombosis llega a las arterias cerebrales, causa accidentes neurológicos graves como las parálisis.

La trombosis venosa procede de la disminución del flujo sanguíneo o de fuerzas de coagulación que pueden desencadenarse.

El fenómeno no es anodino cuando se desarrolla en las venas de medio calibre. Cuando se produce en las venas más grandes, puede ser mortal.

La Embolia

La obliteración brusca de un vaso es un accidente grave. Procede de un coágulo que se traslada de las paredes del corazón cuando existe una insuficiencia cardíaca, o de las zonas de turbulencia excesiva en las paredes arteriales, bifurcaciones arteriales y placas de ateromas. La inutilización brusca de una de las grandes arterias requiere la intervención urgente de un cirujano al corriente de las técnicas vasculares.

Las enfermedades cardiovasculares son la fuente principal de trombosis y embolias. Esta es la razón por la cual numerosos enfermos toman permanentemente medicamentos anticoagulantes.

Deben comprobar la fluidez de su sangre por exámenes sanguíneos repetidos, ya que estas sustancias para ser eficaces deben reducir suficientemente los factores de coagulación. El tratamiento de anticoagulantes no está exento de riesgo. Más allá de un límite máximo crítico, puede producirse una hemorragia renal, gástrica o cerebral.

Los anticoagulantes más utilizados son la heparina y el dicumarol.

La heparina, usada en inyección intravenosa, actúa instantáneamente y es de un manejo delicado. Inhibe el primero y el segundo tiempo de la coagulación

El dicumarol actúa más lentamente. Inhibe la vitamina K1 necesaria para el primer tiempo de la coagulación y es administrado por vía oral. Los pacientes que siguen este tratamiento deben supervisar permanentemente su tiempo de protrombina, que debe situarse entre el 20 y el 30 %. Por debajo de este porcentaje hay riesgo de hemorragia.

Estos medicamentos impiden la sangre coagular, pero no causan la disolución del coágulo que se hace por otras moléculas.

La sangre densa resulta de una incapacidad de los factores fluidificantes de causar la lisis del coágulo. Los pacientes que tienen desórdenes vasculares como trombosis y embolias presentan un defecto de fibrinólisis.

Las Hormonas Masculinas son los Fluidificantes Naturales de la Sangre

En 1988, Bonithon-Kopp y coll. [1] demostraron que las tasas bajas de testosterona plasmática se asocian a una coagulación excesiva de la sangre. El mismo año, Caron y coll. [2] confirman que la fibrinólisis representa un sistema esencial contra el desarrollo de la trombosis venosa y arterial. Este fenómeno es influido favorablemente por las hormonas masculinas. Otros autores han confirmado estos resultados. Habían prescrito con éxito hormonas masculinas para fluidificar la sangre de enfermos afectados por desórdenes vasculares [3-4]. Al administrar las hormonas masculinas la sangre se vuelve fluida con al aumento de la producción de la antitrombina III (factor fluidificante). A partir de la interrupción del tratamiento, la sangre vuelve a ser densa por disminución de la producción de antitrombina III. La sangre vuelve a ser fluida con la reanudación de los andrógenos.

En conclusión, las hormonas masculinas constituyen factores naturales de la fluidez sanguínea estimulando la producción de antitrombina III. Su administración no presenta peligro de hemorragias, contrariamente a los anticoagulantes.

El tratamiento de las enfermedades cardiovasculares con trombosis y embolias por la testosterona es recomendado por la *World Health Organization* [5].

La antitrombina (anteriormente llamada antitrombina III y abreviada AT III), forma parte de los inhibidores de la coagulación. Un déficit de antitrombina predispone a las trombosis.

En 2009, el aumento de la tasa de antitrombina por la administración de testosterona se ha demostrado en hombres que presentaban úlceras diabéticas del pie [6].

Varices - Hemorroides

Las piernas pesadas

Las varices en las piernas se desarrollan sobre todo en las venas superficiales que están dilatadas, irregulares, tortuosas y poco estéticas. Después de estar de pie de forma prolongada, causan una sensación de "piernas pesadas" que se acentúa progresivamente al final de la jornada. Los pies se inflan por el edema.

Las varices también pueden ser la consecuencia de una compresión de la red venosa. Este fenómeno es raro en el hombre. En la mujer, más predispuesta a las varices, las dilataciones venosas de las piernas pueden aparecer durante el embarazo. Existe una predisposición familiar al desarrollo de las varices. Se vuelven más frecuentes con la obesidad y la edad. Las varices se complican con flebitis y úlceras varicosas.

La flebitis es una inflamación de las paredes venosas. Puede causar embolias pulmonares del 5 % al 6 % de los casos. La embolia pulmonar representa una causa principal de mortalidad y es la causa de más de 50.000 muertes en los Estados Unidos cada año. La embolia pulmonar solo es mortal en un 10 % de los casos, se puede evaluar el número anual de embolias pulmonares en este país en más de 500.000.

La úlcera varicosa es una ulceración más o menos profunda de la pierna, habitualmente causada por una insuficiencia venosa crónica. La pérdida de sustancia de la piel es causada por un traumatismo a veces minúsculo, una infección cutánea banal o la trombosis de una vena dilatada. La curación de una úlcera varicosa es siempre difícil.

Las hemorroides

Las dilataciones varicosas de las venas del ano y del recto dan lugar a tumores venosos llamados hemorroides. Al igual que las venas varicosas, pueden dar lugar a fenómenos inflamatorios y a trombosis especialmente dolorosas.

Las hemorroides externas se sitúan debajo del esfínter anal y son visibles a simple vista. Las hemorroides internas, situadas encima del esfínter anal, son visibles por medio de la endoscopia.

En el hombre con enfermedad androgénica de la andropausia, la dilatación de las venas hemorroides debe hacer sospechar la existencia de una hipertrofia de la próstata que comprime las redes varicosas. La próstata voluminosa comprime las venas. Puede ser útil proceder a su retirada, antes de abordar el problema de las hemorroides a nivel quirúrgico para obtener un mejor resultado.

Aparte de los fenómenos de compresión, los tratados de medicina no explican por qué las paredes venosas pueden ser insuficientes en el hombre. Se dice que el fenómeno es primario, lo que no explica nada.

Las venas, como las arterias, están constituidas por tejidos elásticos. Después de haber irrigado los tejidos, la sangre da la vuelta hacia el corazón por la red venosa. Son pequeñas venillas en primer lugar las que recogen la sangre, a continuación, lo hacen venas cada vez más amplias. Las venillas implican fibras elásticas y eventualmente fibras musculares lisas. Son seguidas por las venas musculosas de los miembros y de las vísceras. Algunas de estas venas tienen músculos muy desarrollados y constituyen un sistema de bombas que propulsan la sangre hacia el corazón, como las venas de la pelvis, las grandes venas de los miembros inferiores y la gran vena cava por la cual la sangre vuelve de nuevo al corazón.

La falta de hormonas masculinas causa automáticamente las mismas transformaciones regresivas que las observadas en la musculatura de las paredes arteriales. Los músculos lisos degeneran y son sustituidos por un tejido fibroso rígido. Por otra parte, los otros componentes elásticos pierden su elasticidad. La propulsión de la sangre es comprometida por estas transformaciones degenerativas que agarrotan el motor encargado de garantizar la vuelta de la sangre hacia el corazón.

La coagulación excesiva de la sangre es responsable de flebitis inexplicadas [7] y algunas úlceras de pierna [8].

Bennett y coll. [9] demostraron, en 1987, que el estancamiento venoso tiende a formar coágulos en enfermos que tienen una falta de hormonas masculinas. Esta tendencia a la trombosis se normaliza después de tres meses de tratamiento con dihidrotestosterona, administrada en forma de gel cutáneo a razón de 125 miligramos al día. Las hormonas masculinas son necesarias para la flexibilidad de las paredes venosas y garantizan la fluidez de la sangre.

21

La Hipertensión Enfermedad del Mundo

Según la Organización Mundial de la Salud (OMS) las enfermedades cardiovasculares son responsables de cerca de 17 millones de muertes al año en el mundo en 2008, cerca de un tercio de la mortalidad total. Sobre esta cifra, 9,4 millones de muertes al año son imputables a las complicaciones de la hipertensión. La hipertensión es responsable de al menos un 45 % de las muertes por enfermedades cardíacas y del 51 % de las muertes por accidentes vasculares cerebrales.

En 2008, alrededor del 40 % de los adultos de 25 años y más en el mundo presentaban una hipertensión diagnosticada, y el número total de personas afectadas alcanzaba mil millones contra 600 millones en 1980.

En 2016, la hipertensión afectó a casi un tercio de los residentes de los Estados Unidos de 18 años (aproximadamente 75 millones de personas), y en la mitad de los adultos con hipertensión (35 millones de personas), no está controlada. Entre estos 35 millones de residentes estadounidenses con hipertensión no controlada, el 33 % (11,5 millones de personas) no son conscientes de su hipertensión, el 20 % (7 millones de personas) son conscientes de su hipertensión, pero no están siendo tratados por ella, y aproximadamente el 47 % (16,1 millones de personas) son conscientes de su hipertensión y están siendo tratadas por ella, pero el tratamiento (por medicación o modificación del estilo de vida) no controla adecuadamente su presión [1].

La hipertensión arterial es uno de los problemas más importantes en cuanto a la sanidad pública en el mundo. Su desarrollo imprevisible a lo largo de los años, la vuelve tanto más peligrosa, ya que no se manifiesta al principio con síntomas alarmantes. Cuando aparecen, la enfermedad de la hipertensión está ya muy avanzada. La hipertensión es un asesino silencioso. La tensión arterial ideal es de 12 centímetros de mercurio para la presión máxima y de 8 centímetros de mercurio para la presión mínima [2].

Variaciones de la presión arterial, en centímetros de mercurio, de 250.000 americanos con buena salud, en función de la edad.

Edad	Presión máxima	Presión mínima
10	10,3	7
15	11,3	7,5
20	12	8
25	12,2	8,1
30	12,3	8,2
35	12,4	8,3
40	12,6	8,4
45	12,8	8,5
50	13	8,6
55	13,2	8,7
60	13,5	8,9

Tabla 24
Estadísticas de Hunter, citado por Best y Taylor [2].

La subida permanente de un centímetro de mercurio, de una o de dos presiones, significa que la tensión es demasiado elevada. La probabilidad de mortalidad cardiovascular se eleva inmediatamente. Una tensión mínima a 9 centímetros de mercurio es ya mala señal.

Cuando la presión máxima sobrepasa 15,8 el riesgo cardiovascular es multiplicado por 2,5. Una tensión arterial de 14/9 impone medidas terapéuticas inmediatas.

La frecuencia de la hipertensión arterial es impresionante. Framingham, citado por Williams y Braunwald en los *Principios de Medicina Interna de Harrison* en 1989 [3], demostró en una población de raza blanca de suburbio que un 20 % de las personas tendrían presiones arteriales superiores a 16/9,5, mientras que un 50 % de ellos tendrían presiones de 14/9.

> Estos mismos autores precisan que la causa de la hipertensión arterial es desconocida en la mayoría de los casos. Los médicos llaman a este fenómeno *hipertensión esencial o idiopática*, lo que no significa nada. Se dice también que el fenómeno es familiar, lo que normalmente tampoco explica nada. La hipertensión esencial representa, más o menos, un 90 % de los casos de hipertensión arterial.

En 2017, las nuevas directrices de la Asociación Americana del Corazón, el Colegio Americano de Cardiología y otras nueve organizaciones sanitarias rebajaron las cifras para diagnosticar la hipertensión a 130/80 milímetros de mercurio (mm Hg) y más para todos los adultos. Las directrices anteriores fijaban el umbral en 140/90 mm Hg para los menores de 65 años y en 150/80 mm Hg para los mayores de 65 años. En la actualidad, el 70-79 % de los hombres de 55 años o más padecen hipertensión. Esto incluye a muchos hombres cuya presión arterial se consideraba anteriormente normal [4].

En abril de 2018, el *Harvard Health Publishing* de la Escuela de Medicina de Harvard estableció nuevas directrices sobre la presión arterial. La definición de hipertensión arterial se ha endurecido. Esto es lo que hay que saber (Tabla 25).

Niveles de presión arterial			
Presión arterial	Sistólica mm Hg (Número inferior)		Sistólica mm Hg (Número superior)
Normal	Menos de 120	y	Menos de 80
Alta	120-129	y	Menos de 80
Nivel de hipertensión 1	130–139	o	80-89
Hipertensión nivel 2	**140 o más**	o	**90 o más**
Crisis hipertensiva	**Más de 180**	**y**	**Más de 120**

Tabla 25

El fenómeno de la hipertensión que se intensifica con la edad sobre el conjunto de una población [2], plantea la cuestión de una causa esencial que acentúa sus efectos con el tiempo.

Las presiones arteriales máximas y mínimas son la expresión de las variaciones de presión ejercidas por medio de la sangre sobre las paredes de un circuito cerrado, elástico. Estas presiones son causadas por dos motores que actúan sucesivamente: el músculo cardíaco y la musculatura de las arterias.

La contracción cardíaca es responsable de la presión máxima causada por el impulso de la onda sanguínea sobre las grandes arterias. La onda se transmite en el sistema arterial.

La contracción de los músculos arteriales toma el relevo, entre dos pulsaciones cardíacas, para garantizar la continuidad de la propulsión de la onda sanguínea en las arterias muy pequeñas (arteriolas). Causa la presión mínima. Si este motor secundario no existiese, la presión sanguínea caería a cero entre dos pulsaciones del corazón.

La sangre circula permanentemente en los órganos gracias a las contracciones sucesivas de estos dos motores musculares que propulsan la sangre en las arterias muy pequeñas y en los capilares. Son los vasos sanguíneos más elementales, últimas ramificaciones del sistema circulatorio, que conectan arteriolas y venillas. Esta red vascular terminal no posee motor propio, la sangre allí circula continuamente gracias a la propulsión cardíaca y arterial. Constituye la resistencia periférica del sistema vascular.

La bomba cardíaca debe realizar un esfuerzo suplementario para propulsar la sangre cuando la resistencia arterial aumenta en las grandes arterias: la presión máxima se eleva. El trabajo del corazón aumenta del 40 al 50 %. La bomba muscular de las arterias debe también realizar un esfuerzo suplementario para propulsar la onda sanguínea en la red de las pequeñas arterias que tienen una mayor resistencia: la presión mínima se eleva.

La hipertensión no tratada se asocia a una disminución de la duración de la vida aproximadamente de 10 a 20 años.

Una combinación de factores causa el aumento de las presiones arteriales con la edad. Son la rigidez de las paredes arteriales, el aumento de la resistencia periférica y la elevada viscosidad de la sangre. Para que el sistema funcione bien, es necesario que todos sus componentes estén intactos. Es el caso generalmente a los veinte años.

El origen de la hipertensión esencial es la consecuencia del decaimiento del sistema en su conjunto.

La rigidez de las paredes arteriales y el aumento de la resistencia periférica son los factores degenerativos más importantes.

La elasticidad de las paredes arteriales disminuye debido a la arteriosclerosis y al ateroma. Estos fenómenos se amplían con la edad en función de la disminución de la secreción de las hormonas masculinas. Para conocer el estado de la red arterial, basta con examinar las pequeñas arterias del fondo del ojo, su estado es representativo de las arterias cerebrales y de la red arterial en general.

El aumento de la resistencia periférica implica una sobrecarga cardíaca insoportable. Esta resistencia es causada por el aumento de la masa que debe irrigarse. ¿Cómo esta masa puede aumentar? El cerebro no aumenta en volumen, los otros órganos tampoco. ¿Entonces? ¿Qué puede aumentar la masa del cuerpo humano con el tiempo? La grasa, obviamente. Se deposita por todas partes en el cuerpo. En el hombre, se almacena principalmente en el vientre, en torno a los intestinos. Se encuentran a menudo 10 a 20 kilos inútiles. Es necesario saber que la grasa es un tejido vivo alimentado por las últimas extremidades de la red arterial que se ramifican allí.

La resistencia suplementaria en la red arterial aumenta en función del aumento de la masa de grasa. Es sobre este factor que es necesario actuar a partir del primer kilo superfluo.

Vimos, más arriba, cómo el tejido de grasa se desarrolla por la falta de hormonas masculinas y la ignorancia de los mecanismos de la alimentación. Una presión arterial de 12/8, con veinte años, se tiene al mismo tiempo que un peso poco elevado. Si se está afectado de hipertensión esencial, es necesario volver al peso de vuestros veinte años. Es totalmente posible. La coagulación excesiva es el resultado también de la falta de hormonas masculinas. La sangre más viscosa aumenta la fuerza necesaria para la propulsión de la onda sanguínea.

El tratamiento clásico de la hipertensión utiliza sustancias que actúan sobre el sistema nervioso de arterias musculares causando su relajación. Los medicamentos betabloqueantes, sustancias que bloquean la acción de las fibras nerviosas causando la contracción arterial, son eficaces; pero solo tratan el síntoma y no la causa de la hipertensión. Al hacer caer la tensión arterial, protegen el corazón, pero hacen caer la presión sanguínea a la periferia. Las arterias del pene de un hombre hipertenso forman parte de la red terminal. La toma de betabloqueantes hace caer la presión arterial en el pene y puede causar la impotencia. Lo mismo sucede para toda la red arterial terminal de los órganos, que sufrirán, por lo tanto, de una falta de riego.

Es posible, en numerosos casos, liberarse del tratamiento betabloqueante prestando una atención especial al control del peso y disminuyendo la esclerosis de las arterias por la acción de las hormonas masculinas. Este tratamiento es siempre eficaz cuando se aplica a partir de la aparición de los primeros síntomas. Constituye una medida de prevención principal de la hipertensión. Cuando todo el sistema arterial se vuelve rígido, puede aún mejorar el estado vascular, pero muchas lesiones se habrán vuelto irreversibles.

Los estados de hipertensión causan la aparición de toda clase de mecanismos y círculos viciosos patológicos que empeoran la hipertensión arterial. Son responsables de numerosos accidentes vasculares cerebrales y de rupturas arteriales dramáticas.

En el Día Mundial de la Salud en 2013, la Organización Mundial de la Salud publicó un notable "Panorama mundial de la hipertensión". Allí se puede leer: "El riesgo de hipertensión aumenta con la edad debido al endurecimiento de los vasos sanguíneos, aunque el envejecimiento de estos últimos puede ser retrasado por la adopción de modos de vida sanos, incluidas una alimentación equilibrada y una reducción del consumo de sal".

Algunas personas llegan a limitar su tensión arterial cambiando de modo de vida, por ejemplo, deteniendo consumir tabaco, comiendo saludablemente, haciendo regularmente ejercicio físico y evitando el uso nocivo del alcohol. Todos los adultos deberían hacerse controlar su tensión arterial. Si esta es elevada, deben consultar a un agente de salud.

La falta de testosterona es responsable de la arteriosclerosis y "de la hipertensión arterial esencial" en el hombre con enfermedad androgénica de la andropausia. Ese debe ser objeto de una atención especial. Por razones técnicas [5], la mesterolona es el tratamiento adecuado, no la testosterona (capítulo 37).

22

La Enfermedad Coronaria y el Infarto

Las Enfermedades Cardíacas y el Ateroma

La angina de pecho es la expresión de una disminución momentánea de la oxigenación del músculo cardíaco.

El trabajo del corazón requiere una aportación permanente de oxígeno transportado por la sangre que circula en las arterias del corazón, las arterias coronarias. Son dos. Una irriga la pared delantera, otra la pared posterior del corazón. Estas dos arterias se ramifican en el músculo cardíaco.

La causa más frecuente de la angina de pecho en el hombre con enfermedad androgénica de la andropausia es la aterosclerosis (ateroma) de las arterias coronarias, constituida de placas de grasas que disminuyen el calibre de las arterias principales o secundarias, en uno o más lugares.

El factor emocional puede también causar una crisis de angina de pecho, causando un espasmo intenso de las arterias del corazón y un insuficiente riego del músculo cardíaco.

La aportación de sangre oxigenada disminuye sobre todo teniendo en cuenta que las arterias son estrechadas. Al principio, la actividad física reducida no desencadena la crisis. La insuficiencia del riego sanguíneo se manifiesta durante un esfuerzo que causa el dolor precordial, la aportación de sangre es incapaz de garantizar la oxigenación suficiente del corazón durante una sobrecarga de trabajo. La crisis se produce, por ejemplo, corriendo para coger el tren o el autobús.

Cuando se reduce el calibre de la arteria más de un 80 %, la producción arterial es insuficiente durante el descanso. Las crisis ocurren en cualquier momento, incluso en la cama. Una reducción más importante del calibre arterial causa accidentes cardíacos dramáticos, como el infarto de miocardio.

Un estrechamiento apretado de la arteria coronaria delantera causa una mortalidad del 15 % al año.

El electrocardiograma muestra señales características cuando el estrechamiento de las arterias del corazón es relevante.

Durante el descanso, estas modificaciones no son siempre manifiestas si las arterias son estrechadas moderadamente. En ese caso las modificaciones del electrocardiograma son puestas de relieve por la prueba de esfuerzo. La grabación del electrocardiograma se hace durante una prueba de resistencia sobre una bicicleta, bajo el control de un cardiólogo.

La localización de los estrechamientos arteriales se pone de relieve por la radiografía de las arterias del corazón. Introducido en una de las grandes arterias de la pierna, un catéter subido hacia el corazón penetra selectivamente en la arteria coronaria para inyectar del producto de contraste.

La mortalidad cardiovascular está en correlación directa con la evolución de las placas de ateroma en las arterias del corazón. Vimos en el capítulo 15 cómo la perturbación del metabolismo de las grasas y del colesterol condiciona esta evolución.

La subida de las grasas (triglicéridos) en la sangre aumenta significativamente el riesgo de estrechamiento de las arterias del corazón.

La subida del mal colesterol (LDL-colesterol) está en correlación con la insuficiencia coronaria.

Ciertos estudios demostraron el papel esencial del buen colesterol (HDL-colesterol) en la prevención de la enfermedad coronaria.

El colesterol es transportado en la corriente sanguínea por proteínas específicas (HDL) cuya función principal es recoger el colesterol en los lugares donde se deposita y transportarlo hacia el hígado, donde se deteriora y es excretado en la bilis. Las proteínas HDL son en resumen los basureros del colesterol. El complejo HDL-colesterol constituye el buen colesterol.

Tasa elevada	Correlación con la insuficiencia coronaria
Colesterol total	+
LDL-colesterol	+
Triglicéridos	+
HDL-colesterol	-

Tabla 26

En 1988, la *Framingham Heart Study* demostró en el hombre que la tasa de HDL-colesterol superior a 52 miligramos por cien centímetros cúbicos de plasma constituye un factor protector contra el riesgo de insuficiencia coronaria [1].

La naturaleza de la alimentación influye directamente sobre las tasas de grasas (triglicéridos) y colesterol en la sangre. Su papel es capital.

Los alimentos ricos en grasas animales causan una subida de las grasas nocivas en la sangre y determinan la aparición de la enfermedad cardiovascular.

En cambio, las poblaciones socioeconómicamente menos avanzadas, que tienen una alimentación vegetariana pobre en grasas, se predisponen menos a las enfermedades cardiovasculares.

Los bantús vegetarianos conocieron una subida del colesterol sanguíneo después de haber dejado las zonas rurales para emigrar a la ciudad, y haber modificado sus prácticas alimentarias absorbiendo una comida de tipo occidental.

El hombre afectado por insuficiencia coronaria debe imperativamente revisar su modo de vida, controlando la alimentación y la actividad física. Debe evitar fumar y eliminar absolutamente toda causa de tensión.

Déficit de Testosterona y Enfermedades Cardíacas

Los déficits de hormonas masculinas y las perturbaciones de sus metabolismos se correlacionan con la enfermedad cardíaca desde los años cincuenta, los primeros tratamientos mediante testosterona se remontan a esta época.

Insuficiencia Coronaria

La angina de pecho es un dolor transitorio experimentado en el corazón. Los hombres representan un 80 % de los casos más allá de la cincuentena y un porcentaje más elevado por debajo de esta edad. El dolor se percibe generalmente como una molestia en el lugar donde se encuentra el corazón, se manifiesta como una pesadez, una sensación de opresión o de sensación de ahogo, la impresión de estrechamiento o compresión. La intensidad de esta molestia es variable y dura generalmente de 1 a 5 minutos. El dolor puede percibirse en el hombro izquierdo y los dos brazos.

El estrechamiento de las arterias coronarias está en correlación con la perturbación de las hormonas sexuales. Esta realidad menos conocida es con todo esencial. La insuficiencia coronaria se correlaciona con la perturbación de las tasas de hormonas sexuales del hombre. Las hormonas masculinas, testosterona y dihidrotestosterona, están en equilibrio perpetuo con la hormona femenina del hombre, el estradiol. Para que el conjunto funcione bien, es necesario que las hormonas masculinas sean elevadas y que la hormona femenina no supere la tasa ideal de 20 picogramos por mililitro de plasma. El exceso de hormonas femeninas tiene por consecuencia la neutralización de las hormonas masculinas.

Varios estudios demostraron la correlación entre la insuficiencia coronaria y la existencia, por una parte, de tasas de testosterona bajas, y, por otra parte, de elevadas tasas de hormonas femeninas. Las tasas de hormonas masculinas y femeninas pueden perturbarse simultáneamente. Se correlaciona también una insuficiente tasa de dihidrotestosterona con la insuficiencia coronaria.

El tratamiento clásico de la insuficiencia coronaria no tiene en cuenta el papel capital de las hormonas masculinas. No obstante, algunos médicos lo comprendieron, y trataron a los enfermos del corazón con éxito administrándoles hormonas masculinas.

Hormona	Tasa plasmática	Correlación con la insuficiencia coronaria
Testosterona total	Baja	+
Testosterona libre	Baja	+
Dihidrotestosterona	Baja	+
Estradiol	Subida	+

Tabla 27

En 1946, Lesser publica un estudio extendiéndose sobre un período de cinco años. 101 pacientes sufriendo de angina de pecho fueron tratados por la administración de propionato de testosterona [2]. Se trataba de 92 hombres y 8 mujeres de 34 a 77 años.

La mejora de los síntomas se constató en un 91 % de los casos durante períodos que varían entre 2 y 34 meses. La mayoría de los pacientes recibió dos veces por semana 25 miligramos de hormonas por vía intramuscular durante dos semanas, seguidos por una inyección semanal de 25 miligramos. El tratamiento medio fue realizado con 12 inyecciones intramusculares.

Un grupo testigo de enfermos que recibían inyecciones de aceite de sésamo, que no contenían hormonas, no presentó ninguna mejora de los síntomas dolorosos. Estos mismos enfermos, tratados por la administración de testosterona, reaccionaron favorablemente al tratamiento.

Los pacientes tratados no presentaron ningún efecto indeseable.

Cuatro pacientes fueron estudiados por la prueba de esfuerzo antes y durante el tratamiento hormonal para medir objetivamente la mejora de su estado cardíaco. Cada uno de ellos pudo hacer más esfuerzos durante el tratamiento hormonal con relación a su estado previo, y se acortó la duración de las crisis cardíacas dolorosas. En cada caso, la mejora subjetiva precedió a las medidas objetivas de la mejora del trabajo cardíaco.

Jens Møeller, en Copenhague, prescribió hormonas masculinas durante más de treinta años para tratar las enfermedades cardiovasculares. En 1984, publica los éxitos de su experiencia en un libro: *Testosterone Treatment of Cardiovascular Diseases* [3]. En 1987, Møeller reanuda el mismo tema en una segunda obra titulada: *Cholesterol* [4] y concluye al papel esencial de la testosterona en el tratamiento de enfermedades cardiovasculares. Según este autor, el retraso por el tratamiento hormonal de estas enfermedades es deudor de la incapacidad de numerosos especialistas en endocrinología, bioquímica, fisiología y cardiología para incluir la opinión de cada uno de ellos, así como la incapacidad de coordinar sus esfuerzos. Møeller compara este fenómeno al de una pirámide donde cada cara es escalada por una persona, que así no percibe la presencia de los otros antes de alcanzar la cumbre.

La insuficiencia de la secreción de las hormonas masculinas sexuales se refleja de manera decisiva en el desajuste del metabolismo de los azúcares, de las grasas y del colesterol, y es responsable de la arteriosclerosis y del ateroma. No es asombroso constatar la correlación de la insuficiencia de la secreción hormonal con la insuficiencia coronaria.

El Infarto de Miocardio

Hasta el siglo XVIII, las enfermedades cardíacas son desconocidas e incluso negadas. Diderot afirma en su *Enciclopedia* que las enfermedades del corazón son raras.

Solo en el siglo XX, sobre todo después de 1940, las enfermedades del corazón se convierten en el objeto de todas las atenciones, las enfermedades coronarias constituyen para entonces una verdadera plaga en los países industrializados.

Cuando las arterias del corazón se tapan, la sangre no irriga ya en algunas partes del músculo cardíaco, produciendo una necrosis a veces severa.

El corazón se consideró siempre como el centro del hombre. Se ha convertido en el emblema del valor, de la inteligencia y de la amistad. En una palabra, el corazón simboliza el Amor.

Más prosaicamente, el corazón es un músculo. Un músculo automático ciertamente, pero sobre todo un músculo. Para contratarse, tiene necesidad, como el músculo esquelético, de la fuerza de las proteínas contráctiles y de un combustible, el glicógeno. Se ignora constantemente este hecho fundamental.

La química de la contracción muscular cardíaca depende de la acción de las hormonas masculinas. Se pudo demostrar en la rata la existencia de receptores específicos de la testosterona en las fibras musculares del corazón [5-6]. Otras experiencias demostraron el aumento del contenido en actinomiosina en el músculo cardíaco por la administración de testosterona [7]. Esta sustancia refuerza los elementos contráctiles específicos.

El enfermo del corazón viejo toma toda clase de medicamentos reguladores del corazón. ¿Es consciente de que la hormona masculina, verdadera "comida" del corazón, le falta? Las hormonas masculinas refuerzan la contracción muscular del músculo cardíaco como la de los otros músculos. La administración de andrógenos mejora el trabajo del insuficiente o degenerado corazón.

En 1997, Dominique Simon (Unidad 21 del INSERM), Khalil Nahoul y sus colaboradores confirmaron el impacto favorable de la testosterona sobre los factores de riesgo cardiovascular. Este estudio, conocido bajo el nombre de *Telecom Study* (8), se desarrolló durante 8 años comparando los parámetros de riesgo cardiovascular (HDL-colesterol, LDL-colesterol, triglicéridos, glucemia, etc.) de dos grupos de hombres.

El primer grupo, cuya tasa de testosterona sanguínea siguió siendo estable durante ocho años, no ha mostrado ningún aumento del riesgo vascular durante este período.

El segundo grupo cuya tasa de testosterona sanguínea había disminuido durante este período mostró un aumento significativo del riesgo cardiovascular [8].

Las hormonas andrógenos bien proporcionadas disminuyen naturalmente los niveles de colesterol. En ese caso se puede observar la reducción del buen colesterol (HDL-colesterol) en la sangre. En 2012, un estudio de la *University of Washington School of Medicine*, Seattle, WA, Estados Unidos demostró que esta disminución corresponde a un transporte acelerado del HDL-colesterol [9].

En 2012, los investigadores del departamento de medicina cardiovascular de la Universidad de Harbin en China demostraron sobre el ratón castrado, produciendo un infarto a raíz de la ligadura de una arteria coronaria, que la sustitución hormonal por la testosterona causa una nueva vascularización del corazón (neoangiogénesis) [10].

El infarto de miocardio es la expresión final de un proceso mórbido generado por la falta de sustancias energéticas necesarias para el músculo cardíaco, empeorado por el decaimiento de las arterias coronarias.

Las hormonas masculinas fluidifican a la sangre, aumentan la fuerza contráctil del músculo cardíaco, favorecen la cicatrización por el estímulo de la síntesis de proteínas y la nueva vascularización del corazón.

23

Tiesuras, Limitación de los Movimientos, Hernias Discales y Artrosis

Se dice que, con la edad, las tiesuras se desplazan. El pene se vuelve cada vez más flojo mientras que los ligamentos, los tendones y el tejido fibroso del organismo se retractan. Sabemos que la impotencia orgánica que se manifiesta con la edad es la consecuencia de una disminución de la secreción de las hormonas masculinas. Se puede preguntar si esta misma causa no es responsable de las tiesuras y de la limitación de los movimientos. A primera vista, no se ve la relación. La idea hasta podría parecer fantasiosa.

Las Causas del Decaimiento de las Articulaciones y de Sus Ligamentos

Para entender, es necesario conocer algunos elementos de la naturaleza y de la bioquímica de los tejidos conjuntivos. Estos tejidos ocupan los intervalos entre los órganos y entre los elementos de un órgano, son constituyentes de los componentes mecánicos de apoyo o de estructura. Están constituidos por células y fibras que se "bañan" en una especie de gel (la sustancia fundamental) constituida de moléculas especializadas.

Es por medio del tejido conjuntivo que las sustancias nutritivas y el oxígeno llegan a las células del organismo.

Las células conjuntivas más importantes, los fibrocitos, fabrican las fibras. Las más conocidas son las fibras colágenas. Se encuentran en casi todos los tejidos conjuntivos, están constituidas por subunidades y están dispuestas fuera de las células que las formaron. El calificativo colágeno (del francés *colle* y *gène*) procede del nombre de las proteínas que constituyen estas fibras. Se transforman en gelatina por el calor.

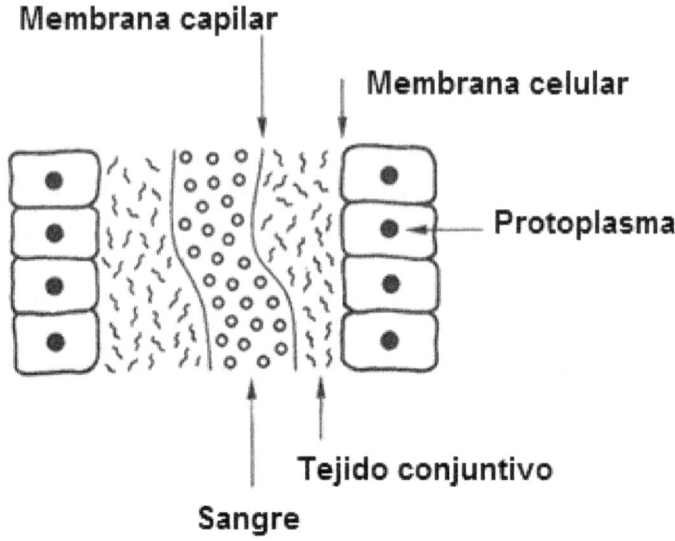

Fig. 45

Esquema de la barrera entre la sangre y los tejidos.

Según Sobel y Marmorston [4]

El enredo particular de las fibras se adapta perfectamente a las estructuras que rodean algunos tejidos.

Las fibras colágenas constituyen la parte fundamental de la estructura de los ligamentos y tendones, siendo el más conocido el tendón de Aquiles. Insertado sobre el hueso del talón, es propenso a desgarros y roturas durante esfuerzos físicos excesivos.

Las proteínas colágenas tienen una duración de vida probable de varios años, pero la medida es difícil. En caso de herida, las células especializadas fabrican nuevas fibras para colmar la abertura y constituir el tejido de las cicatrices.

Los ligamentos y los tendones se retractan con la edad. Recoger un papel en tierra o ponerse un abrigo se convierte en una operación cada vez más difícil.

Así pues, las células del organismo envejecen, pero la materia que rodea y sostiene las células envejece también. Este fenómeno fue demostrado por las experiencias famosas del fisiólogo húngaro, Fritz Verzar. Suspendió filamentos de colágeno procedente de la cola de una rata en un baño María a una temperatura de 37 a 40 grados. Por consiguiente, las fibras se acortan, dado que las proteínas de colágeno se desvirtúan en gelatina.

Se puede impedir el acortamiento suspendiendo un peso al cabo de las fibras. La importancia de la carga necesaria para impedir el acortamiento es tanto mayor cuanto el animal es más viejo [1-2].

Al envejecer, el colágeno se vuelve más resistente en vez de debilitarse.

Las fibras elementales de colágeno son conectadas las unas a las otras por puentes químicos. La mayor resistencia y la retracción del colágeno con la edad son las consecuencias de un aumento del número de los puentes o de su carácter químico.

La glucosa tiene la propiedad de fijarse en todas las proteínas. La transformación estructural del colágeno normal en colágeno rígido es acentuada por la presencia excesiva de glucosa en el organismo. Son, realmente, billones de moléculas de glucosa que "pegan" químicamente las fibras elementales de colágeno entre ellas [3]. Todas las condiciones que elevan anormalmente la tasa de glucosa sanguínea favorecen la construcción de puentes anormales en el colágeno. Las hormonas masculinas desempeñan un papel esencial reduciendo la tasa de glucosa sanguínea (capítulo 14).

La insuficiente secreción de hormonas masculinas causa una tendencia a la hiperglucemia, siendo ella misma responsable de la construcción de puentes anormales en el colágeno e implicando la retractación de los ligamentos y tendones. Por esta razón, al "estar demasiado azucarado", el hombre con enfermedad androgénica de la andropausia se convierte en "tieso".

Las fibras colágenas rígidas y las células se bañan en una sustancia gelatinosa. Este gel constituye una vía de paso obligatoria para el transporte de las moléculas nutritivas y del oxígeno hacia las células. Con la edad, la composición del gel extracelular se altera y compromete la nutrición de los compartimentos celulares.

La rarefacción de la sustancia gelatinosa es la consecuencia de la insuficiencia de secreción de hormonas masculinas. Este fenómeno fue demostrado, en 1958, por Sobel y Marmorston [4].

Dolores en la Mano

La fibrosis y la retracción de los ligamentos de la muñeca pueden comprimir los nervios que llegan a la mano. En estas condiciones el nervio mediano puede estar comprimido, causando dolores en el pulgar, el dedo índice o el dedo corazón. Los dolores pueden ser suprimidos por la cirugía especializada de la mano, liberando los nervios comprimidos.

La Retracción de los Dedos

La retracción de la hoja fibrosa que cubre la palma de la mano es especialmente espectacular. Los dedos se acurrucan y se inmovilizan en esta posición. Dupuytren describió por primera vez esta enfermedad que lleva su nombre. Para corregir la enfermedad, el tratamiento clásico recurre a una cirugía especializada que trata la consecuencia del mal y no la causa.

La cirugía no impide la recaída. La retracción de los ligamentos de la mano depende del equilibrio hormonal que modifica la composición del tejido fibroso y causa el estrechamiento de las arterias muy pequeñas que irrigan la mano. Como siempre, es necesario actuar al principio de la enfermedad, corrigiendo lo que puede ser una retracción, sin esperar a que los dedos estén acurrucados completamente. Según nuestra experiencia, la mesterolona previene la fibrosis tisular y la enfermedad de Dupuytren [5].

La falta de hormonas masculinas induce toda una serie de reacciones bioquímicas en cascada, que causan el decaimiento y la retracción de los tendones y ligamentos.

La Hernia Discal

Las vértebras son separadas por los discos intervertebrales que amortiguan el impacto de los choques en las vértebras. El disco intervertebral degenera por la falta de hormonas masculinas. Se reduce. Las vértebras, que son la de encima yacente y la de bajo yacente, se acercan causando un "pellizco" vertebral, es el origen de dolores a menudo intolerables causados por la presión excesiva de las vértebras sobre los nervios que salen de la columna vertebral. Este fenómeno, muy frecuente en el hombre con enfermedad androgénica de la andropausia, impone a menudo una intervención quirúrgica para descomprimir los nervios aplastados.

El acaecimiento de una primera hernia discal en el hombre con enfermedad androgénica de la andropausia es un grave síntoma del decaimiento del conjunto de sus articulaciones y sus ligamentos. A continuación, es la totalidad del organismo la que degenera por la falta de hormonas masculinas que tienen la propiedad de reconstruir biológicamente los ligamentos, los discos intervertebrales y las articulaciones.

Cuando la secreción de hormonas masculinas es insuficiente, las recaídas de hernias discales son la norma, imponiendo nuevas intervenciones quirúrgicas.

Al mismo tiempo las articulaciones de la rodilla y la cadera degeneran y se destruyen, por una parte, o por los dos lados.

El exceso de peso empeora la presión excesiva sobre las articulaciones enfermas, que retrasan así la cicatrización de toda intervención quirúrgica. Las tentativas de adelgazamiento disminuyen la masa y la fuerza muscular cualquiera que sea el régimen causando una sobrecarga funcional de las articulaciones enfermas y operadas.

El régimen de adelgazamiento será más eficaz si es acompañado por la administración de hormonas masculinas que disminuyen la masa de grasa y mejoran la masa y la fuerza muscular.

La situación se complica también por la infección de las articulaciones operadas en el hombre con enfermedad androgénica de la andropausia, porque su inmunidad puede ser defectuosa (capítulo 30).

Las catástrofes en cascada imponen intervenciones quirúrgicas múltiples, que podrían ser evitadas provechosamente por la prevención del decaimiento con hormonas masculinas.

La reconstrucción biológica de los discos, de los ligamentos y articulaciones puede tardar varios años cuando el tratamiento hormonal fue ignorado y sustituido por intervenciones quirúrgicas sucesivas. El tratamiento hormonal puede ser salvador.

La Artrosis

La artrosis es una enfermedad degenerativa de las articulaciones. Todas son afectadas, pero las que sirven de apoyo son especialmente vulnerables.

La artrosis es frecuente en el hombre después de los 45 años. Se manifiesta sobre todo cuando la edad es avanzada. Es prácticamente constante después de los 75 años.

El movimiento confiere al hombre su libertad física y la autonomía indispensable para su supervivencia. La movilidad está garantizada por una entidad funcional especial, construida con el más mínimo detalle, la articulación. El apoyo y el deslizamiento se efectúan gracias al cartílago que reviste las dos extremidades óseas, unidas por una cápsula y ligamentos.

La cápsula es empapelada dentro por una membrana especial, la sinovial, que secreta un líquido lubricante, la sinovia.

Los músculos insertados por una y otra parte en las extremidades óseas constituyen el motor de la articulación.

Esta entidad funcional es alimentada por una red arterial muy rica, que termina en una red de arterias muy pequeñas.

Al principio, la artrosis se manifiesta por una limitación de los movimientos y dolores, que pueden ser importantes por la mañana y desaparecer durante el día. En esta fase, la articulación no muestra una señal clínica particular. Poco a poco, el movimiento se vuelve más limitado debido a la retracción y la rigidez de los ligamentos que se cargan progresivamente de calcio. Por lo tanto, el movimiento se acompaña de crujidos. Al girar la cabeza, por ejemplo, se perciben pequeñas crepitaciones en el cuello.

Esta fase es ya muy significativa. Es aquí donde es necesario actuar. ¡Rápidamente! El diagnóstico se basa esencialmente en las radiografías que no muestran nada de particular. Esto no es asombroso. Entre las cuatro estructuras articulares, el hueso, la membrana sinovial, la cápsula y el cartílago, solamente el hueso es visible con la radiografía. Las otras estructuras son transparentes en las radiografías. Además, para apreciar una modificación de la estructura ósea, es necesaria una variación importante de su carga en calcio. Solo cuando la pérdida de calcio alcanza un 30 % aproximadamente se puede detectar una descalcificación ósea.

Tras numerosos meses y largos años, el diagnóstico de artrosis se vuelve por fin visible con la radiografía. El decaimiento de la articulación se manifiesta por una destrucción del cartílago, las extremidades óseas se acercan. Se asiste al pellizco articular. Los ligamentos y la cápsula calcificados son visibles alrededor de la articulación. Por último, las extremidades óseas se cargan en exceso de calcio y se pegan a veces entre ellas, inmovilizando completamente la articulación. Todo el mundo conoce la artrosis del abuelo. Ha comenzado cuando tenía cuarenta años. Nunca se ha curado. Hay que reconocer que no se hace nada, actualmente, para prevenir este fenómeno degenerativo que afecta, en definitiva, a todos los ancianos.

Todas las articulaciones sufren la misma suerte. Sin embargo, los fenómenos degenerativos se señalan más en las articulaciones que trabajan más: la rodilla, la cadera, la columna vertebral y el hombro.

La artrosis de la rodilla se manifiesta por el dolor en marcha y al bajar las escaleras. La rodilla se infla, la rótula queda inmovilizada. Cuando la articulación se bloquea completamente, se puede retirar quirúrgicamente y sustituirla por una rodilla artificial.

La artrosis de la cadera es más frecuente en el hombre que en la mujer. Afecta las dos caderas en un 20 % de los casos. Los dolores en marcha se perciben en la ingle, la nalga y el muslo, o paradójicamente, en la rodilla. Se calman con descanso. La articulación se deteriora progresivamente. La cabeza del fémur, antes redonda, se aplana con forma de "tampón de vagón" y la cavidad ósea en la cual se encaja se carga de calcio y de excrecencias óseas, que terminan por inmovilizar completamente la articulación. Se tiene andares de cojo. Sentado, es difícil levantarse. Por lo tanto, los músculos que rodean la articulación degeneran a su vez, produciendo un modo de andar que arrastra el pie.

¡Da igual!, la cirugía está aquí para retirar la articulación enferma y sustituirla por una prótesis de cadera. Desgraciadamente, los resultados no son definitivos, ya que el hueso se deteriora de nuevo alrededor de la prótesis. Se ve hoy numerosos enfermos que sufrieron múltiples sustituciones de prótesis de cadera, siendo las intervenciones quirúrgicas cada vez más pesadas y peligrosas.

La artrosis vertebral alcanza todos los segmentos de la columna vertebral. Según si afecta la columna cervical, dorsal o posterior, se habla de artrosis cervical, dorsal o lumbar.

Las articulaciones vertebrales sufren los fenómenos involutivos característicos del decaimiento articular: pellizco de los discos intervertebrales, inmovilización de las vértebras por la sobrecarga calcárea de los ligamentos, excrecencias óseas (los famosos picos de loro). El hundimiento de las vértebras causa el pellizco de los nervios que salen de la columna vertebral causando dolores, a veces intolerables. ¡Da igual!, la cirugía está aquí para descomprimir el nervio aplastado. Pero la intervención salvadora solo sirve un tiempo. La sustancia ósea se deteriora de nuevo y causa la recaída de la zona operada, más arriba, o más abajo.

La columna cervical y la columna lumbar son afectadas prioritariamente, por razones mecánicas.

La artrosis de la columna cervical causa dolores en la nuca, a veces irradiados en el brazo. La compresión de algunas raíces nerviosas causa males de cabeza, vértigos, desórdenes visuales o auditivos, dolores de la cara. La movilidad del cuello es limitada y causa crujidos.

La artrosis de la columna dorsal es más rara. El pellizco de los nervios causa dolores intercostales.

La artrosis lumbar es muy frecuente. Se manifiesta, al principio, con motivo de un esfuerzo minúsculo, desencadenando una crisis de lumbago siempre muy dolorosa. El espasmo de los músculos posteriores inmoviliza al paciente durante algunas horas o algunos días. Este accidente benigno puede repetirse.

Los dolores irradian también en el muslo, los testículos y la nalga. El dolor causado por la compresión del nervio ciático es especialmente severo. Comienza en la región lumbar, se propaga en la parte externa de la pierna y termina en el dedo gordo del pie. En una fase avanzada, los dolores se vuelven permanentes e impiden el menor esfuerzo.

Se conocen numerosas causas de la artrosis. Siguen todas a la destrucción del cartílago, verdadero amortiguador de la articulación. A la larga, los cartílagos se desgastan como los amortiguadores de un coche, por toda clase de razones. Generalmente las causas residen, por una parte, en desórdenes mecánicos de la articulación (amortiguadores montados o que reciben un choque excesivo), y, por otra parte, en desórdenes de la estructura misma de la articulación (amortiguadores de mala calidad).

Las causas conocidas de la artrosis representan un 50 % de los casos. Los manuales de medicina hablan de artrosis primitivas para designar las artrosis de origen desconocido, lo que no significa nada.

Las artrosis de origen desconocido representan un 50 % de los casos y afectan al conjunto de los hombres después de los 75 años, destruyendo progresivamente el conjunto de sus sistemas articulares y óseos. Se puede plantear la cuestión de una causa general que empeora con la edad. El tratamiento clásico de la artrosis de origen desconocido es un tratamiento esencialmente sintomático, que se refiere a las consecuencias de la artrosis. El dolor puede ser aliviado con aspirina. Simplemente.

Los medicamentos antiinflamatorios no están libres de inconvenientes. Pueden ser la causa de hemorragias o desórdenes de la composición de la sangre. Se inyecta a veces cortisona alrededor o en la articulación para reducir los fenómenos inflamatorios. Estas infiltraciones deben hacerse juiciosamente y no pueden repetirse demasiado a menudo.

El fracaso de los tratamientos medicamentosos deja lugar a la osteopatía o a la terapia manual, que libera las articulaciones y presta grandes servicios al paciente. Momentáneamente. Por fin, en su desesperación por hallar la causa, la cirugía sustituye alegremente las articulaciones completamente usadas.

El Tratamiento de la Artrosis con Hormonas Masculinas

Mi atención fue atraída muy a menudo, durante tratamientos hormonales para insuficiencia sexual, por reflexiones de enfermos que me indicaban la desaparición de sus dolores del hombro, rodillas o dedos. "Es extraño, mis dolores desaparecieron".

Al inicio, no he dado una importancia particular a esas reflexiones. Sin embargo, la repetición de estos testimonios sorprendentes terminó por convencerme: las hormonas masculinas actúan sobre la artrosis e impiden su desarrollo independientemente de cualquier otro factor. Al reflexionar bien, este hecho no tiene nada de asombroso. Por dos razones esenciales.

La primera se refiere a la vascularización de las articulaciones, constituida por arterias muy pequeñas sin las cuales ni el oxígeno ni ninguna sustancia nutritiva pueden llegar a las células especializadas.

El cartílago no contiene pequeñas arterias, se alimenta por imbibición a partir del líquido articular secretado por la membrana sinovial, o por difusión a partir de la extremidad del hueso donde se ramifican y se terminan las arterias más finas.

Estas arteriolas degeneran ante todo cuando la arteriosclerosis se desarrolla. Tenemos comprobado que la arteriosclerosis se desarrolla tanto más cuando las tasas de hormonas masculinas son insuficientes. Por lo tanto, la secreción del líquido articular se verá comprometida.

La segunda se refiere al cartílago, constituido esencialmente por la sustancia fundamental que le confiere elasticidad y resistencia. Se encuentran también fibras colágenas. Estas estructuras proteicas son elaboradas por las células especializadas del cartílago. Constituyen un tejido vivo que exige un mantenimiento continuo. Cuando las tasas de hormonas masculinas son insuficientes, se compromete la síntesis de las proteínas y el cartílago degenera.

Estas dos consecuencias esenciales de la falta de hormonas masculinas comprometen seriamente las estructuras de todas las articulaciones. La artrosis empeora aún en el hombre con enfermedad androgénica de la andropausia por el exceso de peso, que es la consecuencia también del desequilibrio de las tasas de hormonas masculinas.

Un gran número de artrosis de origen desconocido son consecuencia de la arteriosclerosis de las arterias muy pequeñas de la articulación y del decaimiento del cartílago articular, causada por la insuficiencia de secreción de hormonas masculinas. El tratamiento con hormonas masculinas, asociado a un régimen de adelgazamiento, previene la evolución de la artrosis en el hombre con enfermedad androgénica de la andropausia.

24

Huesos más Frágiles

Durante los partidos de fútbol vemos un número increíble de caídas y golpes en las tibias. A veces, su violencia es tal que se pueden temer fracturas óseas que clavan a los jugadores al suelo. No es el caso. Se levantan invariablemente y reanudan el curso del partido. La edad de los futbolistas oscila, para la mayoría, en torno a los 25 años: sus huesos son enormemente sólidos.

El otro día, un médico, de cincuenta y cinco años, vino a consultarme sobre desórdenes sexuales iniciales. Conocía la importancia de las hormonas sexuales en este ámbito y pensaba necesitar un tratamiento. Toda su historia clínica hacía suponer en la insuficiencia de secreción de hormonas masculinas. Prescribí los análisis hormonales necesarios, pensando verle algunos días más tarde. Al volver a casa, se resbaló desgraciadamente y tuvo una simple caída. Ante la imposibilidad de levantarse, se lo transportó al hospital con una fractura del cuello del fémur. Los análisis hormonales demostraron una neta insuficiencia de las hormonas masculinas. Treinta años separan a nuestros jóvenes futbolistas impetuosos del infeliz hombre. Treinta años decisivos. El simple sentido común permite relacionar los dos fenómenos. Jugadores jóvenes y sólidos, impregnados completamente por una secreción abundante de hormonas masculinas. Un hombre envejecido y frágil, desprovisto de hormonas esenciales.

Al igual que todos los tejidos de apoyo en general, el tejido óseo está constituido por células especializadas, fibras y una sustancia fundamental. El hueso se caracteriza por el hecho de que se carga de sales minerales, sobre todo cálcicas, que le dan su rigidez y su consistencia.

El tejido óseo tiene funciones mecánicas de apoyo o de protección. La resistencia a la presión del tejido óseo compacto es de 15 kilos por milímetro cuadrado. Su resistencia a la tracción es de 10 kilos por milímetro cuadrado. Además, el hueso resiste a la flexión y presenta un determinado grado de elasticidad.

El hueso es también una reserva química. Sus reorganizaciones estructurales modifican continuamente la distribución de las sales minerales. La reserva química del hueso produce una determinada renovación del calcio y del fósforo.

Contrariamente al cartílago, el hueso tiene una vascularización por arterias que terminan en arterias muy pequeñas en sus extremidades.

La estructura ósea depende también de la influencia de las hormonas masculinas. La maduración del esqueleto durante la adolescencia da prueba de su impacto fundamental. Es bien sabido que el defecto de hormonas masculinas induce la gracilidad del esqueleto y que una buena secreción hormonal da una constitución robusta.

Al envejecer, el esqueleto se debilita por cuatro razones esenciales causadas por la falta de hormonas masculinas.

-La vascularización del hueso se hace por una red de arterias muy pequeñas, tanto más finas cuanto que se dirigen hacia las extremidades óseas. Participan en la arteriosclerosis generalizada, trayendo como consecuencia una mala oxigenación de las articulaciones.

-El tejido de apoyo de la estructura ósea se descompone progresivamente. Las fibras colágenas y la sustancia fundamental[*]

_____

[*] Las fibras colágenas y la sustancia fundamental están constituidas por proteínas. Ver capítulo 23.

que lo constituyen participan de la degradación que afecta a todas las estructuras proteicas del organismo.

-El calcio se fija mal en el tejido de apoyo y causa la porosidad del hueso.

La rarefacción del tejido óseo se llama osteoporosis. Es necesario saber que el hueso es la sede de reorganizaciones permanentes. Su integridad depende del equilibrio entre los fenómenos de destrucción y construcción de la sustancia ósea. El proceso de destrucción es acentuado por el cortisol secretado por las glándulas adrenales. La construcción de la sustancia ósea depende de la testosterona. En la andropausia, los efectos del cortisol ya no son compensados con las propiedades constructivas de la testosterona, y la osteoporosis se instala.

En el hombre, la pérdida ósea se acentúa con la edad. Esta rarefacción es empeorada por la falta de testosterona. Hay una relación lineal entre la tasa de testosterona plasmática y la densidad ósea.

El diagnóstico de la fragilidad ósea es obtenido por radiografías que muestran invariablemente una transparencia de los huesos, testigo de su fragilidad. Para que la descalcificación del hueso sea visible a la radiografía, es necesario un déficit de calcio del 30 % aproximadamente. El diagnóstico radiológico no puede ser sino tardío. Se dispone hoy de un método de examen más preciso de la densidad ósea, la **densitometría ósea**, que permite hacer un diagnóstico precoz de la osteoporosis y seguir la regresión de este fenómeno degenerativo por el tratamiento con las hormonas masculinas.

Los años que preceden a la osteoporosis son minados por el reumatismo y los dolores articulares. A la larga, el tejido óseo se aplasta y el hombre con enfermedad androgénica de la andropausia se reduce a veces varios centímetros. Sus huesos se vuelven frágiles como vidrio. La menor caída lo predispone a las fracturas.

El diente es establecido en el hueso y mantenido por ligamentos. Estas estructuras degeneran como la estructura del cuerpo cuando la testosterona falta.

El descalce es empeorado por la falta de higiene dental y la absorción excesiva de azúcares, que causan el desprendimiento de las encías y la formación de bolsillos purulentos alrededor de las raíces dentales.

Un estudio sobre el envejecimiento fue publicado en China por el centro de investigaciones geriátricas de la Universidad de Chungsha, Hunan, en 2013. Esta investigación clínica se practicó sobre hombres que tenían osteoporosis y una testosterona plasmática baja. Demostró un efecto beneficioso sobre la densidad mineral ósea mediante la administración de pequeñas dosis de undecanoato de testosterona [1].

25

Cuando la Piel se Arruga

La piel desempeña un papel importante en el organismo. En el hombre adulto, su peso puede variar entre 6 y 10 kilos para una superficie de 1,6 metros cuadrados. La piel tiene la ventaja de poder observarse con el más mínimo detalle sin dificultad, y las modificaciones causadas por la edad son localizables en cuanto aparezcan después de los 45 años.

El recubrimiento cutáneo es un órgano complejo. Su parte superficial, la epidermis, está constituida por capas superpuestas de células. Las más profundas son flexibles y las más superficiales córneas. Estas últimas se separan de la capa profunda bajo la acción de una quemadura (golpe de sol) para formar ampollas. En estado normal, las células córneas se liberan de una manera insensible en un polvo muy fino.

La parte profunda de la piel, la dermis, contiene un gran número de fibras elásticas que son otros tantos tensores cutáneos, responsables de una piel lisa. Las células profundas de la dermis producen una grasa que constituye una capa protectora contra el frío.

La piel contiene dos grandes tipos de glándulas, unas secretan grasas (glándulas sebáceas), las otras, el sudor (glándulas sudoríparas).

Las glándulas sebáceas se sitúan en la parte profunda de la piel y generalmente en pelos. Relativamente raras sobre el pecho, el cuello y los miembros, son al contrario numerosas en algunas regiones como el cuero cabelludo y la nariz: se encuentran allí 400 glándulas y más por centímetro cuadrado de piel humana.

Las glándulas sudoríparas son pequeños tubos que cruzan la parte superficial de la piel y se insertan en su parte profunda. Hay alrededor de 200 glándulas sudoríparas por centímetro cuadrado de piel y su número total es de 3.000.000 para el conjunto del recubrimiento cutáneo. El sistema de glándulas sudoríparas secreta alrededor de 1 litro de sudor al día, puede producir de 5 a 6 litros o incluso más. La piel protege el organismo de los choques mecánicos y agresiones químicas. Desempeña un papel importante en la regulación térmica, la respiración y la eliminación de algunos residuos (urea, sales minerales) del organismo. Extremadamente rica en terminaciones nerviosas, la piel es un órgano de sensibilidad y de reflectividad.

La piel y sus anexos son grandes consumidores de hormonas masculinas [1]. Su insuficiencia da nacimiento a la vieja piel característica del hombre con enfermedad androgénica de la andropausia. Las manifestaciones degenerativas son múltiples. Se ven a simple vista y deben llamar la atención, puesto que es posible reducir los efectos con un tratamiento hormonal conveniente. Con la edad, la parte superficial de la piel se reduce. El envejecimiento de la epidermis no es homogéneo y las zonas atrofiadas se acercan a zonas de piel joven. Con los años la piel se vuelve extremadamente fina, especialmente en el dorso de las manos y en las piernas. En la edad avanzada la piel reduce su grosor de una hoja a cigarrillo. Se irriga también mal, debilitada, pálida. La piel joven es elástica, una piel envejecida no lo es ya. La elasticidad cutánea se debe a la calidad de las fibras colágenas, de las fibras elásticas y músculos cutáneos*. Con la edad, las fibras colágenas se vuelven rígidas y las fibras elásticas se deterioran. El fenómeno comienza hacia los 45 años y puede ocurrir a partir de la edad de 35 años.

---

* Los músculos cutáneos son superficiales y están ligados a la parte profunda de la piel.

A la larga, la piel del tórax tiende a hundirse por deslizamiento, la cara interna de los brazos flota cuando se eleva el brazo en horizontal, la cara interna de los músculos flota como una bandera.

Los músculos cutáneos participan en la atrofia muscular generalizada de la enfermedad androgénica de la andropausia. Hay músculos en los párpados, los labios, las mejillas, la frente, el cuello. Todos los músculos del mímico se atrofian progresivamente por falta de hormonas masculinas. La piel tiende a colgar o a doblarse. Los párpados superiores caen y cubren los ojos, que aparecen rasgados. El labio inferior que cae parece enfurruñado. El labio superior se estrecha y presenta numerosas arrugas verticales.

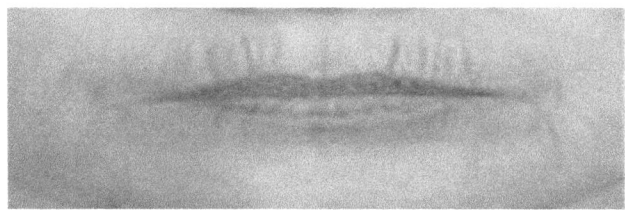

Fig. 46

Arrugas de los labios

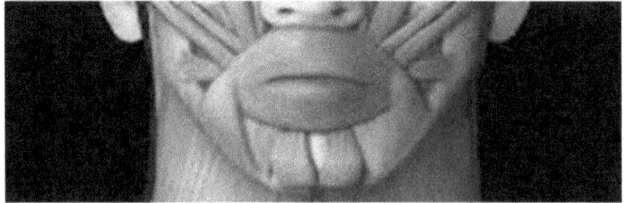

Fig. 47

Músculos labiales normales.

Las mejillas que caen dan lugar a mofletes a lo largo de la mandíbula. La frente está preocupada con sus arrugas verticales encima de la raíz de la nariz y su sucesión de arrugas horizontales. El cuello se adorna con banderolas. La atonía de los músculos cutáneos tiene por consecuencia la acentuación de las arrugas de expresión, que se vuelven cada vez más profundas debido a la debilidad muscular. Esta realidad puede encubrirse cuando la cara es invadida por la grasa que finge la jovialidad (de ahí el miedo de adelgazar, por temor a ver aparecer las arrugas). En resumen, la cara del hombre con enfermedad androgénica de la andropausia no tratada se caracteriza por una especie de tristeza y de "de falsa apariencia".

La inyección de sustancia de colágenos en las arrugas está hoy muy de moda. El resultado no puede ser sino temporal. El tratamiento con hormonas masculinas mantiene las calidades elásticas de la piel y constituye un verdadero *estiramiento* bioquímico permanente.

La producción de sudor cae de manera espectacular después de los sesenta. Se compromete el suministro de agua a la epidermis y la desecación de la piel es siempre muy importante. Resulta una incapacidad de transpirar y, por lo tanto, una intolerancia al calor. Se acompaña de una fina descamación polvorienta, constituida de células muertas. A eso se añade una disminución de la secreción de sebo* por las glándulas sebáceas, que secretan cada vez menos por falta de hormonas masculinas. Una piel que se renueva demasiado lentamente y mal irrigada, se defiende mal contra la infección. El más común es la consecuencia de una colonización por un hongo, la *Candida albicans.* Se desarrolla entre los dedos del pie, en el perímetro de las uñas de los dedos de manos y pies, en los pliegues cutáneos, en el prepucio y en la piel del escroto. Le siguen los pruritos y quemaduras bastante rebeldes, pero que terminan siempre por ser vencidas por el tratamiento contra la micosis.

---

* El sebo es una materia grasa, consistente, que contiene sustancias proteicas, producto de la secreción de las glándulas sebáceas y constituido por desechos de células secretoras.

La piel contiene células especializadas (los melanocitos) encargadas de elaborar un pigmento, la melanina, responsable del bronceado. Los granos de melanina protegen la piel de los rayos solares. La piel se broncea sobre todo cuando la actividad de los melanocitos es elevada. El envejecimiento de la epidermis se manifiesta por acumulaciones excesivas y localizadas de pigmento melánico. Manchas marrones hacen su aparición sobre el dorso de las manos, los antebrazos, la cara y el cuero cabelludo. Son de importancia y forma variable. Se las llama comúnmente "flores de cementerio". En el hombre con enfermedad androgénica de la andropausia, la piel fabrica cada vez menos pigmento melánico, enrojece, pero no broncea, volviendo insoportable la exposición a los rayos del sol. La piel de los ancianos es también propensa a las pequeñas hemorragias espontáneas, causadas por la relajación del tejido de apoyo cutáneo. La protección de los frágiles y pequeños vasos cutáneos ya no está garantizada. Sus paredes se rasgan al menor estiramiento o al menor traumatismo. La cicatrización de las lesiones da lugar a cicatrices blancuzcas de forma estrellada.

La fimosis

En los hombres que no son circuncidados, el prepucio* cubre el bálano permanentemente. Su flexibilidad permite descubrir el bálano fácilmente cuando el pene entra en erección. Como el conjunto de los órganos genitales, el prepucio es especialmente sensible a las hormonas masculinas. En su ausencia, la piel que rodea el bálano del pene se atrofia, se vuelve rígida y se infecta fácilmente. A la larga, el prepucio forma un anillo escleroso delante del bálano que no es ya capaz de descubrirse. Esta estrechez anormal del anillo del prepucio se llama fimosis. En los mejores casos, después de una posible desinfección, el prepucio vuelve a ser flexible por la aplicación local

---

* Repliegue de piel que rodea el bálano del pene.

de una crema que contiene hormonas masculinas. Cuando el anillo sigue siendo rígido, a pesar del tratamiento hormonal, se puede prever la circuncisión del prepucio enfermo, operación benigna, pero que debe realizarse con el mayor cuidado y practicando una reconstrucción anatómica*.

Los pelos y las uñas constituyen los anexos de la piel. Los pelos se renuevan después de un tiempo más o menos largo. Mientras que las pestañas de los párpados tienen una vida corta. El cabello puede persistir de tres a cinco años. Tras su caída, se sustituye a partir de nuevos gérmenes. El cabello crece de 0,2 a 0,4 milímetros al día. Los pelos de la pierna se alargan 1,5 milímetros por semana, los del pubis y las axilas 2,2 milímetros. Con la edad, los pelos tienden a enrarecerse en los brazos, las piernas, el tórax, las axilas y el pubis, ya que su crecimiento depende estrechamente de las hormonas masculinas. El cabello blanquea por la falta de formación del pigmento melánico. Su crecimiento depende estrechamente de la actividad de la glándula tiroides, cuya insuficiencia puede sospecharse cuando la pérdida de cabello es anormal.

Las uñas son placas córneas que protegen las extremidades de los dedos. Están constituidas por una proteína especial, la queratina. Normalmente las uñas deben ser duras. Su crecimiento es prácticamente indefinido. En el hombre, crecen de forma más activa entre los 5 y los 30 años. Cerca de 1 milímetro por semana las uñas de las manos y 0,25 milímetros las de los pies. Cuando las hormonas masculinas faltan, las uñas se vuelven finas, agrietadas y quebradizas. No crecen ya y son colonizadas fácilmente por los hongos.

---

* La reconstrucción anatómica del prepucio se limita a corregir las anomalías. La corrección de un anillo fibroso del prepucio se limita a la eliminación de este anillo sin recurrir a la circuncisión clásica que elimina la mayor parte del prepucio.

26

La Falta de Aliento

No es tan fácil apagar todas las velas de la tarta de cumpleaños soplando una única vez, sobre todo cuando son numerosas. La prueba es familiar y hay que alegrarse cuando un abuelo sopla todas las velas de una vez, sin necesitar varios intentos, ya que para él es una señal de gran vitalidad.

Los intercambios gaseosos entre la sangre y el aire dependen esencialmente del pulmón, que se asemeja a una enorme esponja llena de aire. Las cavidades de esta esponja están constituidas por alveolos con las paredes extremadamente finas. Cada alveolo es irrigado por capilares. El espacio que separa la sangre del aire no supera las 2 milésimas de milímetro*.

Los alveolos son apoyados por un tejido conjuntivo muy fino, que garantiza una determinada elasticidad al pulmón.

La inspiración depende de los músculos respiratorios que causan la extensión de los pulmones.

En la espiración, que es sobre todo un fenómeno pasivo, el pulmón vuelve de nuevo sobre sí mismo gracias a las formaciones elásticas que rodean los alveolos.

La cantidad máxima de aire que puede espirarse después de una inspiración máxima es de 3,8 litros.

---

* Se estima la superficie total de las paredes alveolares en 90 metros cuadrados en el hombre, y la superficie de la red capilar abierta como máximo es de 140 metros cuadrados. El intercambio gaseoso se hace por la única difusión entre el aire y el contenido en gas de la sangre.

El enfisema pulmonar crónico es una dilatación permanente de los alveolos y de los muy pequeños bronquios.

Este fenómeno implica una disminución de la capacidad de ventilación del pulmón, que contiene permanentemente un aire mal renovado. El tórax toma la forma de un barril y el cuello parece demasiado corto. Los movimientos respiratorios son limitados o incluso ausentes. El hombre con enfisema no llega a apagar un fósforo. La respiración le falta para hablar.

La superficie de intercambio oxígeno-sangre es reducida, e implica una sobrecarga de trabajo para el corazón.

El mecanismo principal del enfisema causado por el envejecimiento es una pérdida de elasticidad de la estructura elástica conjuntiva del pulmón. En la espiración el pulmón no llega ya a retraerse completamente. El envejecimiento generalizado del tejido conjuntivo actúa obviamente a nivel pulmonar. El mecanismo de este decaimiento se describió en el capítulo 23.

El enfisema senil es empeorado por el tabaco, que pone en juego reacciones químicas complejas que consiguen también la destrucción del tejido elástico pulmonar.

El tratamiento clásico del enfisema recurre al drenaje de los bronquios, a los medicamentos dilatadores de los bronquios, a los antibióticos, a la rehabilitación respiratoria. Como siempre, se trata de un tratamiento referente a las consecuencias del enfisema y no sobre la causa.

Al actuar sobre el tejido elástico del pulmón, las hormonas masculinas pueden prevenir el enfisema crónico y la falta de aliento causada por la edad. El efecto será más eficaz cuando el tratamiento se haya emprendido a partir de la aparición de los primeros síntomas.

27

Las Metamorfosis de la Silueta

La Hinchazón

El hombre con enfermedad androgénica de la andropausia tiende "a inflarse" y su silueta a modificarse. El volumen del abdomen sobrecargado en grasa aumenta aún más debido a los gases acumulados en gran cantidad en el tubo digestivo.

La hinchazón es caprichosa. Aparece, al principio, de manera episódica. El vientre se infla, es necesario aflojar el cinturón y desabrochar a veces los pantalones. Resumidamente, el vientre no vuelve a entrar ya. Poco a poco la hinchazón se reproduce cada día y se intensifica durante las horas diurnas. Por la noche la inflación está en su cima, luego, esta desaparece durante la noche. Finalmente, el vientre sigue siendo tenso permanentemente, casi simulando un embarazo. Muy característica, este tipo de hinchazón no se reabsorbe por la eliminación de gas o de heces. Los alimentos digeridos y los gases deben cruzar 8 metros de intestino, por término medio, antes de ser evacuados por la contracción de una importante musculatura*. Los músculos intestinales degeneran en el hombre con enfermedad androgénica de la andropausia, como el conjunto de su musculatura (capítulo 17) por falta de secreción de hormonas masculinas. Le sigue una atonía de las fibras musculares intestinales que se vuelven incapaces de contratarse normalmente. Por lo tanto, la hinchazón se vuelve permanente. El tratamiento clásico del exceso de gas en el

---

* El motor del tubo digestivo está constituido por la musculatura del intestino delgado y grueso. El intestino delgado mide 6,5 metros aproximadamente e implica de 15 a 16 flexuosidades. Está formado por una capa superficial de fibras musculares longitudinales y por una capa profunda de fibras circulares.
La longitud del intestino grueso es de 1,5 metros por término medio. Como el intestino delgado, está formado por dos capas musculares.

vientre utiliza medicamentos que tienen la propiedad de fijar los gases. El carbón de origen vegetal fue usado y se emplea aún a tal efecto. Una vez más, se trata el exceso de gas, consecuencia de la hinchazón, y no la musculatura intestinal atónica, causa de la hinchazón. Es totalmente corriente ver el talle de un hombre hinchado disminuir 10 centímetros en algunas semanas, gracias al tratamiento de hormonas masculinas que tonifican de nuevo la musculatura intestinal, mientras que la posible pérdida de peso aún no tuvo efecto sobre la redondez. Las hormonas masculinas tonifican la musculatura intestinal del hombre con enfermedad androgénica de la andropausia y previenen la hinchazón.

La Hipertrofia de las Mamas

Es necesario saber que el hombre secreta normalmente una escasa cantidad de hormonas femeninas y una gran cantidad de hormonas masculinas. La andropausia es el mundo al revés. El hombre pierde no solo los atributos de su sexualidad, sino que se feminiza progresivamente. Este fenómeno es causado por las modificaciones de las hormonas sexuales hacia un determinado predominio de las hormonas femeninas que causan la feminización. En la mujer, sucede a la inversa. Secreta normalmente hormonas femeninas y hormonas masculinas, antes de la menopausia. Después, el equilibrio se rompe y aparece un determinado predominio de las hormonas masculinas. Es lo que explica la aparición de bigote en la mujer con menopausia.

Las hormonas femeninas del hombre

Se pensó demasiado tiempo que las hormonas masculinas eran las únicas hormonas sexuales del hombre. ¡El médico proporcionaba solamente la testosterona plasmática para hacer un diagnóstico!, sin tener en cuenta la posible acción contraria de las hormonas femeninas. ¡Algunos médicos negaban hasta la existencia de hormonas femeninas en el varón! Con todo, algunos tumores del testículo secretan hormonas femeninas, y sus tasas pueden elevarse en algunos casos de cirrosis del hígado. La secreción de hormonas femeninas por el testículo es un concepto actualmente adquirido en endocrinología. El estradiol es un subproducto también del metabolismo de la testosterona. La subida de la tasa de estradiol plasmático es frecuente en el hombre con enfermedad androgénica de la andropausia. Su mecanismo complejo requeriría la escritura de un libro especializado. El exceso de hormonas femeninas, generalmente acompañado de desórdenes de la secreción de las hormonas masculinas, produce toda una serie de desórdenes en el hombre: la atrofia de la próstata [1], las enfermedades cardiovasculares, los desórdenes sexuales.

En estado normal, las mamas del hombre son rudimentarias, el pezón y el anillo que las rodea también son poco desarrollados. La aparición de una hipertrofia de la mama es el efecto más visible de la feminización de los hombres con enfermedad androgénica de la andropausia. Todos no lo dicen, sin embargo, el fenómeno no es tan raro. Basta con observar, en la playa, los pechos caídos de hombres viejos. La ginecomastia* se desarrolla unilateralmente o a ambos lados. Es a menudo discreta, pero puede, a veces, corresponder al volumen del seno femenino. El seno puede convertirse incluso en sensible y doloroso. Estos síntomas son la expresión de un desequilibrio aún más profundo de las hormonas sexuales. La hipertrofia de la mama debe tratarse desde su principio, los resultados terapéuticos son mejores en ese momento. Los síntomas responden en general a la regularización de las hormonas sexuales. La sensibilidad desaparece en algunos días. El reblandecimiento de la mama se hace en un plazo de dos a tres semanas, y la reducción del volumen de la mama en dos meses aproximadamente.

---

* Ginecomastia es el nombre otorgado al aumento de las glándulas de la mama en el hombre.

28

La Insuficiencia Renal

Los riñones son verdaderas estaciones de filtración que purifican la sangre de los residuos tóxicos del metabolismo. Los residuos principales forman la urea, procedente de la degradación de las proteínas.

El decaimiento vinculado a la enfermedad androgénica de la andropausia induce dos mecanismos que implican la destrucción progresiva de los riñones. En primer lugar, la arteriosclerosis de las arterias renales, a continuación, la hipertensión en las cavidades renales por donde pasa la orina. Estas dos patologías conducen a la insuficiencia renal y, eventualmente, a la muerte por uremia.

Las arterias renales participan en el proceso degenerativo que se generaliza progresivamente en el conjunto de la red arterial (capítulo 18). Resulta una falta de oxígeno para el tejido renal que se atrofia provocando un pequeño riñón esclerosos. La esclerosis renal causa a su vez dos fenómenos particulares, extremadamente perniciosos para el organismo, uno por exceso, otro por defecto de secreción del tejido renal. El sufrimiento renal causa la liberación de una enzima*, la renina que causa el aumento de la producción de hormonas de la hipertensión, empeorando así la hipertensión y la arteriosclerosis.

Por otra parte, el riñón enfermo se vuelve incapaz de secretar una hormona necesaria, la eritropoyetina, que estimula normalmente la formación de los glóbulos rojos. Este fenómeno causa y empeora la anemia en el hombre con enfermedad androgénica de la andropausia.

---

* La enzima es una sustancia proteica que facilita y aumenta una reacción bioquímica.

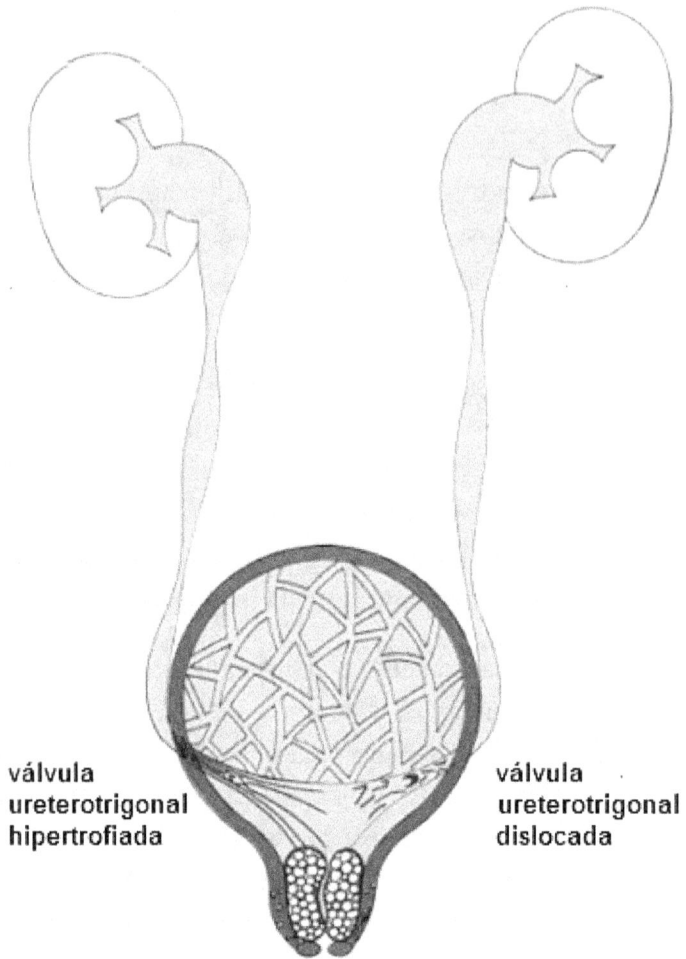

válvula
ureterotrigonal
hipertrofiada

válvula
ureterotrigonal
dislocada

Fig. 48

El obstáculo prostático causa una reacción de la musculatura del uréter en su reunión con la vejiga. Inicialmente la válvula ureterotrigonal se hipertrofia y causa un obstáculo al flujo de la orina (a la izquierda). El uréter se dilata hacia atrás. El riñón se destruye progresivamente. A continuación, la musculatura de la válvula ureterotrigonal se disloca. La orina refluye en el uréter dilatado (a la derecha). El riñón se destruye progresivamente.

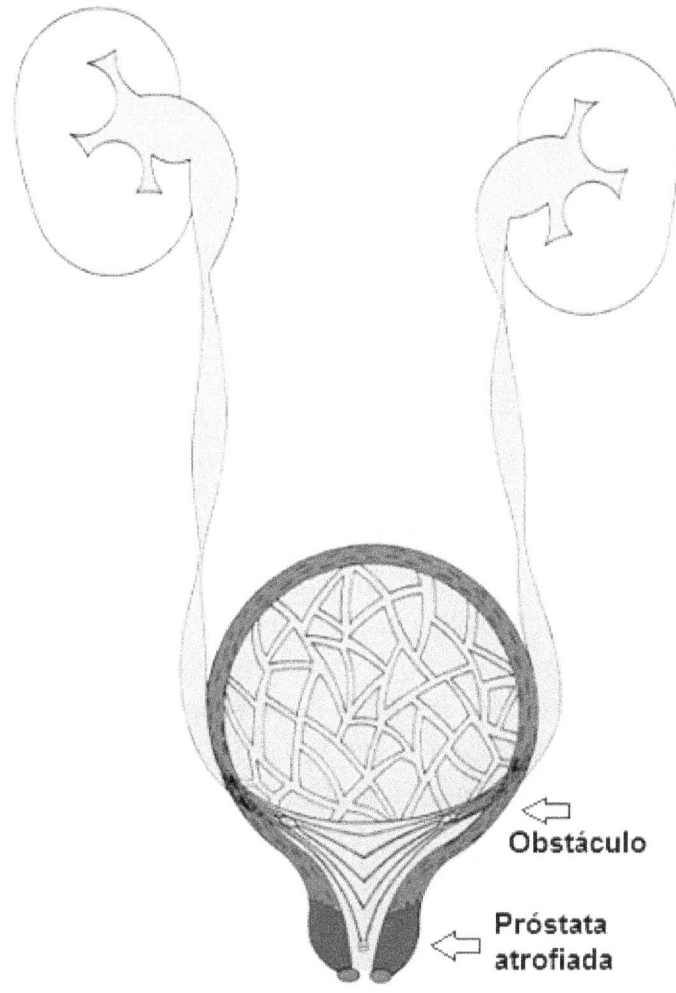

Fig. 49

La atrofia de la próstata constituye un obstáculo a la micción. El músculo vesical reacciona y se hipertrofia. La musculatura del trígono se espesa también. El diámetro del uréter intravesical se reduce y los uréteres se dilatan hacia atrás.

Al cruzar el filtro renal, la sangre se deshace del exceso de agua y los residuos del organismo para producir la orina que pasa a las cavidades renales antes de ser propulsada por los uréteres en la vejiga. De allí, es emitida hacia el exterior por la uretra.

La vía urinaria es un conjunto de sistemas elásticos. Las enfermedades de la próstata son obstáculos permanentes a la micción. Destruyen no solo la vejiga, sino también los elementos situados hacia arriba: los uréteres, las cavidades renales y los riñones.

La vejiga reacciona a un obstáculo prostático hipertrofiando su musculatura inicialmente, y se convierte en totalmente atónica cuando el obstáculo no es suprimido a tiempo. Esta patología acarrea otra menos conocida, la deformación de la válvula del uréter cuyo papel principal es impedir el reflujo de orina hacia el riñón. Esta válvula se estrecha inicialmente. A la larga, se disloca [1]. Describí en detalle los mecanismos de destrucción de la vía urinaria y otros detalles técnicos sobre la enfermedad androgénica de la andropausia en un libro parecido a las ediciones Maloine en 1988 [2]. El lector que tiene curiosidad hallará allí explicaciones fáciles de asimilar.

La deformación de la válvula del uréter constituye un obstáculo al flujo de orina hacia la vejiga. Este fenómeno causa la hipertensión en las cavidades renales responsables de una serie de desórdenes característicos.

El dolor nefrítico, generalmente consecuencia de la obstrucción de los uréteres por un cálculo, es insoportable. Cuando existe un obstáculo prostático, la musculatura de la reunión de los uréteres en la vejiga se contrata causando una crisis de cólicos* nefríticos en ausencia de cálculo. Este fenómeno, poco conocido, explica algunos

---

* El cólico es un dolor que ocurre en forma de acceso violento, experimentado en las vísceras del vientre.

dolores nefríticos cuya causa no es clara. Es necesario pensar en eso tanto más en cuanto las crisis nefríticas se repiten y se acercan, y en los casos de cólicos nefríticos bilaterales.

La tasa ideal de urea en la sangre es de veinticinco a treinta miligramos por cien mililitros de plasma. Cuando la vía urinaria se bloquea, incluso parcialmente, la presión aumenta en las cavidades renales oponiéndose a la filtración y a la depuración. Una determinada cantidad de urea da la vuelta en la circulación general y aumenta su concentración en la sangre. Es lo que explica la subida progresiva de la tasa de urea.

El sufrimiento renal progresa insensiblemente, aunque la obstrucción prostática no evoluciona, ya que el sistema elástico de vía urinaria se dilata comprometiendo la propulsión de la orina. En estado normal, la vía urinaria debe siempre estar libre. Un obstáculo al flujo de la orina, al parecer poco importante, constituye una resistencia anormal que implica, a la larga, la destrucción de los riñones. Este concepto no es siempre bien entendido. Es, sin embargo, esencial, ya que la obstrucción de la vía urinaria, incluso moderada, es incompatible con una larga vida.

Es necesario desconfiarse de las tasas de urea que oscilan permanentemente en torno a cuarenta miligramos por cien mililitros de plasma. Cuando este límite superior de la tasa de urea se alcanza, es necesario hacer un chequeo urológico completo.

Si el obstáculo prostático permanece a pesar del sufrimiento renal, la orina que no puede evacuarse se mezcla con la sangre y eleva la concentración de urea, causando la uremia. El término de uremia es sinónimo de quiebra de la función excretoria del riñón, y se traduce en una subida de la tasa de la urea sanguínea por encima de los 50 miligramos por cien mililitros de plasma.

La muerte por uremia es relativamente suave. El paciente se duerme progresivamente, la urea tiene propiedades somníferas. Por otra parte, gracias a esta comprobación la idea acabó en la fabricación de barbitúricos* a partir de la urea.

Las propiedades sedantes de la urea explican el cansancio, los desórdenes de la memoria y la creatividad cuando su tasa comienza a elevarse en la sangre. Constituyen un verdadero toque de alarma.

A pesar de un chequeo al parecer normal, las jaquecas y vértigos, acompañados o no de cansancio, deben hacer pensar en la hipertensión en las cavidades renales, patología desconocida y, por lo tanto, no buscada.

Los uréteres y las cavidades renales bajo tensión excesiva causan desórdenes reflejos de la motricidad intestinal. La mala digestión y la hinchazón del vientre son muy frecuentes. Es necesario saberlo para evitar tomar polvos digestivos inútilmente durante años. La vía urinaria tapada causa la retención de agua. Puede alcanzar varios litros y causar edemas en las piernas. Una retención de agua de dos o tres litros es ya significativa. Se manifiesta en los sitios donde la piel es más fina. El edema de los párpados debe llamar la atención.

El diagnóstico de la insuficiencia renal se hace por una simple extracción de sangre. Se puede entonces realizar una radiografía de las vías urinarias (la urografía intravenosa) para comprobar su estado. Este examen se practica inyectando una solución de yodo en el brazo. Algunos minutos más tarde, penetra en las vías urinarias, que son visualizadas en su conjunto mostrando las anomalías características. La insuficiencia renal progresiva es causada por la persistencia de obstáculos prostáticos y la arteriosclerosis de las arterias renales, que se desarrollan en algunos hombres con enfermedad androgénica de la andropausia.

---

* Se dice de un ácido cuyos derivados se utilizan como sedantes (veronal, gardenal).

29

Pérdida de audición y problemas de visión

El sonido que golpea el tímpano se transmite al interior del oído mediante una cadena de huesecillos unidos entre sí. Privados de hormonas masculinas, se degeneran como todo el tejido óseo. El debilitamiento del oído anuncia una sordera inminente.

Trastornos de la visión

Las patologías de la visión más frecuentes son las siguientes:
- Presbicia
- Cataratas
- Glaucoma
- Desprendimiento de retina
- Degeneración macular asociada a la edad (DMAE)

Los trastornos oculares en los hombres con la enfermedad androgénica de la andropausia son el resultado de graves cambios vasculares, fenómenos de esclerosis, trastornos de la glucemia y trastornos del calcio, que son consecuencia de una secreción insuficiente de hormonas masculinas.

La adaptación de la visión depende, por tanto, de todo un sistema de músculos cuyo tono es necesario para una visión correcta. La involución generalizada de los músculos en la época de la andropausia no perdona a los tejidos oculares. Los problemas oculares que aparecen en torno a los cuarenta y cinco años son una señal de alarma del declive hormonal.

Cuando conocemos la importancia de la influencia de las hormonas masculinas en la red arterial, ¿podemos descuidar el tratamiento hormonal preventivo?

Los trastornos oculares en los hombres con la enfermedad androgénica de la andropausia son el resultado de importantes cambios vasculares, fenómenos de esclerosis y alteraciones de la glucosa. Son las consecuencias de una secreción insuficiente de hormonas masculinas.

La pérdida de visión en los ancianos suele ser una manifestación de la arteriosclerosis. Las arterias del ojo se vuelven progresivamente escleróticas. La arteriosclerosis está causada por la falta de andrógenos [1]. En 1998, aconsejé a una mujer de setenta años, que había sufrido pérdidas hemorrágicas causadas por la "clásica" e innecesaria Terapia de Reemplazo Hormonal (TRH), que revisara sus hormonas masculinas [2]. Por desgracia, siguió el consejo de su médico de cabecera de no hacer nada. Más tarde, al cabo de unos años, desarrolló un desprendimiento de retina y ahora está casi ciega.

La Terapia de Reemplazo Hormonal (TRH) y la Pérdida de Audición en las Mujeres

Los problemas de audición son frecuentes en las personas mayores, y a medida que la población envejece, también lo hace el número de centros de estudios auditivos.

La Terapia de Reemplazo Hormonal (TRH) "convencional", innecesaria para las mujeres, provoca una disminución de la secreción de andrógenos. Como resultado, se desarrollan la arteriosclerosis y las enfermedades del envejecimiento. Además, la TRH favorece el cáncer de mama.

Numerosas investigaciones han demostrado que las mujeres que reciben TRH pierden más audición que las que no reciben tratamiento. Por lo tanto, deben escapar de los hábitos médicos monolíticos con el uso de la TRH tradicional.

La audición es el resultado de la acción de toda una serie de músculos que activan una serie de huesecillos. La falta de testosterona provoca una atrofia muscular generalizada, y los músculos del oído no se libran de esta degeneración. Lo mismo ocurre con los huesecillos del oído, que se ven perjudicados por la falta de testosterona tanto en hombres como en mujeres.

En 2017, Curhan y sus colegas de la División Channing de Medicina de Red, Departamento de Medicina, Hospital Brigham y de Mujeres, Escuela de Medicina de Harvard, Boston, Massachusetts, mostraron que, en las mujeres posmenopáusicas, la TRH oral se asoció con un mayor riesgo de pérdida de audición. La mayor duración del consumo se asoció a un mayor riesgo [3].

Deficiencia de la Inmunidad

Los medios de comunicación anuncian frecuentemente el incidente que causa una fractura del cuello del fémur en un anciano famoso, precisando que tardará numerosos meses en readaptarse después de la instauración de una prótesis de cadera.

Unos o dos años más tarde, los medios de comunicación anuncian la muerte del mismo personaje famoso a raíz de una infección pulmonar... la cronología, fractura del cuello del fémur y muerte causada por una infección pulmonar, es extremadamente frecuente y significativa.

La testosterona estimula la inmunidad. La disminución de la secreción de los andrógenos induce la disminución de la producción de los linfocitos que favorece así la aparición de infecciones y cánceres [1-3].

La testosterona es un regulador de la inmunidad, propiedad que posee un organismo de ser refractario a algunos agentes patógenos.

SIDA

Los andrógenos pueden ser de la más alta importancia en los pacientes que sufren del SIDA cuando son débiles, sufren de estrés y están desprovistos de linfocitos.

Klein S.A. y sus colaboradores demostraron esta acción protectora de los andrógenos sobre los linfocitos en 1997 [4] en un hombre de 37 años, con estado de delgadez extremo. Después de tres semanas de tratamiento por un andrógeno (la 1 alfa-dihidrotestosterona), se redujo la destrucción espontánea de los linfocitos un 34 % con relación al principio del tratamiento. Al mismo tiempo se mejoraron extraordinariamente el estado general y alimenticio

En 2009 una publicación del *Program on Developmental Endocrinology and Genetics of National Institutes of Health*, Bethesda, MD, ha descrito la prolongación de los telómeros de los linfocitos bajo la influencia de los andrógenos, demostrando así sus capacidades de multiplicación de los linfocitos e incluso de las otras células del sangre [5]. Los telómeros protegen a los cromosomas de los daños, y una menor longitud de los telómeros de los leucocitos es un marcador del avance de la edad biológica. La telomerasa interviene en el tamaño de los telómeros.

Covid-19 e Infecciones Víricas

La inmunodeficiencia es más común después de los 60 años. El reciente ejemplo de la pandemia de COVID-19 lo ha demostrado. La edad media de la muerte debida a la infección era de unos 80 años.

La esperanza de vida en los países más desarrollados en términos de salud pública es de 82 años. A esta edad muchas muertes son causadas por infecciones promovidas por una inmunidad deficiente.

En general, la disminución de la inmunidad después de los 40 años depende de la disminución de la secreción de testosterona [1-2-3-4-5] pero también de la secreción de melatonina después de 50 años. Estudios recientes han demostrado el valor de la melatonina en el tratamiento de casos graves de la enfermedad de COVID-19 con muy buenos resultados [6-7]. En conclusión, para prevenir las infecciones causadas por el envejecimiento de la inmunidad, es conveniente compensar las deficiencias hormonales después de los 40 años. Se puede medir la producción diaria de testosterona y melatonina. La compensación hormonal es barata.

Cáncer

Según la Organización Mundial de la Salud, el cáncer es una de las principales causas de muerte en todo el mundo, causando 9.555.027 millones de muertes en 2018.

El defecto de producción de los andrógenos en el hombre carente en hormonas masculinas podría favorecer la disminución de la producción de linfocitos, promocionando así la aparición de cánceres.

Uno de los ámbitos de investigación sobre la inmunidad es la prevención y el tratamiento de los tumores. Hoy en día, se ha avanzado considerablemente en la comprensión de los mecanismos del cáncer, gracias a los trabajos de James Allison y Tasuku Honjo. Fueron galardonados con el Premio Nobel de Fisiología o Medicina en 2018 por su descubrimiento del tratamiento del cáncer mediante la inhibición de la regulación inmunológica negativa. La inmunoterapia se considera, cada vez más, una terapia alternativa. Algunos tumores específicos pueden incluso curarse con tratamientos que utilicen las herramientas de la inmunidad, y la industria farmacéutica ya ha sacado al mercado medicamentos contra el cáncer aprobados por la Administración de Alimentos y Medicamentos de Estados Unidos (FDA).

La prevención de tumores puede beneficiarse del tratamiento preventivo con melatonina, según el trabajo de Russell J. Reiter, del Centro de Ciencias de la Salud de la Universidad de Texas en San Antonio [8]. Sin la prevención, el futuro de los ancianos es desarrollar la arteriosclerosis y la enfermedad de Alzheimer, o formar tumores. Ya hemos visto que la arteriosclerosis se puede prevenir. Su tratamiento preventivo con mesterolona a partir de los cuarenta años es decisivo. Si la melatonina se toma al mismo tiempo que la mesterolona, el resultado será más impresionante para evitar el desarrollo de tumores [9].

31

La Depresión Nerviosa

El hombre con la enfermedad androgénica de la andropausia vive una alteración completa de sus estructuras mentales porque el cerebro, gran consumidor de hormonas masculinas, ya no se estimula y degenera. La depresión se instala y causa la aparición de una muchedumbre de síntomas negativos que van a trastornarlo todo. La Organización Mundial de la Salud considera que la depresión nerviosa alcanza a más de 350.000.000 de individuos cada año [1]. Más o menos un 50 % de las consultas médicas son justificadas por esta enfermedad cuya causa, curiosamente, no se conoce. La acción de las hormonas masculinas sobre el sistema nervioso debería hacer reflexionar.

Se conoce hoy la importancia de la acción de las hormonas masculinas sobre las células nerviosas y sobre el comportamiento. Una obra entera sería necesaria para desarrollar el tema en tanto que los estudios son numerosos y sobrepasan el marco de este libro. Las líneas que seguirán van a hacernos descubrir un aspecto inesperado de las hormonas sexuales que controlan no solo nuestra sexualidad, sino también nuestros pensamientos, nuestros humores y nuestros comportamientos.

Las células nerviosas recogen específicamente las moléculas de las hormonas sexuales. Algunos estudios demostraron la concentración impresionante de hormonas sexuales en el sistema nervioso. La demostración fue hecha, en la rata, con una inyección de dihidrotestosterona marcada con isótopos radiactivos. En el animal sacrificado los cortes histológicos demostraron la localización de las moléculas marcadas en las distintas estructuras nerviosas.

Las moléculas de hormonas masculinas se encuentran en las células del cerebro, del cerebelo, de la médula espinal y en las células de los nervios craneanos.

Las hormonas masculinas se concentran esencialmente en las células nerviosas motrices que controlan la acción y el movimiento. Las hormonas femeninas están sobre todo presentes en las células nerviosas sensibles.

La radiactividad de las hormonas masculinas está también presente en los otros constituyentes del cerebro, por ejemplo, en las arterias y los ventrículos[*].

La presencia de las hormonas masculinas en el cerebro es tan importante que se puede plantear la cuestión de su insuficiencia en algunas enfermedades degenerativas del sistema nervioso.

Existen también centros cerebrales de la sexualidad. Su sensibilidad a la acción de las hormonas sexuales masculinas y femeninas explican las diferencias de los comportamientos sexuales. El comportamiento en su conjunto depende, por lo tanto, de la acción de las hormonas sexuales sobre las células nerviosas.

La Agresividad - El Predominio - La Libido

Todos los padres conocen ese período difícil de la pubertad en los muchachos, en el momento en que todas las estructuras del organismo son impregnadas masivamente por las hormonas masculinas.

---

[*] Los ventrículos son cavidades cerebrales que contienen un líquido particular, el líquido cerebroespinal.

La oposición de caracteres y la agresividad de los adolescentes es la señal psicológica de una evolución biológica natural. Es inevitable y constituye, desgraciadamente para los padres y para los adolescentes, un período bastante doloroso de tres o cuatro años, hecho de incomprensión y confrontaciones.

Los impulsos agresivos causados por las hormonas masculinas fueron objeto de varios estudios científicos que demuestran la concordancia entre las tasas de hormonas masculinas y la respuesta agresiva.

Harold Persky y sus colaboradores estudiaron las reacciones de hombres sujetos a pruebas psicológicas específicas vinculantes, que permiten cuantificar los distintos grados de la ansiedad, la depresión y la agresividad [2]. Se distribuye a los hombres estudiados en dos grupos de edades. El primer grupo está formado por hombres jóvenes cuya media se sitúa en torno a los 22 años. El segundo grupo está constituido por hombres que tienen una edad media de 45 años. Las tasas de testosterona plasmática y la producción diaria de testosterona se determinan antes para cada individuo, y también durante las pruebas psicológicas.

Correlación de la tasa de testosterona plasmática de dos grupos de hombres sujetos a pruebas de agresividad	
	Tasa de testosterona en nanogramos / 100 ml
Hombres jóvenes	685
Hombres viejos	404

Tabla 28

Según Persky and coll. [2]

La comparación de los dos grupos es especialmente interesante. Los hombres jóvenes muestran reacciones de hostilidad proporcionales a las tasas de testosterona, los más agresivos tienen las tasas más elevadas. Se puede predecir a partir de las tasas hormonales cuál será la intensidad de esta respuesta. Las reacciones de los hombres viejos son independientes de las tasas de sus hormonas masculinas probablemente debido a la insuficiencia de secreción.

Se demostró la misma relación entre las tasas de hormonas masculinas y la agresividad de jugadores de hockey [3]. Se cuantificaron algunos factores como el temperamento de líder, la competitividad, el juego ofensivo, la tolerancia a la frustración, la utilización de la fuerza en contactos corporales, la respuesta a la amenaza y la agresividad global según una escala que iba de 1 a 5. Los autores constataron que existe una correlación positiva entre la importancia de las reacciones agresivas y las tasas de testosterona plasmática. La respuesta violenta a la amenaza corresponde a las tasas más elevadas de hormonas masculinas.

Las estadísticas de mortalidad causada por accidentes en los Estados Unidos son también edificantes si se compara la tasa de mortalidad de las mujeres con la de los hombres en función de la edad [4]

Muertes por accidentes registrados en los Estados Unidos en 1982 [4]			
Menos de 65 años		Más de 65 años	
Hombres	Mujeres	Hombres	Mujeres
54.000	17.000	12.000	11.000

Tabla 29

La lectura de la tabla 29 es totalmente significativa. Antes de los 65 años, los hombres se mueren más tres veces más de muerte violenta que las mujeres. Tras los 65 años, perdiendo sus hormonas sexuales y su agresividad, se implican comportan como las mujeres ante las dificultades exteriores.

En 1975, Robert Rose y sus colaboradores observan los comportamientos de cuatro monos macacos masculinos puestos en presencia de 13 hembras. Las relaciones del grupo causan variaciones asombrosas: los porcentajes de testosterona se elevan progresivamente en el varón dominante y se hunden un 80 % en el varón dominado por los otros tres. Si se introduce al varón dominante en otro grupo de monos dirigido por un líder que no llega a dominar, su porcentaje de testosterona se reduce durante la primera semana de la confrontación para alcanzar un 80 % de los valores iniciales 6 semanas más tarde [5]. Este fenómeno evita los combates mortales y permite la coexistencia de los varones en una misma organización social. Mientras permanece sujeto a la presencia del varón dominante, el mono dominado fabrica menos hormonas masculinas y sigue siendo flexible y aprensivo, con una libido escasa. Basta con separarlo del líder para que recupere, al mismo tiempo que una secreción testicular normal, libido y agresividad.

El predominio del hombre depende también de la secreción testicular. La tasa de testosterona se determinó en 36 presos distribuidos en tres grupos de 12 según su grado de predominio y sujetos a pruebas psicológicas de agresividad [6].

El primer grupo está constituido por hombres que demuestran una agresividad crónica: agresiones físicas violentas, ataques con agravantes, crímenes, y palabras agresivas y amenazas a pesar de su encarcelamiento.

El segundo grupo está formado por hombres socialmente dominantes que ocupan elevadas situaciones en la jerarquía social, "criminales de cuello blanco" encarcelados por robo, tráfico de drogas, dinero ilícito. Por fin, el tercer grupo implica presos no violentos y socialmente no dominantes.

Correlación de la tasa de testosterona plasmática con el grado de predominio del hombre	
Grado de predominio	Tasa de testosterona en nanogramos /100 ml
Hombres no agresivos	599
Hombres socialmente dominantes	836
Hombres agresivos	1010

Tabla 30

Según Ehrenkrantz J, Bliss E. et Sheard M.H. [6]

La experiencia demuestra que los más agresivos tienen las tasas de testosterona más elevadas, y los menos agresivos las tasas más bajas. Los hombres socialmente dominantes tienen una tasa intermedia. Las tasas hormonales son características de cada individuo y varían poco según los días. Los hombres más agresivos son especialmente insensibles a la ansiedad [6].

En tenistas que disputan un partido por la victoria, las tasas de testosterona son más elevadas que en los perdedores. La tasa de testosterona se eleva también en los estudiantes dentro de las horas que siguen a la entrega de sus títulos durante una ceremonia pública [7]. La subida de estatuto social que significa un mayor mérito y que obtiene una sensación de alegría y de profundo cumplimiento, se traduce en el hombre por una subida de la secreción de las hormonas masculinas.

La intensidad de la libido es condicionada por la intensidad de la secreción de las hormonas masculinas. Las hormonas masculinas secretadas en cantidad demasiado grande causan la hipersexualidad. En algunos casos, el fenómeno es a veces tan intenso que da lugar a crímenes sexuales. Antes, se castraba a los criminales. Muy afortunadamente se dispone, hoy, de medicamentos capaces de neutralizar la acción de las hormonas masculinas.

Lederer [8] describe un caso de hipersexualidad ejemplar: "M.C., profesor de Universidad, se casó a la edad de 22 años, por razones de conveniencias mundanas, con otra persona que aquella que le gustaba. Tenía relaciones sexuales regulares con su esposa, a quien dio 5 niños. Tomaba rápidamente a una amante, con quien tenía relaciones sexuales casi diarias. Eso para él no bastaba. Tenía aún (y eso hasta 2 o 3 veces al día) relaciones sexuales con mujeres de compañía. En caso de necesidad, no despreciaba tener sexo con un hombre joven. Eso ya le valió varios problemas serios con las autoridades judiciales. Con motivo de uno de estos, fue mandado a mi consulta. Tenía la actitud exterior del hipersexual: la mirada brillante, una barbilla acusada, un vello importante sobre todo del cuerpo. Órganos genitales muy desarrollados. Al administrar a este hombre fogoso un medicamento que neutraliza los efectos de la testosterona (el acetato de ciproterona), las cosas se arreglaron".

La neutralización de las hormonas masculinas obtiene una relajación psicológica y la agresividad es sustituida por la serenidad. Sin embargo, el tratamiento con antihormonas masculinas administrado a fuertes dosis causa la impotencia y el fracaso sexual.

Falta de Creatividad, Pérdida de Memoria, Caída del Dinamismo, Trastornos de la Personalidad

El hombre mentalmente sano es capaz de adaptarse a las distintas situaciones de un mundo exterior extremadamente cambiante. Su relación con el entorno, el medioambiente, el mundo en el cual vive, implica distintos aspectos relacionales que se refieren a los pensamientos, el humor, la vida instintiva, las ambiciones, la voluntad, el comportamiento y el autoconocimiento. Estas aptitudes dependen en gran parte de la impregnación del cerebro por las hormonas sexuales. Esta es la razón por la que el hombre con enfermedad androgénica de la andropausia pierde progresivamente sus facultades mentales en un contexto depresivo.

Mauvais-Jarvis y de Lignières consideraban ya en 1979 que la endocrinología de la depresión debería ser uno de los temas más urgentes de la investigación, la incidencia de la falta de hormonas masculinas sobre la enfermedad depresiva del hombre ya parecía ser muy elevada [9].

Enfermedad depresiva y falta de hormonas masculinas en el hombre		
Pacientes que consultan por impotencia	Número de casos	Testosterona plasmática en nanogramos/100 ml
Depresivos	8	205
Non depresivos	9	645

Tabla 31

Según de Lignières et Mauvais-Jarvis [9]

Se alcanzan todas las facultades mentales progresivamente, la creatividad la primera. Esto es especialmente sorprendente en los artistas, pintores, escultores o escritores, de los que la obra señala el paso y decepciona en el momento de la andropausia. El tratamiento hormonal reactiva sus facultades de creación, que vuelven sus obras más fuertes y bonitas.

En el hombre normal, la capacidad de fijación de la memoria varía en función de la edad. Un niño de tres años retiene una serie de tres cifras. A los cuatro años, retiene una serie de cuatro cifras.

Entre los seis y los ocho años, retiene una serie de 5 cifras, a los diez años una serie de 6 cifras y a los catorce años, una serie de 7 cifras. La serie más larga que el adulto normal puede retener oscila en los alrededores de las 7 cifras.

El tratamiento clásico de la depresión utiliza antidepresivos. Entre ellos, los inhibidores de una enzima cerebral, la monoamino oxidasa. No se soportan siempre bien y pueden causar vértigos, males de cabeza, náuseas y estreñimiento. Es interesante destacar que la *testosterona es un inhibidor natural de la monoamino oxidasa* y que la desaparición de los síntomas depresivos puede obtenerse en algunos días, en cuanto el cerebro se impregne suficientemente de hormonas masculinas [10].

La pérdida de memoria es uno de los primeros síntomas de la enfermedad androgénica de la andropausia. Curiosamente, son los hechos recientes los que se olvidan en primer lugar, mientras que las imágenes del pasado permanecen en la memoria. El hombre con enfermedad androgénica de la andropausia olvida instantáneamente la respuesta que recibió a una de las cuestiones que repite, a veces en sucesivas ocasiones, sin darse cuenta. Por consiguiente, se vuelve muy difícil dar cursos o hacer discursos de síntesis. El hombre con enfermedad androgénica de la andropausia es incapaz de fijar sus ideas. La pérdida progresiva de sus facultades mentales hace de él un parado incapaz de reintegrarse en la sociedad.

Por la mañana, el hombre con enfermedad androgénica de la andropausia se levanta cansado. Durante el día, se arrastra. Al límite, está cansado de estar cansado. Todas sus estructuras cerebrales están desprovistas de hormonas masculinas, se vuelve incapaz de utilizar plenamente el conjunto de sus facultades intelectuales y no percibe ya ningún objetivo que deba realizarse. "Actuar" y "querer" son conceptos perdidos, ya que el impulso vital desapareció. En el fondo de sí mismo, instintivamente, sabe que la cuenta atrás comenzó y que no hay ya nada que esperar. Cuántas veces oyó: "Tengo bastante, vuelvo a mis asuntos"; o: "Mi oficio ya no me motiva, no sé qué más hacer"; o también: "Pensaba representarme a las elecciones, pero abandono". Yo he oído a los mismos decirme, después del tratamiento hormonal: "Se acabó de meterme solo en mis asuntos. Al contrario, creé novedades"; o: "Reconsideré mi oficio, vuelvo a partir hacia nuevos horizontes"; o también: "Finalmente, me presenté y gané las elecciones". Es algo totalmente refrescante.

No hay instinto sexual sin hormonas masculinas. Es porque impregnan el cerebro permanentemente, que se revuelve en la calle viendo pasar una bonita mujer. La ausencia de libido puede ocurrir de la noche a la mañana; generalmente, se instala progresivamente y algunos hombres se adaptan tanto más en cuanto son más viejos. Los otros pretenden tranquilizarse. Se dicen que el fenómeno es momentáneo. A continuación, buscan toda clase de excusas. Poco a poco la inquietud se manifiesta. Las relaciones sexuales se hacen cada vez más raras, los meses pasan sin ningún deseo sexual. La repercusión sobre la pareja es inevitable, sobre todo cuando la compañera es joven. La comprensión da rápidamente paso a las sospechas: "Me traiciona"; o peor: "No le gusto ya". Por lo tanto, el círculo vicioso de la incomprensión mutua se desencadena por una parte, con una mujer cada vez más fría, y por otra parte, un hombre atormentado por el temor al fracaso. A la larga, la situación se vuelve intolerable o incluso dramática, y consigue inevitablemente la separación de los amantes. Todo eso tendría quizá que poderse arreglar si la falta de hormonas no hubiera empeorado la situación. ¡Por eso es necesario saberlo! Para mantener su equilibrio, el individuo debe sin cesar de protegerse de las agresiones procedentes del mundo exterior poniendo atención en su equilibrio hormonal, que es controlado por el cerebro. El mecanismo es siempre el mismo, en todas las circunstancias de la vida: pérdida de un ser querido, desempleo, quiebra, intervención quirúrgica, quemaduras, conflicto sin salida. El conjunto de las reacciones del organismo a la agresión fue magistralmente descrito y probado por el fisiólogo canadiense Hans Selye bajo el nombre *Síndrome general de la adaptación*, que se llama generalmente el efecto del "estrés". Todo comienza por una reacción de alarma que moviliza las hormonas de las glándulas adrenales (cortisol y adrenalina) que son las verdaderas hormonas de la urgencia. Al mismo tiempo la secreción de las hormonas masculinas se eleva, aumentando la agresividad y proporcionando las reservas energéticas necesarias para el combate o para la fuga (aumentando el metabolismo de los músculos). A continuación, si el estrés se prolonga o se reproduce con demasiada frecuencia, la secreción de las hormonas masculinas se agota y conduce a la depresión, a la incapacidad de reaccionar. Por consiguiente, el hombre con andropausia constituye la presa favorita del estrés. Es incapaz de movilizar hormonas masculinas en cantidad suficiente.

La tristeza enfermiza sin causa aparente es una consecuencia característica de la enfermedad androgénica de la andropausia. Se manifiesta también cuando hay desproporción obvia entre la futilidad de la razón alegada y la intensidad de la tristeza. El humor desapacible se considera como un dolor moral más o menos pronunciado. El desaliento, la aversión, el pesimismo son el lote diario. La vida parece mate, gris, privada de sentido. La inquietud lleva a la ansiedad, eventualmente al miedo del mundo circundante. La melancolía del hombre con enfermedad androgénica de la andropausia está siempre presente, si no subyacente a los distintos desórdenes. Los hombres que se compadecen de desórdenes sexuales debidos a la edad toman muy a menudo antidepresivos, dado que se asignó sus fallos sexuales, erróneamente, a los desórdenes del humor. Realmente, no es la depresión lo que es tan necesario "borrar", sino volver a poner el organismo "bajo presión", lo que es básicamente diferente. Las hormonas masculinas tienen la virtud de estimular simultáneamente las funciones cerebrales y sexuales.

La depresión nerviosa se manifiesta también por desórdenes del autoconocimiento. El sentimiento de no ser ya uno mismo, de ser un hombre decaído, de no pertenecer más a la humanidad, consigue inevitablemente el repliegue sobre sí, el aislamiento, y lleva a la impresión de vivir bajo una tapadera. La incapacidad de comunicarse causa rupturas con el mundo exterior, que parece cada vez más hostil.

La situación se complica a causa de la incomprensión del ambiente en la casa o en el trabajo, sobre todo cuando nada explica al parecer un comportamiento raro y silencioso. Las acusaciones se hacen sucintas: "Y con todo, tiene todo para ser feliz", "es un perezoso", "no tiene sangre en las venas". Por lo tanto, la depresión empeora, las ideas negras aparecen a veces y conducen al suicidio. Acusar injustamente a los débiles siempre me ha parecido insoportable, sobre todo teniendo en cuenta que las acusaciones proceden a menudo de seres que solo son fuertes frente a los débiles.

Juan, 56 años, acaba de perder su puesto. Está en desempleo y no tiene ya ninguna esperanza de encontrar trabajo. Se deprime, incapaz de reaccionar. Cima de desdicha, su virilidad desaparece. Desesperado, consulta a su médico. Al primer vistazo este ve a un hombre corpulento, el vientre prominente bajo un chaleco gris. El cuello grueso parece demasiado corto. La cara está abotagada, los párpados cayendo le dan un aire de falsa somnolencia. El diagnóstico se hace rápido: enfermedad androgénica de la andropausia. Juan lo confirma: padece de dolores de espalda, digestión difícil, humor depresivo y, sobre todo, impotencia. Un simple control sanguíneo confirmará el diagnóstico: subida del mal colesterol, diabetes e, inevitablemente bajada de las hormonas masculinas. Será necesario perder 10 kilos y tomar hormonas masculinas. Juan es escéptico, cree que su depresión es la causa de toda su desdicha, pero después de todo, el tratamiento le parece bastante simple, hará lo necesario. Tres meses más tarde, vuelve a ver a su médico. Juan perdió 5 kilos, los exámenes sanguíneos mejoraron, encontró su virilidad y decidió crear una nueva actividad. Es en ese momento cuando se da cuenta de que su desgracia física y su depresión eran la consecuencia de las alteraciones bioquímicas causadas por su insuficiencia de hormonas masculinas. Ha entendido. En adelante supervisará escrupulosamente su alimentación y sus hormonas. Juan se ha quitado años. Solo es el principio.

El *Department of Urology, Baylor College of Medicine*, Houston, TX, EE. UU. publicó en 2012 un estudio según el cual el tratamiento de sustitución con testosterona puede reducir los síntomas de la depresión en los hombres con pocas hormonas masculinas, así como en los hombres de edades medias o que toman antidepresivos [11].

En 2012, el *Chinese Medical Journal* ha publicado un trabajo de los investigadores del *Department of Urology, Peking University People's* Hospital, Beijing 100044, China, en el cual demostraron que la testosterona mejora el desamparo psicológico y la calidad de la salud de los chinos que presentan un hipogonadismo tardío [12].

El hipogonadismo tardío se define clásicamente como una insuficiencia de secreción de la testosterona, constatando una tasa de testosterona situada entre 250 y 300 nanogramos por 100 mililitros de sangre.

Esta comprobación no es rara en el hombre más allá de los 70 años. Se trata realmente de la fase final de la **enfermedad androgénica de la andropausia**, que ha comenzado generalmente 40 años antes y a veces incluso antes.

Esta enfermedad del envejecimiento es el resultado de una disminución de la secreción de las hormonas masculinas (testosterona **y dihidrotestosterona**). El diagnóstico está basado en el estudio del metabolismo completo de los andrógenos. Durante los primeros años de la enfermedad (por ejemplo, entre los 40 y los 65 años) la tasa de testosterona en la sangre puede ser superior a los 300 nanogramos por 100 mililitros de plasma, mientras que el estudio de la secreción diaria de hormonas andrógenos demuestra una insuficiencia de producción. Este estudio se hace determinando las tasas de los precursores hormonales, las tasas de las hormonas andrógenos y sus metabolitos en las orinas durante 24 horas. La producción de las hormonas masculinas disminuye progresivamente durante los años, y da lugar al anciano debilitado y depresivo. Sin embargo, esta insuficiencia de producción puede ocurrir en algunos meses, según la singularidad de cada persona.

En los años 90, los médicos pensaban que tomar la dehidroepiandrosterona (DHEA) podía curar la depresión.

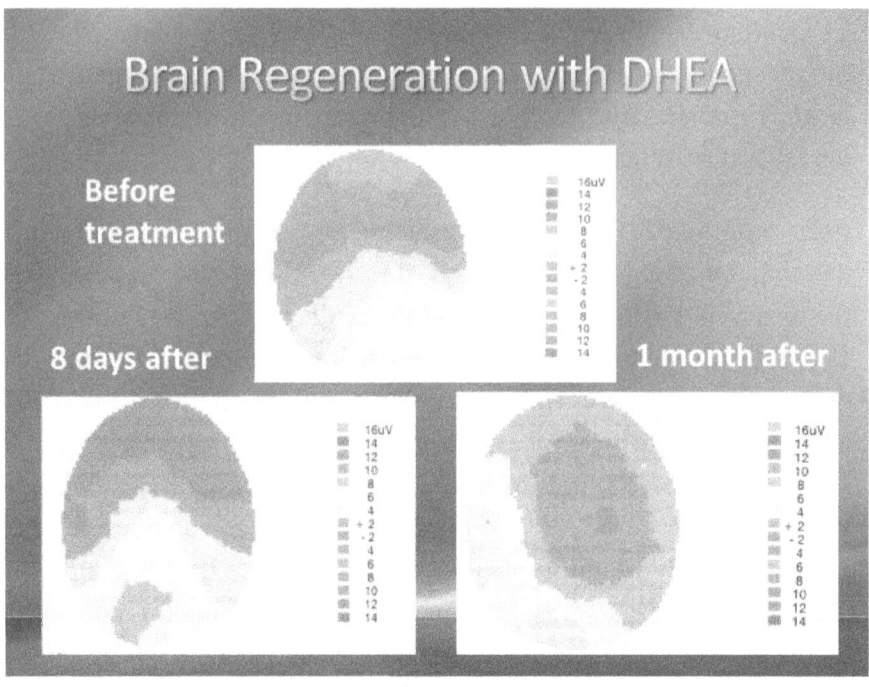

Fig. 50

Según Bonnet et Brown [13].

La DHEA es un precursor de la testosterona disponible sin receta en las farmacias de Estados Unidos. En 1990, el Departamento de Psiquiatría de la Facultad de Medicina de la Universidad de Nueva York realizó un estudio en el que se administró a una mujer deprimida una cantidad considerable de DHEA. El paciente recibió 12,5 mg/kg/día (dosis baja) o 37 mg/kg/día (dosis alta) durante dos años. El paciente pesaba setenta kilos. Con estas dosis increíblemente altas, la DHEA se convierte en un alto nivel de testosterona en la sangre. El resultado es una rápida mejora de la actividad cerebral, como muestran los registros de escáner cerebral antes del tratamiento, ocho días después y un mes después (Figura 50). Estas dosis elevadas de DHEA son inadecuadas y peligrosas en mujeres y hombres. Pero la rápida mejora de la actividad cerebral es notable.

Con el uso de dosis fisiológicas de mesterolona (capítulo 37), que es seguro en hombres deprimidos, sus escáneres cerebrales también mostrarían esta mejora. Este estudio está por hacerse y será del máximo interés.

Los problemas del uso de la DHEA son los siguientes:

- Es una sustancia química precursora de las hormonas.
- Se transforma en el cuerpo en varias sustancias con diferentes fines según las dosis administradas (por ejemplo, testosterona y estradiol, una hormona femenina) [14].
- No se convierte directamente en dihidrotestosterona (la potente hormona sexual de hombres y mujeres).
- Inhibe la hipófisis produciendo sustancias hormonales contradictorias según la dosis administrada.
- No corresponde a una patología bien definida.
- Produce testosterona que se transforma en estradiol, una hormona femenina que es una hormona proliferativa.
- No debe venderse sin receta.
- No es un tratamiento para la enfermedad androgénica de la andropausia

A partir de 2018, la tomografía por emisión de positrones (PET) ya era una herramienta de imagen no invasiva que se utilizaba para evaluar los efectos de la terapia hormonal en el cerebro. [15]. La producción de hormonas masculinas disminuye de forma gradual y continua a lo largo de los años, produciendo una persona debilitada y deprimida. Sin embargo, esta deficiencia de producción puede producirse en pocos meses, dependiendo de la singularidad de cada individuo.

Enfermedad de Parkinson

Nuestros movimientos están controlados en parte por una sustancia bioquímica, la dopamina, segregada por células especializadas situadas en un centro de la base del cerebro (la sustancia negra, también conocida como locus niger). Cuando estas células se destruyen, dejan de segregar dopamina; los músculos se vuelven rígidos y propensos a los temblores.

Drogadictos congelados

El Dr. William Langston, neurólogo del Centro Médico del Valle de Santa Clara, en el norte de California, se quedó atónito al ver llegar a su consulta a un joven inmóvil, como congelado, mudo y con los ojos muy abiertos sin parpadear.

También se puede entender el asombro de los otros médicos que nunca habían visto un caso así. Al examinar a la novia del joven, Langston y su colega neurólogo, Phil Ballard, descubrieron que se encontraba en el mismo estado de congelación que él. Sospecharon que había una conexión entre los dos casos.

Por casualidad, Phil Ballard había acudido a una reunión organizada por uno de sus amigos neurólogos, James Tetrud, quien le había contado que había visto dos casos similares en su consulta.

Las cuatro personas congeladas eran heroinómanas. Langston salió en la televisión para alertar a la comunidad de la existencia de heroína mala que se vendía en la calle. Tras la emisión, un espectador informó de que había visto dos casos más, con lo que el número de personas congeladas ascendía a seis.

Langston obtuvo muestras restantes de los polvos que las víctimas se habían inyectado. El análisis del polvo que se vendía como heroína demostró que se trataba de un tóxico sintético llamado MPTP, que provoca los síntomas permanentes de la enfermedad de Parkinson al destruir ciertas neuronas de la sustancia negra del cerebro. Se utiliza para estudiar la enfermedad en monos.

La historia de los drogadictos congelados fue contada con pasión por William Langston y Jon Palfreman, un escritor médico, en un libro titulado *"El caso de los Drogadictos congelados": Cómo la solución a un extraordinario misterio médico creó una revolución en la comprensión y el tratamiento de la enfermedad de Parkinson [1]* (en inglés).

Cuando un adicto congelado muere, la autopsia muestra la destrucción de células secretoras de dopamina en el cerebro.

Cuando las células que segregan dopamina mueren o se dañan, aparecen y progresan los trastornos motores. La enfermedad de Parkinson suele comenzar a partir de los cuarenta y cinco o cincuenta años (la edad de inicio de la andropausia). Es la segunda enfermedad neurodegenerativa más común, después de la enfermedad de Alzheimer.

La enfermedad de Parkinson provoca síntomas motores: temblores, rigidez muscular, lentitud de movimientos; y síntomas no motores: estreñimiento, trastornos del sueño, urgencia de orinar, frigidez, mareos, fatiga, depresión, problemas de memoria. Esta enfermedad es el resultado de la ausencia de producción de dopamina por parte de células especializadas situadas en la profundidad del cerebro. Estas células están situadas en el extremo de la red arterial. No sería de extrañar que una de las causas de la destrucción de las células productoras de dopamina sea que dejen de recibir un flujo sanguíneo normal, ya que la finísima red arterial puede bloquearse debido a la arteriosclerosis (capítulo 32) [2].

La testosterona puede desempeñar un papel clave en la bioquímica de las propias células productoras de dopamina [3] o en la mejora del flujo sanguíneo hacia estas células. De ahí el interés por estudiar la producción diaria de andrógenos en los hombres con enfermedad de Parkinson. Asimismo, el uso ocasional de andrógenos reducirá la tendencia a las crisis nerviosas y limitará el uso de antidepresivos.

Producción normal de andrógenos	Producción de andrógenos insuficiente
↓	↓
Arterias pequeñas permeables	Arterias pequeñas bloqueadas
↓	↓
Las células secretoras de dopamina son normales	Las células secretoras de dopamina se destruyen
↓	↓
Producción normal de dopamina	Producción insuficiente de dopamina
↓	↓
Movimientos normales	Temblores

El Parkinson y la enfermedad de Alzheimer también se observan en pacientes sometidos a cirugía o radioterapia por cáncer de próstata cuando los médicos han suprimido la testosterona de una forma u otra, como se hacía hace cincuenta años. Esta supresión ya no se corresponde con los datos científicos actuales [4-5]. Sin embargo, la mejor suplementación de andrógenos se realiza preferentemente con mesterolona. A diferencia de la testosterona, esta hormona no se transforma en estradiol, una hormona proliferativa. Además, este tratamiento depende de la singularidad de cada paciente [6].

Frente a toda la magnitud de los desastres provocados por la rigidez arterial, ¿se puede descuidar su prevención con andrógenos?

33

Demencias y enfermedad de Alzheimer

La enfermedad de Alzheimer en breve

La demencia es la consecuencia de una disminución progresiva del flujo sanguíneo en el cerebro, que produce atrofia y destrucción del tejido cerebral. Estos fenómenos provocan lesiones secundarias (placas seniles), depósitos amiloides y reacciones inmunitarias en la enfermedad de Alzheimer, que es una patología neurodegenerativa.

La enfermedad de Alzheimer es generalmente la consecuencia de una mala irrigación de ciertas partes del cerebro donde se concentra la memoria: la amígdala y el hipocampo.

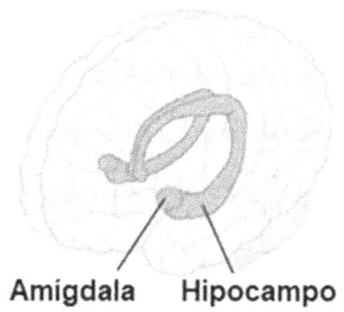

Amígdala   Hipocampo

Fig. 51

La amígdala y el hipocampo en las profundidades del cerebro.

La arteriosclerosis es una enfermedad del envejecimiento que provoca un estrechamiento progresivo de las arterias. Las arterias cerebrales no son una excepción a esta patología. Este fenómeno puede producirse a partir de los cuarenta años. Por lo tanto, la prevención de la patología conocida como enfermedad de Alzheimer debe comenzar alrededor de los cuarenta años.

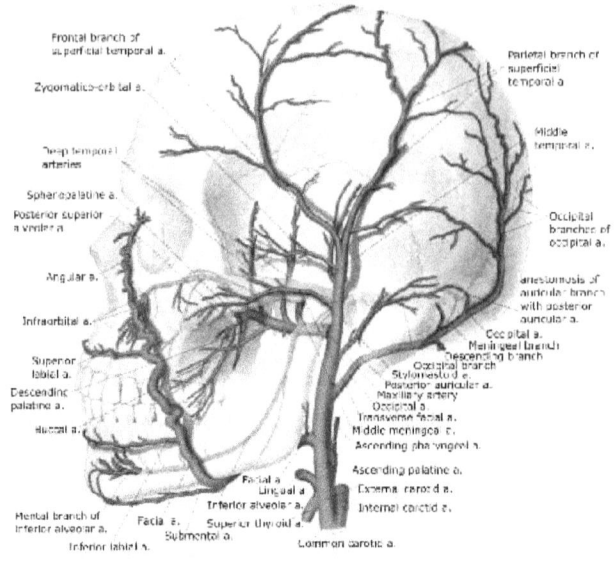

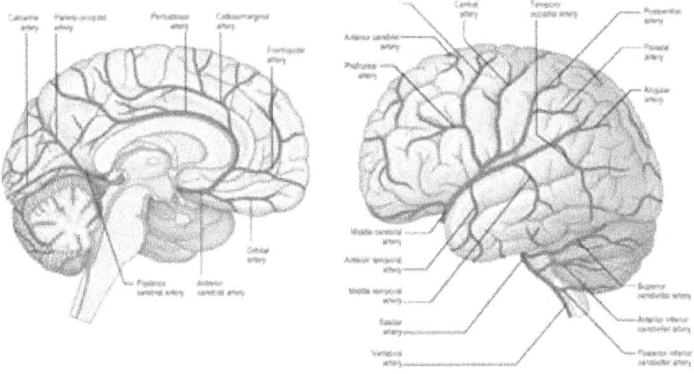

Fig. 52

Las arterias normales del cerebro.

Cuando una rama arterial se bloquea, los tejidos de la zona irrigada se destruyen.

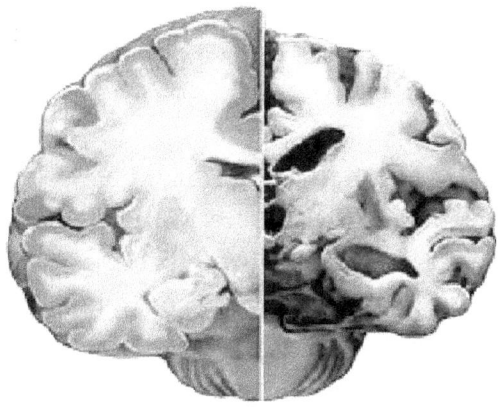

Fig. 53

Izquierda: El cerebro está sano. Derecha: El tejido cerebral se atrofia en la fase final de la enfermedad de Alzheimer.

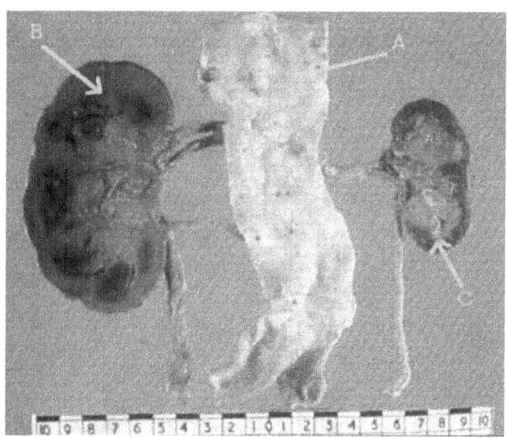

Fig. 54

Izquierda (B): El riñón está sano. Derecha (C): El riñón está atrofiado como consecuencia de una estenosis arterial que provoca una disminución progresiva del flujo sanguíneo hacia el órgano. Esto conduce a la atrofia y destrucción del tejido renal.

El tratamiento de las lesiones secundarias (placas seniles), los depósitos amiloides y las reacciones inmunitarias es incierto y se ha abandonado en su mayor parte [1].

La arteriosclerosis es una enfermedad del envejecimiento que provoca el endurecimiento y el estrechamiento de las arterias. Este fenómeno comienza alrededor de los 40 años y puede ser responsable de trastornos vasculares de diversos órganos (hipertensión, enfermedad de Parkinson, trastornos de la visión y la audición, etc.).

La reducción progresiva del flujo sanguíneo en el cerebro conduce a la atrofia y destrucción del tejido cerebral. Con el tiempo, la arteriosclerosis destruye todo el cerebro. El cerebro con Alzheimer que se muestra en la figura 53 está en fase terminal.

Como hemos visto, la destrucción del cerebro comienza alrededor de los cuarenta años y afectará a todos con el tiempo; por lo tanto, la prevención de la demencia debe comenzar a esta edad. La arteriosclerosis, *cuya causa se describe en el capítulo 18*, se desarrolla de forma aleatoria en diferentes zonas del cerebro. La arterioesclerosis de las arterias cerebrales es un fenómeno general asociado a la demencia.

Dependiendo de la localización del daño vascular generalmente asociado a la demencia, los síntomas serán los de la enfermedad de Alzheimer, la demencia vascular o la enfermedad de Parkinson.
Pueden verse afectadas diferentes áreas del cerebro. Inicialmente, la destrucción se produce en áreas específicas.

Por ejemplo, la enfermedad de Alzheimer es una forma de demencia que se caracteriza por la pérdida progresiva de memoria a lo largo de los años, asociada a lesiones secundarias (placas seniles), depósitos amiloides y reacciones inmunológicas. La enfermedad afecta a la amígdala y al hipocampo en lo más profundo del cerebro. Con el tiempo, la arteriosclerosis destruye todo el cerebro.

Por ejemplo, los temblores caracterizan a la enfermedad de Parkinson. Esta patología afecta a la *sustancia negra*, que es una estructura de los ganglios basales situada en el mesencéfalo.

¿Cómo podemos detener esta destrucción?

La destrucción del cerebro comienza en torno a los cuarenta años y afectará a todos con el tiempo; por lo tanto, la prevención de la demencia debe comenzar en torno a los cuarenta años.

Un medicamento solo puede llegar a las zonas enfermas del cerebro si las arterias cerebrales son permeables. La investigación debe empezar por ahí.

En consecuencia, para que las moléculas naturales, como las hormonas o las moléculas de los fármacos, lleguen a las células cerebrales, es esencial mantener primero las arterias cerebrales sanas, que es el tratamiento adecuado para la prevención de las enfermedades del envejecimiento [2].

Datos y cifras de la enfermedad de Alzheimer

- Los cambios cerebrales de la enfermedad de Alzheimer pueden comenzar 20 años o más antes de que aparezcan los síntomas.
- En los Estados Unidos, 5,8 millones de estadounidenses padecen demencia de Alzheimer.
- Las muertes por enfermedad de Alzheimer aumentaron un 145 % entre 2000 y 2017.
- El costo estimado de la enfermedad de Alzheimer y otras demencias, incluidos los costos de la atención sanitaria, los

cuidados a largo plazo y los cuidados paliativos, fue de 290.000 millones de dólares en 2019 [3].

Tasas de demencia

La Organización Mundial de la Salud señaló en 2019 que la demencia afecta a unos 50 millones de personas en todo el mundo, y que cerca del 60 % vive en países de ingresos bajos y medios. Hay unos 10 millones de casos nuevos cada año. Entre el 5 % y el 8 % de la población general de sesenta años o más tiene demencia en un momento dado.

El número total de personas con demencia alcanzará los 82 millones en 2030 y los 152 millones en 2050. En los países de ingresos bajos y medios, el número de personas con demencia seguirá aumentando.

Contrariamente a una opinión extendida, el decaimiento del cerebro no es causado por la pérdida continua de células nerviosas.

El cerebro pierde alrededor de 10.000 células al día sobre diez mil millones de neuronas que lo constituyen. La pérdida celular solo representa, por lo tanto, un 3 % de las células nerviosas durante 80 años y no parece ser responsable del decaimiento, las células restantes siguen siendo un gran número, sobran suficientemente.

El decaimiento es más bien la consecuencia de una atrofia y de una desaparición de las ramificaciones que unen las células nerviosas entre sí y les permiten comunicarse.

Las Hormonas Masculinas Regeneran las Células Nerviosas del Cerebro

En los años 70 y 80 los investigadores pusieron la plasticidad del cerebro en evidencia.

Philippe Van den Bosch de Aguilar, neurobiólogo de la Universidad católica de Lovaina, estudió los cerebros de 7 generaciones de ratas durante 15 años observando y contando las neuronas. Constató que las células nerviosas del cerebro desarrollan nuevas terminaciones nerviosas hacia los 24 meses, tiempo de vida correspondiente a 80 años en el hombre. Este estudio establece un nuevo concepto: el cerebro envejecido conserva un determinado poder de reactividad y plasticidad.

Cerca de Ámsterdam, Dick Swaab, del Instituto Neerlandés de Investigación sobre el Cerebro, demostró la influencia favorable de la testosterona sobre los cerebros de ratas. La observación al microscopio demuestra que las células nerviosas se ramifican bien en la rata joven. Estas ramificaciones desaparecen en la rata vieja, pero reaparecen bajo la influencia de la testosterona administrada en forma de implantes. El fenómeno es muy probablemente el mismo en el hombre.

Las fibras nerviosas están rodeadas por una "envoltura de mielina"* cuyo papel es aislarlas y protegerlas para favorecer la propagación del impulso nervioso, como lo hace el plástico en torno a los cables eléctricos.

Es posible hoy reparar las fibras nerviosas que han sido dañadas por la falta de mielina durante enfermedades degenerativas del cerebro. En 2013 un grupo de investigadores procedentes de diferentes departamentos del INSERM en Francia y de diferentes universidades en los Estados Unidos, describieron los receptores de los andrógenos en las células nerviosas de ratón. Estos receptores constituyen un objetivo terapéutico para la reparación de la mielina de las células nerviosas del cerebro, que pierde este componente de su estructura cuando la remielinización espontánea no es ya posible. Este efecto

---

* Mielina: sustancia constituida de grasas y proteínas.

probablemente se debe a la acción inmunoestimulante, antiinflamatoria y neuroprotectora de la testosterona [4]. En consecuencia, me parece lógico hacer un chequeo de la producción de los andrógenos en todas las personas que presentan un decaimiento del sistema nervioso para poder administrarles andrógenos con total seguridad. La detección y el tratamiento hormonal deberán hacerse a partir de la aparición de los primeros síntomas para prevenir la formación de lesiones nerviosas definitivas

Las Demencias

La Organización Mundial de la Salud (OMS) publicó en 2012 un informe: "*Dementia. A public Health Priority*", que describe los conocimientos sobre la demencia (5).

La demencia es un síndrome que implica el deterioro de la memoria, del intelecto, del comportamiento y de la capacidad para hacer actividades de la vida diaria.

En el mundo entero hay unos 35,6 millones de personas que padecen demencia, y cada año se registran 7,7 millones de nuevos casos. Según el último informe de la Organización Mundial de la Salud (OMS), el número de personas afectadas por la demencia va a triplicarse en 2050, pasando a 115 millones.

La demencia es una de las principales causas de discapacidad y dependencia entre las personas mayores en el mundo entero. La demencia tiene un impacto físico, psicológico, social y económico en los cuidadores, las familias y la sociedad. Se considera que un 6 % de las personas mayores de 65 años son afectadas de una demencia de gravedad variable, causada por la alteración de las ramificaciones nerviosas y por la aparición de placas degenerativas en las estructuras cerebrales.

Las distintas demencias

Los cuatro subtipos de demencias están representados por la enfermedad de Alzheimer, la demencia vascular, la demencia con cuerpos de Lewy y la demencia frontotemporal. El diagnóstico debe interpretarse con prudencia, porque los casos "puros" son más raros que las patologías mixtas.

La enfermedad de Alzheimer

La enfermedad de Alzheimer es la causa de demencia más común. Representa entre un 60 % y un 70 % de los casos de demencia.

Los prejuicios

A pesar de un mayor conocimiento de la enfermedad de Alzheimer, numerosos prejuicios circulan aún sobre esta patología neurodegenerativa, entre los cuales: "la enfermedad de Alzheimer es una consecuencia natural de la vejez" o "la enfermedad de Alzheimer es una enfermedad neurodegenerativa bien específica e incurable". Estas aserciones son vagas y no corresponden a la realidad.

Las distintas formas de la enfermedad de Alzheimer

La forma más extendida es la forma esporádica o no hereditaria. Se refiere a un 99 % de los casos. Otra, muy rara, es la forma familiar o hereditaria.

Las distintas fases de la enfermedad de Alzheimer

La enfermedad de Alzheimer pasa por distintas fases, que en de ocho a doce años conseguirán la muerte de la persona. Se describen clásicamente cuatro fases: la fase ligera, la fase moderada, la fase severa y la fase terminal.

Las modificaciones patológicas en el cerebro

La enfermedad de Alzheimer es caracterizada por el depósito de placas seniles que contienen una proteína β-amiloidea, y por enredos anormales de las ramificaciones nerviosas de las regiones cerebrales afectadas.

Estas anomalías causan reacciones inmunológicas en cadena que implican una agravación de las destrucciones celulares [6-7-8].

Los recientes descubrimientos científicos y determinantes

En 1999 los investigadores del *Laboratory of Molecular and Cellular Neuroscience* and *Fisher Center for Research on Alzheimer's Disease, and Laboratory of Mass Spectrometry, The Rockefeller University, New York;* y el *Department of Neurology and Neuroscience, Weill Medical College of Cornell University, New York*, demostraron sobre culturas de células nerviosas que la testosterona reduce la secreción de la proteína β-amilopéptido [9]. Conclusión de este estudio: los andrógenos podrían ser una protección contra el desarrollo de la enfermedad de Alzheimer.

En 2001 un equipo de investigadores de la *University of Western Australia* en Perth [10] publicó la primera descripción clínica del aumento en la sangre de la tasa de proteína β-amiloidea. Demostraron que la castración química en el hombre causa el hundimiento de la tasa de testosterona y estradiol plasmático en paralelo a la subida de la proteína-amiloidea beta. Este descubrimiento capital se publicó en el diario de la Asociación Médica Americana: *Chemical Andropause and Amyloid-beta peptide* (JAMA. 2001; 285:2195-2196). Este estudio deja entrever que la sustitución hormonal puede prevenir o retrasar la enfermedad de Alzheimer en el hombre con enfermedad androgénica de la andropausia.

En 2004 los investigadores de la *University of Southern California* estudiaron el contenido en testosterona del cerebro en hombres difuntos. Se estudió a dos grupos:

El primer grupo no presentaba anomalía neuropatológica (grupo control).

El segundo grupo presentaba o una enfermedad de Alzheimer o los desórdenes neuropatológicos moderados. Conclusión de este estudio: el tejido cerebral de los enfermos afectados por enfermedad de Alzheimer contiene significativamente menos testosterona que el tejido cerebral de los hombres que no presentan anomalía neurofisiológica [11].

En 2006 los investigadores del *Department of Neurology, David Geffen School of Medicine, University of California*, Los Ángeles, Estados Unidos, hicieron un estudio clínico durante dos años por ensayo doble ciego sobre 16 hombres, que presentaban una enfermedad de Alzheimer, comparados con 22 hombres sin problemas neurológicos. Conclusión de este estudio: la calidad de vida de los hombres con una enfermedad de Alzheimer tratados por la testosterona se mejoró en general. La testosterona tuvo un efecto mínimo sobre la cognición [12].

En 2008 Emily R. Rosario y Christian J. Pike de la *Davis School of Gerontology, University of Southern California,* Los Ángeles, Estados Unidos, han pasado revista de publicaciones científicas consagradas a la enfermedad de Alzheimer [13]. Conclusión de esta publicación:

"La enfermedad de Alzheimer demuestra una acumulación anormal de proteína β amiloidea en el cerebro. Los dados recientes sugieren la acción reguladora de los andrógenos sobre la proteína β amiloidea y sobre el desarrollo de la enfermedad de Alzheimer. La terapia con andrógenos puede considerarse para prevenir y tratar la enfermedad de Alzheimer".

En 2011 un artículo de la *American Academy of Family Physicians* destaca el poco efecto del tratamiento de la enfermedad de Alzheimer con testosterona [14]. Esta conclusión es exacta. En efecto, cuando el tejido nervioso ha sido destruido, no existe ningún tratamiento eficaz. Las hormonas masculinas deben utilizarse para la prevención de la enfermedad de Alzheimer, antes de la destrucción de las células nerviosas.

¿Cómo orientar el tratamiento de la enfermedad de Alzheimer con andrógenos?

Los estudios clínicos realizados hasta ahora son notables. Ponen de relieve el impacto importante de la testosterona en la enfermedad de Alzheimer [9-13].

Hay sin embargo recientes publicaciones de eminentes investigadores que ponen en duda la eficacia de los andrógenos en la enfermedad de Alzheimer [14]. Eso no tiene nada de asombroso, puesto que la destrucción de las células nerviosas es siempre definitiva.

¿Cómo solucionar estas contradicciones aparentes?

El papel de la testosterona y los andrógenos para tratar y prevenir la enfermedad de Alzheimer requiere un enfoque más detallado.

Me parece útil llamar la atención sobre el hecho de que los estudios clínicos a menudo están basados en el estudio de la tasa de testosterona en la sangre, lo que no permite tener una idea precisa del *metabolismo de los andrógenos*. Los estudios futuros podrían inspirarse en la evaluación de la producción diaria de andrógenos.

Una tasa de testosterona en la sangre de 600 ng /100 ml puede corresponder a una patología. En cambio, una tasa de 350 ng /100 ml puede corresponder a un metabolismo no patológico, que no requiere sustitución hormonal.

Los estudios clínicos se hacen a menudo en doble ciego, lo que permite tener una idea general de los resultados en que se eliminan los factores subjetivos. Son muy útiles para orientar la investigación.

Querríamos llamar la atención sobre la singularidad hormonal de cada persona portadora de la enfermedad de Alzheimer. Para entender esta singularidad hormonal conviene hacer un estudio detallado del metabolismo de los andrógenos en cada paciente.

El estudio singular de los andrógenos en cada persona que presenta una enfermedad de Alzheimer permite prescribir un tratamiento preciso y bien proporcionado con la mesterolona.

La administración de una dosis estándar de testosterona se propone a menudo para tratar a cada paciente, lo que constituye siempre una aproximación terapéutica. La singularidad de los resultados biológicos para cada paciente implica un tratamiento singular con andrógenos o una posible contraindicación singular a este tratamiento. Una dosis única y estándar de testosterona puede conseguir efectos indeseables. Para evitar posibles desengaños causados por la testosterona, un mejor conocimiento de la terapia con andrógenos debería formar parte de una formación universitaria, ya que las dosis administradas en general son a menudo o demasiado escasas o elevadas. Prever una dosis estándar de testosterona para cada paciente no es razonable (la diabetes o la insuficiencia tiroidea no son tratadas por una dosis estándar de insulina o una dosis estándar de tiroxina). Para solucionar las contradicciones aparentes del tratamiento con testosterona, los estudios clínicos y los tratamientos futuros deberán estar fundados en el análisis detallado del metabolismo de los andrógenos en las personas que presentarán una enfermedad de Alzheimer. Permitirán probablemente entender mejor el tratamiento y la prevención hormonal de esta enfermedad.

La regularización del metabolismo de los andrógenos debe hacerse a partir de la aparición de los primeros síntomas de la enfermedad de Alzheimer y, antes de eso, a partir de la aparición de los primeros síntomas de la enfermedad androgénica de la andropausia (Primera parte).

En 2012, los investigadores del *Department of Geriatric Medicine, Graduate School of Medicine, University of Tokyo*, Bunkyo-ku, Tokyo, Japan, y de la *Hamamatsu University School of Medicine, Department of Molecular Anatomy,* Hamamatsu, Shizuoka, Japón, demostraron sobre el ratón el efecto beneficioso de la testosterona sobre la función cognoscitiva y la inhibición de la senectud de las células vasculares endoteliales del hipocampo [15].

La destrucción de las células nerviosas comienza en la profundidad del cerebro, en una estructura llamada hipocampo. A continuación, la destrucción del tejido cerebral se extiende poco a poco en zonas cerebrales cada vez más anchas. La destrucción total del conjunto del cerebro causa a continuación la muerte inevitable, después de numerosos años pasados en la confusión y la demencia.

Desde hace quince años la testosterona ya demostró su efecto neuroprotector sobre la muerte neuronal según varias observaciones científicas (véase más arriba).

En el 2014, los investigadores chinos examinaron el mecanismo propiamente dicho de la toxicidad de las proteínas beta-amiloidea sobre la transmisión sináptica* y el efecto simultáneo de la testosterona sobre esta. Hicieron un descubrimiento de la más alta importancia. El estudio se hizo en la rata, sobre células neuronales de hipocampo† en cultura y puestas en contacto con proteínas amiloidea beta y testosterona.

---

* La sinapsis designa una zona de contacto funcional que se establece entre dos neuronas, o entre una neurona y otra célula (células musculares, receptores sensoriales).

† Hipocampo: pequeña circunvolución cerebral cuya forma representa la forma del pequeño pescado del mismo nombre. Esta estructura se sitúa en la profundidad del cerebro humano. Es responsable de la memoria y la orientación espacial. Las células nerviosas del hipocampo pueden multiplicarse durante la vida adulta.

Mecanismos de las lesiones cerebrales cuando la producción de hormonas masculinas es insuficiente	
Producción normal de andrógenos	Producción insuficiente de andrógenos
↓	↓
Arterias muy pequeñas permeables	Arterias muy pequeñas bloqueadas
↓	↓
Células nerviosas normales Receptores hormonales activos	Células nerviosas destruidas Receptores hormonales destruidos
↓	↓
Producción de mielina normal Nuevas ramificaciones de las fibras nerviosas	Producción de mielina anormal ↓ Rupturas de las ramificaciones de las fibras nerviosas ↓ Acumulación de proteínas β-amiloidea ↓ Desencadenamiento de respuestas autoinmunitarias
La vascularización es normal en todo el cerebro Se activan normalmente los receptores de andrógenos en todo el cerebro.	Al principio, la vascularización es defectuosa en las partes profundas del cerebro, a continuación, en la totalidad de éste. Ya no se activan a los receptores de andrógenos en los territorios irrigados o no
↓	↓
Cerebro normal	Demencias

El efecto general de la proteína beta-amiloidea* es reducir la eficacia de la transmisión sináptica. El estudio chino confirma el efecto protector de la testosterona sobre la transmisión sináptica en presencia de proteínas beta-amiloidea [16].

Los investigadores hicieron estos descubrimientos en distintas instituciones de la República de China.

El médico enfrentado a la enfermedad de Alzheimer dispone de muy pocos medios, ya que destrucción de las células nerviosas es siempre definitiva.

El tratamiento de la enfermedad de Alzheimer es en primer lugar preventivo. Es necesario actuar al principio de la enfermedad, cuando se olvida sin cesar de dónde se han guardado sus claves. Un tratamiento con andrógenos al principio de la enfermedad de Alzheimer sería ya un gran progreso, puesto que la enfermedad será muy probablemente parada en esta fase. El ideal sería hacer un chequeo de la producción de los andrógenos en cada persona a partir de la edad de cuarenta años, en ausencia de todo síntoma neurológico, para detectar y compensar en esta fase la insuficiencia de secreciones de la testosterona y de la dihidrotestosterona, de las cuales existe una constelación de receptores en el conjunto del tejido nervioso (1). Eso le permitiría no perder sus claves todo el tiempo a partir de los cuarenta años, evitando desarrollar una demencia más tarde. Este enfoque permitiría también prevenir un gran número de enfermedades del envejecimiento cuyos mecanismos se describen en este libro. ¿Sin contar con el impacto fundamental de la testosterona en el mantenimiento del calibre de las arterias cerebrales se puede descuidar el efecto regenerador de las hormonas masculinas sobre las ramificaciones de las células nerviosas del cerebro?

---

* La proteína beta-amiloidea es un péptido de 40 a 42 aminoácidos.

En resumen

La producción de testosterona disminuye con la edad en el hombre y en la mujer. Los andrógenos actúan por varios mecanismos diferentes y bien identificados. Las hormonas masculinas:

• Estimulan el crecimiento, la ramificación y el aislamiento de las fibras nerviosas.

• Impiden a las arterias cerebrales esclerosarse.

• Impiden la producción de proteína amiloidea y por lo tanto su depósito en el cerebro.

• Constituyen una prevención de la enfermedad de Alzheimer a partir de la aparición de los primeros síntomas e incluso antes, cuando la producción de hormonas masculinas es insuficiente.

La simple dosificación de la testosterona en la sangre no basta para establecer el diagnóstico. Un estudio detallado de la cadena de producción de los andrógenos es indispensable para cada persona (hombre o mujer) que presenta una enfermedad de Alzheimer. La detección de déficit bioquímico y sus correcciones terapéuticas son determinantes, especialmente al principio de la enfermedad. El tratamiento del déficit con la mesterolona no es peligroso. Estudios clínicos realizados en este sentido darán resultados positivos muy rápidamente. No hay ninguna razón para esperar.

La prevención de la arteriosclerosis y la disminución de la producción anormal de proteína amiloide previenen la enfermedad de Alzheimer. La prevención comienza con la regulación de los andrógenos con mesterolona en hombres y mujeres después de los cuarenta años.

34

Accidente Vascular Cerebral (AVC)
y Demencias

El accidente vascular cerebral (AVC) es un déficit neurológico súbito de origen vascular causado por un infarto o una hemorragia en el cerebro.

Un 15 % de los AVC son hemorrágicos y causan generalmente una hemiplejia. Las señales variables dependen de la localización de la lesión cerebral. Este tipo de accidente vascular cerebral es frecuentemente la consecuencia de una hipertensión arterial súbita, que causa la ruptura de la pared de una nave sanguínea. A veces este AVC es el resultado de un tratamiento anticoagulante mal adaptado.

Un 80 % de los AVC son isquémicos. La diabetes y la hipertensión son las principales causas, puesto que estas enfermedades consiguen un espesado de la pared de las pequeñas arterias cerebrales hasta la oclusión. La muerte de las células nerviosas es causada por la falta de un aporte en oxígeno. La probabilidad de sufrir un AVC isquémico aumenta con la edad.

Prevalencia

En los Estados Unidos hay cada año 795.000 accidentes vasculares cerebrales, de los cuales 610.000 representan un primer ataque cerebral y 185.000 constituyen recaídas. Se alcanza a una persona cada cuarenta segundos [1].

Los accidentes vasculares cerebrales son calificados de pandemia por la Organización Mundial de la Salud (OMS), que prevé un aumento de la incidencia de los accidentes vasculares cerebrales, pasando de 16 millones en 2005 a 23 millones en 2030, y un aumento de la mortalidad que pasará de 5,7 a 12 millones durante el mismo período [2].

Síntomas

La pérdida de movilidad de un brazo o de una pierna, una desviación de la boca o una parálisis de una mitad del cuerpo, son síntomas evidentes.
Otros síntomas, como la dificultad de expresarse o desórdenes de la visión, son señales de alerta.

Atención a los dolores de cabeza. Pueden significar una hemorragia cerebral inminente causada por una hipertensión desconocida mientras no existe ningún síntoma neurológico.

La tasa de mortalidad

En 2011 el accidente vascular cerebral representa una muerte de cada 20 en Estados Unidos. Una persona fallece de un accidente vascular cerebral cada 4 minutos [1].

Del 20 al 30 % de los pacientes que sufren un AVC mueren en los tres primeros meses, un 45 % muere a los 6 meses y un 70 % a los cinco años.

El costo de los accidentes vasculares cerebrales en los Estados Unidos es al año de treinta y cuatro mil millones de dólares [3] incluyendo las prestaciones médicas, los medicamentos y las incapacidades laborales. En Canadá el costo anual de los accidentes vasculares cerebrales asciende a 2,7 mil millones de dólares.

El accidente vascular cerebral isquémico no ocurre por casualidad. Es la consecuencia generalmente de la obstrucción de una arteria cerebral por un estrechamiento de su diámetro o por un coágulo que causa la destrucción del tejido cerebral.

El accidente vascular cerebral causado por el envejecimiento es el resultado de la interacción de todas las degradaciones del organismo descritas en este libro:

La diabetes grasa no tratada. Capítulo 14.

El exceso de colesterol y triglicéridos. Capítulo 15.

El exceso de peso y la obesidad. Capítulo 16.

La arteriosclerosis y la rigidez arterial. Capítulo 18.

El ateroma. Capítulo 15.

La anemia. Capítulo 19.

La sangre gruesa. Capítulo 20.

La hipertensión no tratada. Capítulo 21.

La enfermedad coronaria y el infarto de miocardio. Capítulo 22.

El decaimiento del tejido conjuntivo. Capítulo 23.

El decaimiento del sistema nervioso. Capítulos 32 y 33.

Es decir, el hombre de 70 años que mide 1,80 metros, pesa 72 kilos, tiene una tensión normal de 12/8 y un nivel de colesterol a 150 mg/100 ml de plasma tiene poca probabilidad de sufrir un accidente vascular cerebral.

Un hombre de 70 años que mide 1,80 metros, pesa 115 kilos, tiene una tensión arterial de 16/10 y un nivel de colesterol a 260 mg/100 ml de plasma tiene todas las probabilidades de sufrir un accidente vascular cerebral o un infarto de miocardio.

El AVC es una urgencia médica que requiere medidas y cuidados médicos inmediatos. La rapidez con la cual la persona víctima de un AVC llega a un hospital que ofrece servicios de cuidados del AVC agudo es determinante para sus posibilidades de supervivencia con poca o ninguna incapacidad.

La opinión pública no hace caso generalmente de las características del AVC y la importancia de detectar a tiempo el factor de riesgo predominante del accidente vascular cerebral: la hipertensión.

Accidente Vascular Cerebral (AVC) y Demencia

La demencia vascular es un desorden causado por múltiples pequeños accidentes vasculares cerebrales (AVC) repartidos en el cerebro, que generan una variedad de síntomas cognoscitivos incluidos entre los desórdenes de memoria.

Los accidentes vasculares cerebrales constituyen la primera causa de desventaja física adquirida en el adulto, la segunda causa de demencia después de la enfermedad de Alzheimer.

PARTE V

Revitalizar Su Cuerpo

Los largos deseos
De los días de primavera
No se olvidarán
Cuando venga el otoño
En el corazón de los hombres.

SHUISHÛ,
Hacia el año 1000.

35

La Hormona de la Revitalización

Hay fenómenos cuya causa y síntomas son evidentes. La caída de tensión arterial causada por la hemorragia, sus síntomas espectaculares, se entienden tanto más fácilmente cuanto que la causa es simple: un traumatismo. Si se trata de una hemorragia interna, es un poco más complicado, es necesario buscar el órgano responsable de la hemorragia. El tratamiento inmediato consiste en una transfusión sanguínea, pero es necesario detener al mismo tiempo la hemorragia: suturas de la herida, posible retirada del órgano enfermo...

Una breve vuelta por el tiempo va a hacernos entender cómo una enfermedad puede existir desde hace siglos, o incluso desde el principio de la humanidad, sin que el hombre sea consciente. Miles de millones de seres humanos se murieron prematuramente sin saber el porqué.

Antes de la Segunda Guerra Mundial las enfermedades infecciosas aún causaban devastaciones en Occidente. La tuberculosis diezmaba a familias enteras. Los descubrimientos arqueológicos pudieron demostrar que esta enfermedad existía desde la Antigüedad. El cuerpo era invadido por tumores inflamatorios que se propagaban en todos los órganos. Se encontraron también lesiones tuberculosas en momias egipcias.

Aristóteles ya había reconocido la contagiosidad del mal e Hipócrates, constatando el extremo agotamiento de los pacientes, había dado el nombre de tisis a esta enfermedad misteriosa.

Las expectoraciones sangrientas de la *Dama de las Camelias* siguieron siendo famosas. La tragedia de la ignorancia.

En 1819, Laennec, un médico excepcional, reconoce la unicidad de la enfermedad. En su tratado sobre la utilización del estetoscopio, él afirma que todas las lesiones tuberculosas del pulmón transformado en gigantesco absceso, riñones destruidos completamente, huesos deformados produciendo jorobados, ocasionan una sola y misma enfermedad.

Esta teoría fue objeto de controversias durante más de cincuenta años, la mayoría de los médicos no veían la relación que hay entre un jorobado y expectoraciones de sangre. El aire libre y el descanso eran los únicos tratamientos. La causa del mal era desconocida. Las muertes se contaban por millones.

En 1882, Koch describe el bacilo responsable de las lesiones tuberculosas. Se encuentra por fin la causa del mal. Los hombres no se morirían menos. Era necesario encontrar el remedio y esperar aún 62 años. En 1944, Waksman descubre la estreptomicina. Por lo tanto, la tuberculosis será vencida, pero aún es necesario poseer el antibiótico. Se muere aún de tuberculosis en 2015, en el Tercer Mundo, por falta de información y de dinero.

Más cerca de nosotros, el SIDA fue rápidamente identificado en algunos años a pesar de la diversidad de sus síntomas: infección pulmonar, abscesos cerebrales, cáncer de la piel conocido bajo el nombre de enfermedad de Kaposi. Gracias a la potencia de la investigación científica, la causa de esta enfermedad fue encontrada rápidamente por Luc Montagnier y su equipo, que aislaron el virus responsable. Varios medicamentos ya hacen retroceder la enfermedad. El AZT al principio de la epidemia y ahora las cuadriterapias retrasan la progresión del virus. Los interferones curaron algunos cánceres de Kaposi. El conocimiento de esta patología progresa sin cesar y se puede esperar el control, en los próximos años, para terminar con la peste del final del vigésimo siglo.

Un mal igualmente temible amenaza al género humano.

Está por todas partes y causa devastaciones: son las enfermedades del envejecimiento. Son omnipresentes y se presentan bajo formas tan diferentes que no parecen tener relaciones entre ellas.

¿Por qué, un día, los hombres envejecen de repente siendo conducidos inexorablemente hacia la decrepitud, después haber pasado la segunda mitad de sus vidas en la enfermedad y el sufrimiento? ¿Por qué están generalmente en buena forma antes de los cuarenta años? Si existe un principio fundamental que explica la buena salud, es obviamente el que falta cuando el cuerpo comienza a deteriorarse. Es genético, dirán algunos. ¡Pero todo es genético! No es una explicación suficiente. Si es genético, es necesario que la información esté traducida, que signifique algo.

¿Y si el envejecimiento comenzara simplemente por la incapacidad de secretar la hormona de vida? La testosterona.

Desde 1945 a nuestros días, la medicina ha triunfado en numerosos ámbitos gracias a toda una panoplia de medicamentos y medios técnicos cada vez más sofisticados, de modo que la esperanza de vida en los países occidentales desarrollados ha pasado para los hombres de los 54 años al principio del siglo XX, a los 81,2 años hoy en el país con más larga vida para los hombres: Islandia.

La edad media no progresará en absoluto manteniendo con vida a personas cada vez menos válidas aisladas en sus pequeñas habitaciones, clavadas a sus sillones, o también clavadas a la cama.

No se puede superar el mal hasta que la causa se define y el remedio es encontrado.

¿Y si la causa del envejecimiento sexual fuera la misma que la del envejecimiento general?

Los testículos producen entre 7 y 10 miligramos de testosterona al día. Esta cantidad se distribuye en el organismo y actúa localmente con cantidades del orden del picogramo (la milésima parte de mil millones de gramos).

Es necesario saber que los órganos genitales consumen una escasa parte de esta producción. La mayor cantidad de la testosterona secretada es utilizada por todos los órganos del cuerpo humano, que la necesitan para mantener y regenerar sus estructuras proteicas sin las cuales ninguna vida es posible.

Son por lo tanto de 7000 a 10.000 milmillonésimas de gramos de testosterona los que son necesarios diariamente para hacer funcionar el organismo, y sobre todo para mantener los órganos en buen estado.

Este hecho explica una multitud de enfermedades que ocurren después de los cuarenta años. Ocurren en orden dispar según los individuos y empeoran inexorablemente con el tiempo.

Los desórdenes siguientes se encuentran en el hombre con enfermedad androgénica de la andropausia. Aparecen en el tiempo según un determinado desorden, los puntos más débiles son afectados en primer lugar:

Exceso de peso;

Obesidad;

Hinchazón intestinal;

Artrosis (hombro, rodilla, cadera, columna vertebral);

Fragilidad de los ligamentos articulares;

Osteoporosis (fragilidad ósea, fracturas);

Debilidad muscular;

Hipertensión;

Angina de pecho;

Infarto de miocardio;

Arteriosclerosis;

Varices;

Hemorroides;

Úlceras varicosas;

Gangrena;

Anemia;

Sangre gruesa;

Trombosis arterial o venosa;

Subida del colesterol sanguíneo (sobre todo el mal colesterol);

Subida de los triglicéridos sanguíneos;

Diabetes;

Piel arrugada;

Enfermedades de la próstata;

Mala filtración de los riñones que conduce a la uremia;

Déficit inmunitario que predispone a los cánceres;

Problemas de visión;

Desórdenes de la audición;

Descalce de los dientes;

Depresión, mala imagen de sí mismo, irritabilidad, melancolía, tendencia suicida, incapacidad de
actuar;

Jaquecas;

Incapacidad de reaccionar a la tensión;

Enfermedad de Parkinson;

Demencias;

Enfermedad de Alzheimer.

A primera vista esta multitud de enfermedades y síntomas no tienen los unos con los otros nada que ver. Querer encontrar un vínculo entre ellos puede parecer ilusorio.

Una primera reflexión se impone. ¿Estos síntomas, grupos de síntomas o enfermedades, existen? La respuesta es sí. Cada uno puede observar eso.

¿A continuación, estos fenómenos agrupados son la expresión de un fenómeno de envejecimiento? La respuesta es sí. Observemos a los ancianos. Presentan estos desórdenes evidentes.
El tercer punto es esencial para la reflexión. Es necesario conocerlo.

Todos estos fenómenos tienen un vínculo común: pueden causarse total o parcialmente por la falta de hormonas masculinas. Es un hecho demostrado por numerosos estudios científicos publicados desde hace muchos años. La continuación del razonamiento es lógica. ¿Si la hormona falta, por qué no darla a los que están desprovistos?

¿Pero existe esta hormona en forma de medicamento? La respuesta es otra vez sí. La testosterona se sintetiza desde 1936. Desde ese momento ha estado disponible en forma de inyecciones intramusculares.

Tenemos los síntomas, la enfermedad y el antídoto. No perdemos más tiempo.

Los fenómenos del envejecimiento aparecen sucesivamente. Se manifiestan en síntomas tratados por la medicina tradicional. Pero cada fenómeno degenerativo puede causar otros que causan otros síntomas.

Es como las muñecas rusas, donde cada muñeca esconde a la más pequeña y así sucesivamente. Se puede imaginar un sistema similar donde una gallina sustituiría una muñeca por dos y una muñeca por dos por un huevo. Cada gallina disimularía un huevo más pequeño que, a su vez, disimularía a una gallina más pequeña. Al descubrir tal conjunto, no se podrían escapar las cuestiones fundamentales: ¿de dónde viene la gallina? ¿Y de dónde viene el huevo? En cuanto al envejecimiento, el problema se complica más aún. Las gallinas y los huevos son de colores diferentes. Se sigue una madeja al parecer inextricable, un laberinto del cual solo es posible salir gracias al hilo de Ariane. Este hilo es la hormona masculina.

El exceso de peso, la obesidad, implica una sobrecarga de los huesos y articulaciones que se utilizan más rápidamente, acelerando la aparición de la artrosis. Por otra parte, la masa corporal que debe irrigarse es más importante, la tensión arterial se eleva automáticamente. Este ejemplo se reduce voluntariamente a tres complicaciones (existe otro) para la facilidad del informe.

Por una parte, está la sobrecarga del organismo que causa y acentúa, por razones mecánicas, el desgaste de las articulaciones y el aumento de la presión arterial.

Por otra parte, la falta de hormonas masculinas causa la acumulación de grasas y el exceso de peso.

La pared de la arteria se vuelve rígida por falta de hormonas masculinas, causando así la hipertensión. Esta puede existir aisladamente, pero es empeorada por la sobrecarga ponderal.

El mismo fenómeno sucede en las articulaciones frágiles. Desprovistas de hormonas masculinas, se aplastan más con una sobrecarga importante.

Para evitar el decaimiento y mantener el cuerpo humano en buen estado, es necesario actuar simultáneamente sobre el conjunto de los factores patológicos.

36

Controlar El Envejecimiento

El envejecimiento sexual y el envejecimiento general del cuerpo humano tienen síndromes que deben preverse en su conjunto. Tratar un órgano sin tener en cuenta el estado del cuerpo al cual pertenece no es suficiente, ya que de este modo, uno no se cura nunca. El estado general del cuerpo humano debe ser el objeto de una atención especial.

Más allá de los 40 años, el cuerpo se deteriora a menudo más de lo que se piensa. Para el observador que sabe ver (eso se aprende, basta con abrir los ojos) las transformaciones degenerativas son ya apreciables. ¿No creéis estar enfermos? Observad bien atentos vuestro cuerpo desnudo en un espejo. Observad vuestra cara, vuestro pecho, vuestro vientre de frente y perfil, vuestros brazos y piernas. Comparad vuestra imagen con una de vuestras fotografías en bañador entre los 20 y 25 años. Las diferencias son el resultado del envejecimiento.

¿Es vuestra cara la misma? ¿La reconocéis? ¿Aceptáis una cara engordada, con las características fijas, con mímica inexpresiva, con la mirada triste?

¿Permite vuestro tórax bien desarrollado una respiración amplia o reducida? ¿O solo permite una respiración superficial? ¿Tenéis la talla de vuestros 25 años?

¿Su vientre se asemeja cada vez más a un globo estratosférico? ¿Sus nalgas están hechas de grasas o músculos? ¿Qué ocurrieron con sus brazos y sus piernas? ¿Cuál es el estado de vuestra piel? ¿Perdéis vuestro vello? ¿Son vuestras uñas duras o quebradizas? ¿Son vuestras mamas prominentes?

¿Reducís vuestra estatura uno o varios centímetros? ¿Se arquean vuestros hombros? ¿Está vuestra espalda derecha?

Ahora, nos fijamos en las figuras del hombre regresivo en la, figura 40: la silueta 1 representa al hombre en la cima de su desarrollo; los perfiles 2 a 6 son todos degenerativos. Situad vuestra silueta. No os asustéis. Incluso si vuestra silueta se corresponde con el dibujo 6, os será posible hacer el camino opuesto pasando, sucesivamente, por las siluetas 5, 4, 3 y 2. En los mejores casos, al trabajar sobre usted, podrá alcanzar el perfil 1.

Lo ideal es reaccionar rápidamente y no alcanzar las formas extremas del decaimiento. Debo decir que los daños visibles exteriormente son la expresión de una devastación dentro del cuerpo, en todos los órganos incluido el cerebro.

Los daños causados por la falta de descanso, el inmovilismo, la autodestrucción por el tabaco y la alimentación aberrante son considerables. El control de estos factores nocivos es indispensable y constituye un preliminar al control bioquímico del cuerpo después de los 40 años. Los fumadores, sedentarios, alcohólicos y gordos están destinados a una vida corta. Afectados inexorablemente por el envejecimiento sexual precoz, un gran número de ellos consulta al doctor esperando un remedio milagroso para solucionar todos sus problemas. Su enfoque tiene algo de pueril, en tanto es cierto que muchos hombres son grandes niños mimados. Mantener biológicamente y prolongar la existencia de un cuerpo anticuado es prácticamente irrealizable en ausencia de una higiene de vida mínima. A riesgo de ser una contrariedad para algunos candidatos a la longevidad, les digo inmediatamente: no fuméis, arreglad vuestro tiempo de trabajo, haced ejercicio.

La gente es lo que come y lo que bebe. En un primer grado, beber y comer tienen algo de simpático y de festivo. En términos de longevidad, la alimentación debe controlarse, es decir, debe ser concienciada, el alcohol y la grasa están en contradicción con las hormonas masculinas.

El alcoholismo crónico destruye progresivamente el hígado, los cirróticos tienen un mal metabolismo de las hormonas sexuales. En esta fase de la enfermedad alcohólica, se compromete también la integridad del sistema nervioso y de los testículos. Por consiguiente, los alcohólicos son malos candidatos al tratamiento hormonal de la enfermedad androgénica de la andropausia.

La grasa es igual de perniciosa. Una silueta sobrecargada es el resultado del decaimiento grasiento del organismo. Esta comienza con el primer kilo superfluo. Es totalmente corriente constatar sobrecargas de 10 a 20 kilos y más. ¿A este respecto, habéis calculado vuestro BMI? (ver capítulo 16).

Es necesario saber que la grasa tiene la propiedad de absorber las hormonas masculinas y neutralizarlas. Para que un tratamiento hormonal sea eficaz, es necesario a toda costa eliminar la grasa superflua controlando su régimen. Si tiene un problema de peso, estudie de ahora en adelante el valor energético de los alimentos y distintos métodos dietéticos, consultando los numerosos libros que tratan del tema. En caso necesario, no dude en consultar a su médico. El objetivo es encontrar el peso que tenía entre los 20 y 25 años (si no tenía problema de peso a esta edad).

Una simple prueba sanguínea basta a veces para hacer el diagnóstico de insuficiencia hormonal. Un estudio completo de la producción hormonal es a menudo necesario. Las tasas de hormonas sexuales determinadas en un momento dado proporcionan el perfil hormonal. Es ideal en el hombre de 20 a 25 años que no presenta ningún problema sexual orgánico o degenerativo. Son estas condiciones biológicas las que es necesario restablecer lo máximo posible.

El Tratamiento Hormonal

Nacimiento del Concepto

A principios de los años 70, me di cuenta de que se descuidaba completamente el aspecto hormonal de los desórdenes sexuales. Acababa de adquirir mi titulación de Agregado en Ciencias Urológicas.

Puesto que consideraba a los hombres impotentes como psicópatas, la formación universitaria en esta patología era inexistente.

Como estos eran numerosos y se compadecían en términos similares de síntomas o grupos de síntomas idénticos, pensé que era necesario reconsiderar la situación. Una de dos, o los centenares de enfermos que se compadecían de impotencia estaban locos y el médico que daba el diagnóstico de "psicopatía" estaba en lo cierto, o los pacientes tenían razón y era el médico quien estaba totalmente del lado contrario de la cuestión. Tomé partido de los pacientes, decidido a estudiar el problema por el aspecto hormonal, tanto más en cuanto que las dosificaciones hormonales eran fácilmente realizables desde 1974. Muy rápidamente me di cuenta de que las tasas de hormonas masculinas disminuían en el hombre que envejece, causando en primer lugar una impotencia reversible con medicamentos, o una impotencia mecánica por arteriosclerosis cuando el déficit hormonal había causado efectos devastadores. Comencé a prescribir hormonas en cantidad, con resultados cada vez más probatorios, y a colocar quirúrgicamente implantes en el pene de los impotentes cuyas arterias estaban tapadas, con resultados extremadamente alentadores.

Enseñaba en la Universidad de Bruselas, en la parte del curso de urología consagrada a la andrología. El catedrático de urología cayó enfermo durante un largo período, así que realicé los exámenes de urología a los estudiantes del tercer doctorado en medicina.

La dirección del hospital donde ejercía decidió crear un servicio universitario especializado, en paralelo al servicio de urología. Como en toda estructura piramidal, el jefe velaba por el hospital, siendo la parte fundamental para no perder el control. El hospital dependía de la Universidad. El catedrático de urología se curó y volvió con el fin de suscitar una comisión, reuniéndose a puerta cerrada, para ponerme un pleito científico. Qué mejor que instituir un "tribunal excepcional" para barrerme del camino a toda costa. ¡Se declaró que estaba loco, puesto que trataba y operaba la impotencia, mientras que todo el mundo sabía que se trataba de una enfermedad psíquica! Loco, me incorporé a la fila de los enfermos locos (se tiene el médico que se merece). Determinado a luchar para aclarar los problemas de la andropausia, decidí dejar el hospital.

Dos años más tarde, después de un debate agitado donde hubo discusión de si un joven jefe podía cohabitar con un "viejo jefe", el consejo de administración de la Universidad me concedió púdicamente dimisión…

¡Mi carrera de profesor agregado fue, pues muy breve, después de tanta elegancia!

Mientras tanto había fundado, en 1974, un centro médico privado especializado en andrología que recibía a numerosos enfermos, cada vez más. Esta clínica privada especializada en patología sexual era probablemente una de las primeras, si no la primera en Europa.

Tuve el honor de recibir y de operar a numerosos médicos que habían sido mis profesores de Medicina, así como a los profesores de las otras facultades de la Universidad…

Los pacientes fluían a mi clínica privada. Resultó muy rápidamente evidente que la impotencia orgánica formaba parte de un conjunto, el envejecimiento sexual, siendo la consecuencia de una insuficiencia hormonal que causaba desórdenes no solo de la erección, sino también de la eyaculación y la micción.

Desde los últimos años, la evolución del tratamiento de las hipertrofias prostáticas benignas y de la impotencia orgánica cruzó tres grandes etapas, gracias a los beneficios del tratamiento hormonal:

-En 1960, se operaba a los pacientes que presentaban desórdenes prostáticos importantes a vientre abierto. La cirugía de la impotencia orgánica no existía.

-Desde 1970, los hombres que presentaban desórdenes prostáticos requiriendo una intervención se sometían a una operación más benigna, la resección endoscópica de la próstata por las vías naturales. La impotencia orgánica era tratada sistemáticamente por la instauración de implantes de silicona en el pene.

-Desde hace unos años, la ablación del tejido prostático anormal puede hacerse por la aplicación de láseres con una gran seguridad.

-Hoy, los mismos desórdenes prostáticos pueden ser controlados por el tratamiento hormonal, retrasando o evitando la operación de la próstata durante varios años. La impotencia debida a la enfermedad androgénica de la andropausia responde positivamente al tratamiento hormonal en un 90 % de los casos, cuando se emprende a tiempo. La corrección quirúrgica de la impotencia orgánica tiene indicaciones más limitadas.

Durante los años setenta, me di cuenta de que los pacientes tratados con hormonas para su envejecimiento sexual decían a menudo: "Subo mejor las escaleras", "No tengo ya mal la rodilla", "Gano de nuevo al tenis", "Mis dolores articulares desaparecieron", "Encontré mi memoria", "No me deprimo ya". Al mismo tiempo, constataba una mejora del azúcar, del colesterol y de otros parámetros biológicos de la sangre. Obviamente, el envejecimiento sexual y el envejecimiento general parecían vinculados por una misma causa: la insuficiencia de secreción de las hormonas sexuales, verdadero hilo de Ariane capaz de explicar los decaimientos de la andropausia. Al consultar la literatura médica en el mundo, se puede constatar que numerosos investigadores trabajan, cada uno aisladamente, sobre las propiedades beneficiosas de la testosterona, prácticamente en todos los ámbitos. Sus trabajos, de una gran calidad, son esenciales. Su síntesis me permitió confirmar lo que el estudio clínico sugiere: el envejecimiento sexual y el envejecimiento general del cuerpo humano disminuyen por la administración de hormonas masculinas

¿A Qué Edad Comenzar el Tratamiento?

Los estigmas del envejecimiento sexual y el envejecimiento general, causados por las tasas de hormonas masculinas bajo mínimos, son la indicación evidente de la necesidad del tratamiento hormonal. Debe emprenderse a partir de los primeros síntomas. Cuando estos aparecen, la insuficiencia hormonal ya está instalada desde hace numerosos meses o años. Para eliminar la mayoría de los fenómenos regresivos, es necesario impedir su aparición. Es demasiado tarde para actuar cuando se instala la esclerosis. El tratamiento hormonal puede comenzar a cualquier edad, para recuperar lo que pueda ser y evitar la agravación del decaimiento. Lo ideal sería una prevención del envejecimiento a partir de la aparición de los primeros síntomas e incluso antes. Un chequeo anual debería realizarse sistemáticamente a partir de los cuarenta, para poder prevenir a tiempo la insuficiencia hormonal.

¿Pueden los Andrógenos Causar un Cáncer de la Próstata?

El cáncer de próstata causada por los andrógenos no se ha demostrado nunca en el hombre. ¡Sin embargo, el rumor existió, y tiene la piel dura! Si os entrevistáis con una persona que afirma esta falsedad, preguntadle simplemente una prueba contrastada, una sola. No podrá darla, no existe. Muchas publicaciones recientes demuestran que la terapia de reemplazo hormonal con andrógenos es segura, y esto no es parte de este libro. Se harán grandes progresos en el futuro.

Es posible consultar la literatura médica mundial en bancos de datos accesibles por Internet. No se describe el cáncer prostático en el hombre causado por la administración de hormonas masculinas.

En el momento de la pubertad, el organismo es invadido por cantidades masivas de hormonas masculinas. Si la testosterona era cancerígena, los adolescentes deberían desarrollar numerosos cánceres. No es el caso.

Desde la introducción de los andrógenos en terapéutica (las indicaciones clásicas son numerosas: tratamiento de las anemias, de las leucemias, de las grandes insuficiencias testiculares, etc.), la mortalidad causada por el cáncer de próstata no aumentó estadísticamente. Busqué por saber la cantidad de la producción anual de hormonas masculinas por la industria farmacéutica. Imposible de saber: secreto industrial.

Cáncer, Hormona, Próstata… Cada una de estas palabras puede desencadenar pasiones. El cáncer no es entendido. Para concebir la hormona, es necesario poseer un mínimo de formación bioquímica y biológica. La mayoría de los hombres no conocen la estructura y la función de la próstata. La mezcla de estos tres conceptos desencadena a menudo reacciones irracionales. Veamos tranquilamente los hechos, la esperanza está al cabo del camino.

No se puede evitar comparar el aumento de la frecuencia del cáncer de próstata después de la cincuentena con el descenso progresivo de la secreción de hormonas masculinas. Los dos fenómenos siguen curvas opuestas y progresan ambos con la edad.

En el hombre con enfermedad androgénica de la andropausia, la falta de hormonas masculinas causa un desequilibrio en favor de las hormonas corticoides: la destrucción de las células cancerosas es comprometida y, generalmente, el cáncer puede desarrollarse más fácilmente.

Los hombres de 70 años que desarrollan un cáncer de la próstata se encuentran entre la población masculina estadísticamente desprovista de hormonas masculinas. Por lo tanto, el tratamiento bien proporcionado y adaptado con hormonas masculinas en el hombre con enfermedad androgénica de la andropausia, prevendría la aparición de un cáncer de la próstata.

En 1996, un estudio científico del *James Buchanan Brady Urological Institute, The Johns Hopkins University School of Medicine*, Baltimore, Maryland, Estados Unidos, demostró en la rata lo contrario de las ideas convenidas con respecto "a la influencia nociva" de los andrógenos sobre la próstata por el análisis de los telómeros* y la actividad de las enzimas telomerasa† en las vesículas seminales y las glándulas prostáticas. Las conclusiones son las siguientes [1]:

- Las glándulas normales de la próstata ventral y las vesículas seminales de la rata no demuestran actividad de la telomerasa.
- La actividad de la telomerasa aparece cuando estas glándulas son involucionadas a raíz de una castración.
- Al contrario, la actividad de la telomerasa desaparece cuando estas glándulas regeneran bajo la influencia de la testosterona.
- Se trata del primer modelo vivo que demuestra el reglamento de la actividad de la telomerasa.

El mecanismo biológico es el mismo probablemente en el hombre.

Este estudio biológico confirma en la rata lo que la observación clínica rigurosa en el hombre indica desde hace decenas de años: los andrógenos son necesarios para mantener las estructuras prostáticas normales, impidiendo la multiplicación anárquica de las células [2].

No se conocen todos los mecanismos del acortamiento de los telómeros, pero el estrés oxidativo de la inflamación local podría acelerar la pérdida de telómeros prostáticos [3].

¿Qué Hormonas Tomar para le enfermedad androgénica?

La locura es hacer lo mismo repetidamente y esperar un resultado diferente. Albert Einstein.

En los últimos años se han presentado más de 25.000 demandas contra fabricantes de productos de testosterona debido a efectos secundarios que

---

* Telómeros: secuencia no cifrada del ADN que se encuentra en el extremo de los cromosomas eucariotas. Los telómeros se acortan a cada división celular y son una señal de senectud de la célula, es decir, de su envejecimiento.

† Telomerasa: enzima cuya función es mantener la longitud de los telómeros, permitiendo así la división ilimitada de la célula. Esta enzima se asocia al concepto de inmortalidad de las células cancerosas.

ponían en peligro la vida o eran mortales. La mayoría de las demandas se resolvieron. La testosterona baja no es un diagnóstico, sino un término comercial acuñado para describir síntomas como la fatiga, el bajo deseo sexual y la pérdida de tono muscular. Estos hombres pueden haber sufrido complicaciones graves debido a la terapia de sustitución de testosterona.

Si se tienen en cuenta todas las vías de administración disponibles, las concentraciones y las opciones de marca o genéricas, en la actualidad existen más de 30 preparados de testosterona a tener en cuenta.

Marcas	Fabricantes demandados
AndroGel	AbbVie Inc.; Abbott Laboratories Inc.; AbbVie Products; Unimed; Solvay; Besins Inc.; Besins S.A.
Depo-Testosterone	Pfizer Inc.; Pharmacia & Upjohn Inc.
Foresta	Endo Pharmaceuticals
Delatestryl	Endo Pharmaceuticals
Testim	Auxilium Pharmaceuticals Inc.; GlaxoSmithKline; Endo Pharmaceuticals
Testopel	Auxilium Pharmaceuticals Inc.; Endo Pharmaceuticals
Striant	Auxilium Pharmaceuticals Inc.; Endo Pharmaceuticals
Androderm	Allergan; Actavis Inc., Actavis Pharma Inc., ALU, and Anda, Inc.

Esos productos de Testosterona pueden causar serios efectos secundarios como:

- Coágulos de sangre
- Infarto de miocardio o ataque al corazón
- Accidente cerebrovascular o ictus
- Embolia pulmonar
- Trombosis venosa profunda
- Trombo embolia venosa
- Fallecimiento

Los productos de testosterona utilizados para "tratar" el síndrome de testosterona baja en ancianos se administran por vía intramuscular, oral o percutánea con un gel.

**Estos productos no son el tratamiento
de la enfermedad androgénica [2].**

A pesar de las alegaciones relativas a esos productos, el fármaco/dispositivo médico sigue estando aprobado por la FDA estadounidense únicamente para **el tratamiento del hipogonadismo**.

Lo que conviene saber

En los hombres, los testículos producen la mayor cantidad de testosterona. Las glándulas suprarrenales producen una pequeña cantidad de andrógenos. En general, el organismo produce entre 7 y 10 miligramos de testosterona al día. Algunos laboratorios estiman la producción fisiológica de testosterona entre 5 y 7,5 miligramos cada 24 horas.

Esta producción fisiológica de testosterona resulta de la transformación del colesterol por una cadena de reacciones enzimáticas específicas (Figura 31 A) dentro de células especializadas para esta producción. A continuación, las moléculas de testosterona pasan al torrente sanguíneo.

El gel de testosterona aplicado sobre la piel contiene generalmente entre 25 y 50 miligramos de testosterona. Una pequeña parte se reabsorbe y pasa al torrente sanguíneo y presentan tres inconvenientes principales:

1. Estas diferentes dosis de gel de testosterona activan inmediatamente la retroalimentación hipofisaria, reduciendo instantáneamente la producción del cuerpo fisiológico (Figura 36).

2. La testosterona no es una hormona sexual. Es un precursor de la hormona sexual masculina dihidrotestosterona y de la hormona femenina estradiol. Como la conversión de testosterona en dihidrotestosterona es limitada, cualquier exceso se convertirá en estradiol, que es proliferativo (Figura 31 B) y puede causar hipertrofia prostática benigna.

3. La mayoría de los estudios terapéuticos relativos a la testosterona no mencionan el ensayo de la dihidrotestosterona, que es la propia hormona sexual masculina producida en dianas celulares específicas. Por lo tanto, es imposible comprender la biología correcta de toda la cadena de producción de andrógenos, que termina con la producción de dihidrotestosterona.

Si se tienen en cuenta todas las vías de administración disponibles, las concentraciones y las opciones de marca o genéricas, en la actualidad hay más de treinta preparados de testosterona a tener en cuenta, **que no son el tratamiento adecuado para la enfermedad androgénica**.

Un nivel bajo de testosterona puede ser un signo biológico de una enfermedad androgénica que debe tratarse con mesterolona, **no con testosterona.**

El tratamiento de sustitución con testosterona es conocido en los hombres a los que no les quedan testículos (por ejemplo, tras una castración). Sin embargo, en los hombres mayores, el tratamiento de sustitución es mucho más sutil y solo necesitan mesterolona.

¿Qué es un nivel bajo de testosterona?

La Asociación Americana de Urología (AUA) considera que un nivel bajo de testosterona en sangre es inferior a 300 nanogramos por decilitro (ng/dL) en adultos. Sin embargo, algunos investigadores y profesionales sanitarios no están de acuerdo con esto y consideran que los niveles inferiores a 250 ng/dL son bajos.

La testosterona baja es un signo biológico. Por lo tanto, no es una enfermedad.

Afortunadamente, hay médicos que tienen en cuenta el estado de salud general de sus pacientes a la hora de diagnosticar un nivel bajo de testosterona.

¿Por qué la testosterona no es adecuada para la enfermedad androgénica?

El efecto fisiológico de una dosis demasiado alta de testosterona es la retroalimentación hipofisaria, en la que la hipófisis segrega menos hormona estimulante testicular, lo que frena la producción de testosterona por los testículos y el "tratamiento" es inútil (Figura 36). Además, desgraciadamente, el médico o el paciente varón, generalmente en busca de estimulación sexual, tenderán a aumentar las dosis de testosterona y las cantidades de sustitución con testosterona. En estas situaciones, la "sobredosis" de testosterona tendrá un doble efecto negativo:

- Por un lado, un control hipofisario inhibirá la producción endógena de testosterona, aunque esta sea reducida en el hombre mayor, y
- Por otra parte, el paciente se encontrará en una situación de dopaje hormonal, aumentando significativamente su riesgo de desarrollar un accidente cardiovascular que puede conducir a la muerte.

Mortalidad con la terapia de testosterona

En 2013, la revista JAMA (Journal of the Medical Association) publicó: "Asociación de la terapia de testosterona con la mortalidad, infarto de miocardio y accidente cerebrovascular en hombres con niveles bajos de testosterona".

Este estudio de suma importancia señalaba que las tasas de terapia con testosterona están aumentando, y se desconocen los efectos de la terapia con testosterona sobre los resultados cardiovasculares y la mortalidad. Un reciente ensayo clínico aleatorizado de terapia con testosterona en varones con una alta prevalencia de enfermedades cardiovasculares se interrumpió prematuramente debido a acontecimientos cardiovasculares adversos, lo que suscitó preocupación acerca de la seguridad de la terapia con testosterona [4].

El objetivo del estudio era evaluar la asociación entre el tratamiento con testosterona y la mortalidad por todas las causas, el infarto de miocardio o el accidente cerebrovascular entre los veteranos varones y determinar si esta asociación se ve modificada por la enfermedad arterial coronaria subyacente. Un estudio de cohorte nacional retrospectivo de hombres con niveles bajos de testosterona (<300 ng/dL) que se sometieron a angiografía coronaria en el sistema de Veterans Affairs (VA) entre 2005 y 2011.

En esta cohorte, el **uso de la terapia con testosterona se asoció con un mayor riesgo de resultados adversos**. Estos hallazgos pueden informar el debate sobre los riesgos potenciales de la terapia con testosterona.

COMUNICACIONES DE SEGURIDAD DE MEDICAMENTOS DE LA FDA

La FDA advierte sobre el uso de productos de testosterona para la testosterona baja debido al envejecimiento; requiere un cambio en el etiquetado para informar del posible aumento del riesgo de ataque cardíaco y accidente cerebrovascular con el uso. Anuncio de seguridad [03-03-2015]. Contenido actualizado a fecha de: 02/26/2018. Y 27 de marzo de 2019. Dichos comunicados están en línea [5].

La Administración de Alimentos y Medicamentos de los Estados Unidos (FDA) advierte que los productos de testosterona recetados están aprobados solo para hombres que tienen niveles bajos de testosterona causados por *ciertas afecciones médicas"*.
Productos de testosterona: estos productos son, en sentido estricto, productos a base de testosterona.

Cierto trastorno médico: trastornos de los testículos, la hipófisis o el cerebro que causan una afección denominada hipogonadismo. Ejemplos de estos trastornos son la incapacidad de los testículos para producir testosterona debido a problemas genéticos, o daños por quimioterapia o infección, o castración.

"El beneficio y la seguridad de estos medicamentos no se han establecido para el tratamiento de los niveles bajos de testosterona debido al envejecimiento, incluso si los síntomas de un hombre parecen estar relacionados con la testosterona baja. Estamos exigiendo que los fabricantes de todos los productos de testosterona de prescripción aprobados cambien su etiquetado para aclarar los usos aprobados de estos medicamentos. También estamos exigiendo a estos fabricantes que añadan información al etiquetado sobre un posible aumento del riesgo de ataques cardíacos y accidentes cerebrovasculares en pacientes que toman testosterona. Los profesionales de la salud deben prescribir la terapia con testosterona solo a los hombres con niveles bajos de testosterona causados por determinadas afecciones médicas y confirmados por pruebas de laboratorio".

"Sin embargo, la FDA ha tenido conocimiento de que la testosterona se está utilizando ampliamente en los intentos de aliviar los síntomas en los hombres que tienen baja testosterona sin ninguna razón aparente que no sea el envejecimiento. Los beneficios y la seguridad de este uso no han sido establecidos".

"Además, basándose en las pruebas disponibles de estudios publicados y en las aportaciones de expertos de una reunión del Comité Asesor (*Enlace externo Descargo de responsabilidad*), la FDA ha llegado a la conclusión de que existe un posible aumento del riesgo cardiovascular asociado al uso de testosterona. Estos estudios incluyeron hombres de edad avanzada tratados con testosterona. Algunos estudios informaron de un mayor riesgo de ataque cardíaco, accidente cerebrovascular o muerte asociados con el tratamiento con testosterona, mientras que otros no lo hicieron".

"Basándonos en nuestros hallazgos, estamos exigiendo cambios en el etiquetado de todos los productos de testosterona de prescripción para reflejar el posible aumento del riesgo de ataques cardíacos y accidentes cerebrovasculares asociados con el uso de testosterona".

"Los profesionales sanitarios deben informar a los pacientes de este posible riesgo a la hora de decidir si inician o continúan un tratamiento con testosterona".

Los pacientes que utilizan testosterona deben buscar atención médica inmediatamente si se presentan síntomas de ataque cardíaco o accidente cerebrovascular, tales como

- Dolor en el pecho
- Falta de aliento o dificultad para respirar
- -Debilidad en una parte o un lado del cuerpo
- Dificultad para hablar

Conclusiones

La FDA tiene razón. La testosterona puede prescribirse a pacientes con hipogonadismo, que corresponde a patologías bien definidas.

La FDA insiste en que los niveles bajos de testosterona en los hombres de edad avanzada no constituyen una indicación terapéutica e incluso son una contraindicación, ya que este tratamiento puede provocar problemas cardiovasculares [5].

El hipogonadismo no es solo una cuestión de cantidad de testosterona en sangre.

El hipogonadismo se define como un nivel de testosterona en sangre inferior a 300 o 250 nanogramos por 100 mililitros en condiciones agudas definidas y enumeradas por la FDA.

Existe una enfermedad crónica que empeora con la edad si no se trata y que acaba caracterizándose por un nivel de testosterona inferior a 300 nanogramos por 100 mililitros de plasma y cuyo tratamiento seguro es la mesterolona

Los elementos de la enfermedad androgénica han sido presentados a la Sociedad Española de Medicina Antienvejecimiento y Longevidad (SEMAL) a lo largo de los últimos 20 años. Este libro ha reunido por primera vez todos estos trabajos.

La enfermedad androgénica está causada por una disminución de la testosterona y de la dihidrotestosterona, a menudo a partir de los 40 años y a veces incluso antes en diversas condiciones.

Si no se trata con la aparición de síntomas clínicos y biológicos, las secreciones de testosterona y dihidrotestosterona disminuyen progresivamente con la edad, culminando en secreciones sanguíneas inferiores a 300 nanogramos por 100 mililitros de plasma en torno a los 80 años en el caso de un envejecimiento medio, con una esperanza de vida de 82 años. Esta esperanza se reduce en los pacientes que no han recibido tratamiento para la enfermedad androgénica prematura,

La enfermedad androgénica no debe tratarse con un "producto de testosterona", sino con mesterolona en todos los casos por razones técnicas [2]. Algunos casos de hipogonadismo podrían tratarse favorablemente con mesterolona con una dosis diaria de 75 miligramos en tres tomas [11].

¿Por qué no es adecuada la dihidrotestosterona?

La Vía Percutánea con gel de dihidrotestosterona aplica una hormona natural. Corresponde a la hormona producida por el organismo. No produce hormonas femeninas. Según las personas, los niveles plasmáticos de dihidrotestosterona para cinco gramos de gel (125 miligramos de dihidrotestosterona) varían entre doscientos y cuatrocientos nanogramos por cien mililitros de plasma.

La dihidrotestosterona inhibe la secreción de la hipófisis. En consecuencia, disminuye la secreción de testosterona (Figura 36). La dihidrotestosterona se une a los receptores de testosterona, y la testosterona es sustituida gradualmente por dihidrotestosterona. Finalmente, el paciente se encontrará en una situación de dopaje. La dihidrotestosterona utilizada como gel es inadecuada para tratar y prevenir una enfermedad androgénica. Las características biológicas de la mesterolona permiten evitar las enfermedades del envejecimiento causadas por la carencia de andrógenos.

¿Por qué la DHEA no es adecuada?

A finales de los años noventa, algunos médicos pensaron que era posible prescribir DHEA como tratamiento antienvejecimiento basándose en el razonamiento simplista de que la DHEA es un precursor de la testosterona en la cadena de producción de andrógenos. Esta transformación se produce a través de la androstenediona (véase fig. 31 A, B) en las células programadas para sintetizar la testosterona (es decir, los testículos y las glándulas suprarrenales). Sin embargo, la ingesta oral de DHEA no se corresponde con una síntesis normal de testosterona. El hígado transforma entonces la DHEA en diversos componentes, y la DHEA nunca se convertirá en dihidrotestosterona.

Un tratamiento simplista no puede ser suficiente. La toma de DHEA se ha presentado a menudo como "la aspirina contra el envejecimiento". Sin embargo, el programa hormonal se modifica completamente al introducir la DHEA en el organismo, como demostró un estudio realizado en 1997 [6].

La persona que desee acceder a la medicina antiedad debe entender que seguir un tratamiento poco racional no es lógico. La ayuda de un médico formado en tecnologías antienvejecimiento será inestimable.

El estudio del pool de andrógenos es siempre indispensable antes de tomar DHEA bajo el control de un médico.

Cuando no hay síntoma, no hay enfermedad; si no hay enfermedad, el tratamiento hormonal es innecesario.

¿Qué es la DHEA?

- Es una sustancia química.
- Se transforma en diversas sustancias con finalidades contradictorias según las dosis administradas (por ejemplo, testosterona y estradiol = hormonas femeninas).
- No se transforma en dihidrotestosterona (una potente hormona sexual).
- Ralentiza la hipófisis produciendo sustancias hormonales contradictorias según las dosis administradas.

- No corresponde a una patología bien definida.
- No permite tratar el hipogonadismo en el hombre.
- Aromatiza la testosterona en estradiol = hormona femenina que estimula el adenoma de próstata (según las dosis administradas).

La DHEA debe administrarse con prudencia, teniendo en cuenta el conjunto de los controles andrógenos. La DHEA no es un tratamiento para una enfermedad androgénica.

Ningún preparado de testosterona es el tratamiento de la enfermedad androgénica, ya que la testosterona no es mesterolona.

¿Por qué la mesterolona es el tratamiento correcto para una enfermedad androgénica?

La vía oral es más fácil de manejar con una molécula eficaz y no tóxica: la mesterolona.

La mesterolona tiene las características moleculares de la dihidrotestosterona que falta en la primera etapa de la enfermedad de la andropausia, el envejecimiento sexual; pero también, las propiedades moleculares de la testosterona que disminuye con el tiempo. Por lo tanto, es posible tratar a tiempo y de forma segura las dos etapas de la enfermedad de la andropausia. Esta hormona se presenta en forma de tabletas divisibles de 25 miligramos. Sería interesante tener tabletas de 10 miligramos. La concentración máxima de mesterolona en la sangre se alcanza a la tercera hora después de la toma, y disminuye a continuación hasta la octava hora. La dosis diaria se distribuye generalmente en dos tomas: por la mañana y a mitad del día, o por la mañana y por la noche.

La mesterolona es un fármaco seguro que existe desde hace más de 50 años, cuando se utilizaba para tratar la infertilidad masculina. Es un tratamiento casi natural. Los descubrimientos clínicos demostraron a partir de 1988 que esta molécula es un tratamiento preventivo para las enfermedades del envejecimiento en hombres y mujeres [7 a 10 y 14 a 18].

La mesterolona es un medicamento genérico de bajo costo que se comercializa bajo marcas Provibol®, Provironum®, Proviron® o mesterolona.

La mesterolona no se transforma en hormona femenina (estradiol). También es necesaria la mesterolona, pero en dosis más bajas, para prevenir y curar los problemas urinarios, el dolor durante el coito y algunas enfermedades del envejecimiento en las mujeres. Este tema fue presentado en el congreso de la SEMAL en Madrid, en octubre de 2015 [7].

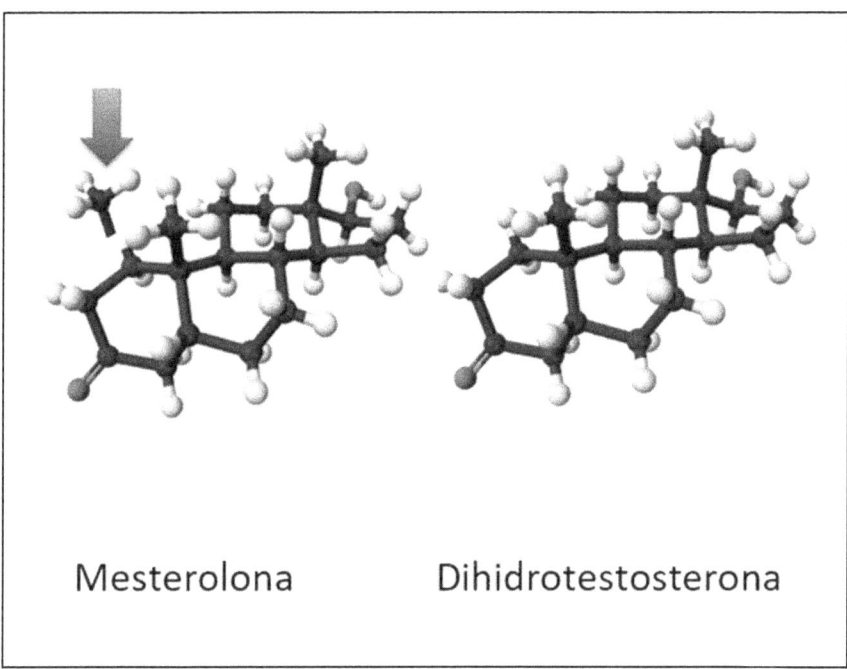

Mesterolona   Dihidrotestosterona

Fig. 55

La enfermedad androgénica de la andropausia comienza cuarenta años antes del colapso total de la producción de testosterona, cuando ya es demasiado tarde para prevenir las enfermedades del envejecimiento que se han desarrollado durante esos cuarenta años.

Todo tratamiento hormonal debe hacerse imperativamente bajo control médico. El tratamiento de la enfermedad androgénica de la andropausia o menopausia no es la testosterona sino la mesterolona. Esta molécula tiene propiedades de testosterona y dihidrotestosterona. La mesterolona se utiliza preferentemente por razones técnicas [8-9-10].

- La mesterolona no puede convertirse en la hormona proliferativa estradiol.

- En cambio, la mesterolona se convierte parcialmente en dihidrotestosterona, la hormona sexual específica.
- La mesterolona tiene todas las propiedades de la testosterona.
- Mesterolona no ralentiza significativamente la producción de andrógenos en el cuerpo.
- Mesterolona es conocida como una hormona segura desde hace más de 50 años.
- La mesterolona es fácil de dosificar.
- Mesterolona es un producto barato para comprar.

Farmacodinámica

La mesterolona (Proviron©) tiene propiedades androgénicas. Los primeros estudios sugirieron que la mesterolona oral no suele suprimir las gonadotropinas ni la producción endógena de testosterona. Un estudio posterior de dosis única informa que puede haber un efecto de supresión central a dosis de 75-100 mg diarios [11].

En nuestro estudio sobre adenomas una dosis de 50 miligramos de mesterolona también puede tener un efecto supresor moderado sobre la producción de testosterona [2].

La enfermedad androgénica se trata en su fase inicial con dosis de mesterolona que van desde 12,5 miligramos en una sola dosis, hasta 25 miligramos al día en dos dosis, o hasta 50 miligramos al día en dos dosis. Estas dosis son insuficientes para tratar el hipogonadismo. Corresponden al tratamiento de los problemas causados por el envejecimiento sexual debido a la falta de dihidrotestosterona. Al mismo tiempo, el mantenimiento de una media androgénica con mesterolona evita el deterioro de las estructuras del organismo.

Sin embargo, la producción fisiológica de testosterona disminuye con el tiempo, y los niveles de testosterona en sangre caen por debajo de 300 nanogramos por cien mililitros: es la fase hipogonadal de la enfermedad androgénica. El tratamiento requiere entonces tres dosis de 25 miligramos de mesterolona al día. En estas condiciones de dosis y con un seguimiento biológico preciso, se puede llevar a cabo un tratamiento antienvejecimiento eficaz con total seguridad.

Farmacocinética

Tras la ingestión oral, la mesterolona se absorbe rápidamente. En un estudio realizado en 18 hombres, la ingesta de Proviron© 25 mg generó niveles séricos máximos del fármaco de 3,1 ± 1,1 ng/mL después de 1,6 ± 0,6 horas. A partir de entonces, los niveles de fármaco en suero disminuyen con una semivida terminal de 12 - 13 horas. La mesterolona se une a las proteínas séricas en un 98 %. La unión a la albúmina representa el 40 % y la unión a la SHBG (globulina fijadora de hormonas sexuales) el 58 % [11].

La mesterolona se metaboliza rápidamente y se excreta como forma conjugada en la orina.

El metabolito principal se ha identificado como 1α-metil-androsterona, que -en forma conjugada- representa el 55-70 % de los metabolitos excretados por vía renal. La relación entre el metabolito principal conjugado glucurónido y sulfato detectado en la orina fue de aproximadamente 12:1. Como metabolito adicional se ha reconocido el 1α-metil-5α-androstano-3α,17β-diol, que representó aproximadamente el 3 % de los metabolitos eliminados por vía renal.

La mesterolona se excretó en forma de metabolitos. En un plazo de 7 días, aproximadamente el 80 % de las dosis marcadas se recuperaron en la orina y hasta el 13 % en las heces. La mitad de las dosis marcadas se excretaron en la orina en 24 horas [11].

Indicaciones

Hipogonadismo. Sustitución androgénica para el hipogonadismo masculino, cuando existe una deficiencia androgénica confirmada por pruebas clínicas y bioquímicas (véase el prospecto "Precauciones" y "Posología y forma de administración").

El hipogonadismo es una condición en la que el level de testosterona en sangre es inferior a 300 o 250 nanogramos por mililitro.

La información del prospecto coincide con la opinión de la Food and Drug Administration (FDA), aunque la mesterolona, una hormona segura, no está disponible en EE. UU., y no es propiamente un producto a base de testosterona, ya que se trata de una dihidrotestosterona metilada a C1.

Sin embargo, su indicación de uso está justificada para el tratamiento de la enfermedad androgénica, que suele comenzar en torno a los 40 años. Al comienzo de la enfermedad, las dosis de mesterolona oscilan entre 12,5 miligramos y 50 miligramos al día.

Pero la enfermedad androgénica termina en hipogonadismo, con una producción testicular que se aproxima a la de la castración en torno a los 80 años. En estos casos, puede considerarse una dosis diaria de 75 miligramos.

Si el tratamiento hormonal se inicia a los primeros síntomas, puede continuarse con seguridad hasta los 80 años, controlando todos los parámetros biológicos y clínicos.

Si el hipogonadismo se descubre por casualidad a los 80 años o cuando se detecta una cardiopatía, el tratamiento es peligroso y está contraindicado porque todas las estructuras del organismo han degenerado, lo que explica que la esperanza de vida en Occidente se limite a 82 años.

Contraindicaciones

El tratamiento de la enfermedad androgénica de la andropausia no es la testosterona, pero la mesterolona que tiene las propiedades de la testosterona y la dihidrotestosterona. La mesterolona se utiliza preferentemente por razones técnicas [2-10].

La falta de indicación es la primera de las contraindicaciones. Es inútil absorber hormonas masculinas cuando el tratamiento es erróneo. La incapacidad para el hombre de entender los efectos de las hormonas y la incapacidad intelectual de controlar su alimentación, hacen de él un mal candidato al tratamiento hormonal.

Los tratamientos con la testosterona están disponibles en forma de geles, cremas, parches, píldoras, tabletas e inyecciones bajo diferentes marcas. En los Estados Unidos, miles de personas han hecho demandas en contra de las empresas farmacéuticas que comercializan estos productos en dosis que podrían ser inapropiadas.

Los eventuales problemas provienen de esa enfermedad de la andropausia que se desconoce y, por lo tanto, su tratamiento. La aplicación de gel de testosterona en cantidades inapropiadas podría ser peligrosa. Las demandas colectivas en los Estados Unidos. se deben al mal uso de la testosterona. La enfermedad androgénica de la andropausia no se enseña en las universidades.

La insuficiencia renal, cardíaca y hepática grave causa importantes desórdenes en cascada, para los cuales conviene prever los efectos hormonales en su conjunto. Existen hoy en los Estados Unidos y en Canadá demandas colectivas posteriores a errores terapéuticos.

El estado de agresividad acentuado por las hormonas masculinas contraindica evidentemente su empleo. El adenoma y el cáncer de la próstata merecen observaciones particulares.

¿Efectos Secundarios Nocivos?

El exceso de peso, así como la retención de agua y sal, son las consecuencias de un tratamiento hormonal mal conducido. Estos efectos perniciosos son causados esencialmente por la sobredosis de las hormonas administradas. Se constatan los mismos fenómenos en la mujer que toma dosis considerables e inadecuadas de hormonas femeninas. Las señales de sobredosis desaparecen después del cese del tratamiento hormonal excesivo. Dosis reducidas y adaptadas pueden a continuación prescribirse sin causar los mismos efectos perversos. La toma de hormonas masculinas aumenta la síntesis de las proteínas. Si, al mismo tiempo, la alimentación no se controla, el exceso de peso es inevitable. El tratamiento por con hormonas masculinas requiere la comprensión de sus efectos, y una reflexión sobre sí uno mismo que impone el control de la nutrición. En ausencia de toda reflexión, los hombres tratados con las hormonas masculinas evolucionan de la misma forma que un ternero a con las hormonas. El ternero no reflexiona. Come. Gracias a las hormonas anabolizantes, come más. Engorda. Para una mayor felicidad de los negociantes de carnes corrompidas.

Es perfectamente posible tomar hormonas y perder peso gracias al conocimiento de la nutrición.

La sobrecarga del hígado puede ocurrir cuando hay sobredosis o incapacidad intelectual de controlar su alimentación.

Existe una hormona de síntesis que puede ser mal tolerada por el hígado: la 17 alfa metiltestosterona. Su utilización debe acompañarse de la mayor prudencia. En cambio, la tolerancia hepática de la mesterolona es notable.

Por razones misteriosas, la mesterolona, una hormona segura que se vende en todo el mundo no está disponible en los Estados Unidos mientras que la 17 alfa-metil-testosterona, que debe evitarse debido a sus efectos secundarios, se comercializa en los Estados Unidos.

Cuando el equilibrio hormonal se alcanza, la vigilancia del perfil hormonal y el tratamiento de mantenimiento se hacen una vez al año. La función del hígado se controla al mismo tiempo. Desde el principio de mi experiencia clínica, nunca he visto un único caso de intolerancia hepática. Al contrario, algunos casos de insuficiencia hepática se mejoraron gracias a las hormonas masculinas que tienen un efecto regenerador sobre las células hepáticas.

Supervisé permanentemente con la ayuda a numerosos colaboradores, millares de pacientes siguiendo que seguían un tratamiento sustitutivo a las hormonas masculinas desde 1974. Nunca he constatado efectos nocivos causados por la administración correcta de andrógenos.

El Dopaje

El dopaje ocupa la Una primera página de los diarios deportivos desde hace muchos años. Los deportistas de alto nivel aumentan su masa muscular, y por consiguiente sus resultados, absorbiendo sustancias anabolizantes, entre las cuales destacan la testosterona o sus derivados son destacados.

Los atletas jóvenes tienen generalmente una secreción normal de hormonas masculinas. No tienen, por consiguiente, ninguna razón médica para absorber consumir estas sustancias. Tienen incluso la ventaja de tener una secreción natural de hormonas masculinas más elevada que sus mayores, que son incapaces de ganar los Juegos Olímpicos después de los cuarenta años, la energía natural de sus hormonas masculinas va faltando a lo largo de los años.

Lo que está en juego es considerable, algunos atletas jóvenes no dudan en infringir la ley deportiva y absorben toman cualquier cosa. Se dopan momentáneamente para éxitos transitorios, poniendo su salud en peligro. La absorción inútil, torpe y excesiva de hormonas puede causar todas las clases de efectos secundarios nocivos.

Se propuso también recientemente la administración de altas dosis de testosterona para causar la esterilidad temporal de los hombres jóvenes bloqueando, de esta forma, la formación de espermatozoides por los testículos. Este medio real de contracepción puede tener las mismas consecuencias dañinas que el dopaje.

El público, e incluso los médicos, hacen la amalgama entre los desengaños del dopaje y la utilización terapéutica de las hormonas masculinas. Tienen miedos sin razón fundamentos ye afirman que las hormonas son nocivas. Realmente, las hormonas sexuales son necesarias para la vida. Es su uso perversa la que es nociva.

Comunicación sobre la seguridad de los medicamentos de la FDA: La FDA advierte sobre el uso de productos con testosterona para tratar el bajo nivel de testosterona debido al envejecimiento; exige un cambio en el etiquetado para informar del posible aumento del riesgo de infarto de miocardio y accidente cerebrovascular con su uso [5].

El Tratamiento de la Enfermedad Androgénica

Para evitar los desengaños [12] el tratamiento por las hormonas andrógenos debe emprenderse con discernimiento. La insulina no se prescribe a ciegas. Debe ser así mismo para los andrógenos.

Toda persona es única. Su biología varía durante el envejecimiento. Esta es la razón por la cual los análisis hormonales son singulares durante la vida y según los tratamientos. El tratamiento por las hormonas debe siempre hacerse bajo el control de un médico.

El tratamiento depende de la situación clínica de la persona en un momento dado y de la experiencia del médico.

Las dosis que deben administrarse son especialmente delicadas en el hombre que envejece y que secreta aún una determinada cantidad de hormonas masculinas. En efecto, uno no se convierte en hombre con hipogonadismo de la noche a la mañana. La disminución de la producción de hormonas masculinas es progresiva y la sustitución hormonal no debe ser ni insuficiente ni excesiva.

Si la degradación de los órganos sexuales no es demasiado avanzada, la dosis inicial produce a menudo efectos espectaculares. La erección vuelve a ser válida. Los desórdenes de la micción se mejoran. Al mismo tiempo, todas las estructuras del organismo se regeneran.

La sobredosis se manifiesta inmediatamente por una nerviosidad excesiva. Basta con reducir progresivamente la dosis para encontrar el justo medio. El tratamiento se continúa por la toma diaria de una dosis hormonal óptima.

El tratamiento se hace por vía oral, distribuida generalmente en dos tomas sobre al día.

El tratamiento de mantenimiento no tiene efectos espectaculares inmediatos. Algunos hombres abandonan el tratamiento cuando la alerta pasa. La recaída es inevitable.

El efecto más sorprendente del tratamiento de mantenimiento por las hormonas masculinas es impedir el envejecimiento sexual y retrasar el envejecimiento general del cuerpo humano. Es un efecto a largo plazo, esencialmente preventivo, que pide por parte del hombre una reflexión sobre sí mismo. El tratamiento debe proseguirse toda la vida

Chequeo del tratamiento

La dosis de testosterona y dihidrotestosterona en la sangre ya es significativa. Si se va a estudiar el metabolismo androgénico, se debe analizar el metabolismo androgénico global.

En todos los casos, bajo el control de un médico, es necesario:

- mantener la presión sanguínea, cercana a 12/8 y un pulso de 72
- evitar un aumento de peso irrazonable (grasa o músculo), controlando la comida
- seguir la evolución del número de glóbulos rojos y blancos

- controlar en la sangre: glucosa, colesterol, triglicéridos (grasas)
- controlar la fluidez de la sangre (antitrombina) y las proteínas
- controlar la bilirrubina total (indicador del hígado)

Además del examen clínico, todos estos datos determinan la dosis hormonal. Los controles biológicos generales son una indicación indirecta del efecto de la mesterolona. Las hormonas tomadas son suficientes cuando un factor conocido se mejora en mesterolona.

Frecuencia de los controles biológicos.

Cuando los resultados biológicos y clínicos indican la necesidad de un tratamiento con mesterolona, el primer control se realiza al cabo de tres meses. Si los parámetros mejoran, el siguiente control se hace a los seis meses. Si la mejoría persiste, se hace un control biológico una vez al año.

ANÁLISIS HORMONALES DE SANGRE [19-20]

La muestra de sangre se toma en ayunas para comparar los niveles de testosterona y dihidrotestosterona en el suero antes y con el tratamiento con mesterolona. No es posible medir diariamente la mesterolona en la sangre. La industria farmacéutica hace estas pruebas para determinar la cantidad de mesterolona que entra en el torrente sanguíneo. Como resultado, se conoce la concentración sanguínea de mesterolona tras la administración oral. Según el estudio farmacocinético de Bayer, los resultados son los siguientes. Tras la ingestión oral, la mesterolona se absorbe rápidamente. En un estudio efectuado en 18 hombres, la ingesta de Proviron© 25 mg generó niveles séricos máximos del fármaco de $3,1 \pm 1,1$ ng/mL tras $1,6 \pm 0,6$ horas. A partir de entonces, los niveles de fármaco en suero disminuyen con una semivida* terminal de 12 a 13 horas. La mesterolona se une a las proteínas séricas en un 98 %. La unión a la albúmina representa el 40 % y la unión a la SHBG (globulina fijadora de hormonas sexuales) el 58 % [11]. En la sangre, se obtienen los siguientes resultados si el paciente no ha tomado ningún comprimido de mesterolona el día anterior:

Unidades	ng/mL	ng/100 mL
Nivel sérico tras la ingesta de 25 mg de mesterolona después de **1,6 ± 0,6 horas**	3.1± 1.1	310 ± 110

Tabla 32

Después de este pico en el suero (Tabla 32), los niveles de mesterolona disminuyen a medida que la mesterolona penetra en los tejidos.

Unidades	ng/mL	ng/100 mL
Nivel sérico tras la ingesta de 25 mg de mesterolona después de **12 - 13 horas**	1.6 ± 0.6	160 ± 60

Tabla 33

---

* La semivida de un fármaco es el tiempo que tarda su concentración sérica en reducirse a la mitad tras su administración. La semivida se expresa en unidades de tiempo y puede variar desde unos minutos hasta varias semanas, dependiendo del fármaco.

De 12 a 13 horas después de tomar 25 miligramos de mesterolona, el nivel en la sangre es de 1.6 ± 0.6/ ng/ mL (Tabla 33).

Por consiguiente, si se toma una segunda tableta de 25 miligramos de mesterolona 12 a 13 horas después de la primera tableta, el nivel en la sangre será de 4.7 ± 1.1 ng/mL (Tabla 34).

Unidades	ng/ mL	ng / 100 mL
Nivel sérico tras la ingesta de un segundo comprimido de 25 mg de mesterolona al cabo de 12 - 13 horas.	1.6 ± 0.6 (a) + 3.1 ± 1.1 (b) = 4,7 ± 1.1	160 ± 60 (a) + 310 ± 110 ng (b) = 470 ± 170

Tabla 34

a. Primer comprimido.

b. Segundo comprimido.

La suplementación con 2 comprimidos de 25 miligramos al día confiere unas propiedades androgénicas medias en sangre debidas a la mesterolona de 470 ± 170 ng por 100 mL de suero (Tabla 34).

A esto hay que añadir la producción fisiológica individual de testosterona baja, por ejemplo, 250 mg de testosterona en suero + 10 mg de dihidrotestosterona. El índice androgénico total (a+b+c) será entonces con 2 comprimidos de mesterolona por día (Tabla 35).

Unidades	ng/ mL	ng / 100 mL
Nivel sérico tras la ingesta de un segundo comprimido de 25 mg de mesterolona al cabo de 12 - 13 horas	= 4.7 ± 1.7ng/ mL (a)	470 ± 170 ng/ 100 mL (a)
+ producción fisiológica.	+ 2.5 ng (b) + 0.10 ng (c)	+ 250 ng (b) + 10 ng (c)
Propiedades androgénicas totales (a+b+c)	= 7,3 ± 1.7	= 730 ± 170

Tabla. 35

a. Mesterolona
b. Producción fisiológica de testosterona.
c. Producción fisiológica de dihidrotestosterona.

La suplementación con 2 comprimidos al día de 25 miligramos de mesterolona es suficiente en la mayoría de los casos. Sin embargo, se podría considerar un tercer comprimido cuando el nivel fisiológico de testosterona sea de 50 ng/100 ml, posiblemente en hombres con una producción de testosterona próxima al castrado. Este caso requiere un estudio exhaustivo de la biología hormonal y general.

Análisis de sangre generales

Para garantizar la eficacia del tratamiento, también se pueden controlar las variaciones de los parámetros biológicos generales en la sangre. La mesterolona, al igual que la testosterona, regula estos parámetros, que pueden medirse fácilmente:

- Recuento sanguíneo completo
- Colesterol y sus diferentes fracciones
- Triglicéridos
- Glucosa en sangre
- Creatinina
- Urea
- Proteínas totales
- PSA total y PSA libre
- Antitrombina

Estos parámetros dan una idea de la producción de hormonas anabólicas por 24 horas (mesterolona + testosterona + dihidrotestosterona) y del impacto potencial sobre el riesgo vascular y los parámetros de inmunidad. El uso continuo de mesterolona está indicado si el estado androgénico se reduce en presencia de signos clínicos y biológicos. Por ejemplo, la producción de glóbulos rojos se reduce en un 10 % en los castrados o en los adultos mayores cuya producción de testosterona se reduce a la de los castrados. Estos parámetros permiten establecer la dosis terapéutica correcta aumentando o disminuyendo la cantidad de mesterolona.

EJEMPLOS DE RESULTADOS BIOLÓGICOS CON LA MESTEROLONA

SANGRE

Urea

	Unidades	Valores	Antes de Mesterolona	Con Mesterolona
Urea	mg/dL	18 - 48	59	39

Tabla 36

La urea es un producto de la descomposición de las proteínas que se elimina por la orina. Por lo tanto, los niveles de urea en sangre reflejan la función renal y, en determinadas condiciones, la ingesta de proteínas alimentarias y la función hepática. Las proteínas son macromoléculas biológicas presentes en todas las células vivas. Realizan muchas funciones vitales. La testosterona estimula la síntesis de proteínas y estas se descomponen en urea. Sin una producción adecuada de testosterona, las proteínas se descomponen excesivamente en urea. Esto es un signo de degeneración del organismo.

El ejemplo de la Tabla 36 indica la pérdida de masa muscular en un hombre de mediana edad con una urea en sangre de 59 miligramos/dL antes del tratamiento y de 39 con mesterolona.

Glucosa

	Unidades	Valores	Antes de Mesterolona	Con Mesterolona
Glucosa	mg/dL	60 - 100	108	99

Tabla 37

El nivel elevado de azúcar en la sangre es habitual en los hombres de mediana edad y conduce a la enfermedad diabética. Es una condición causada por múltiples factores, pero la mesterolona estimula la penetración de la glucosa en las células musculares, donde se acumula una reserva de glucógeno para producir la contracción muscular.

El cuadro 37 indica una ligera elevación de la glucosa en un hombre de mediana edad antes (108) y con mesterolona (99).

Triglicéridos y Colesterol

	Unidades	Valores	Antes de Mesterolona	Con Mestrolona
Triglicéridos	mg/dL	<150	62	79
Colesterol total	mg/dL	<190	162	138
Colesterol HDL	mg/dL	>40	44	36
Colesterol sin HDL	mg/dL	<145	118	102

Tabla 38

El sobrepeso es frecuente en los hombres de mediana edad. A veces se corresponde con el síndrome metabólico, una agrupación de al menos tres de las cinco afecciones médicas siguientes: obesidad abdominal, hipertensión arterial, hiperglucemia, triglicéridos séricos elevados y lipoproteínas de alta densidad (HDL) séricas bajas.

Varios informes de los últimos 30 años han intentado cuantificar, con estudios de balance/volumen de colesterol, las correlaciones entre los niveles de LDL y HDL y el tamaño de los depósitos de colesterol corporal. Más recientemente, estos estudios han evaluado los efectos de los cambios de LDL o HDL en la eliminación del colesterol. Los datos deben ser más coherentes. Los resultados de la mesterolona sobre los triglicéridos y el colesterol necesitan más estudios.

La Tabla 38 indica la disminución del colesterol LDL y HDL en un hombre de mediana edad que tomaba mesterolona.

Los niveles anormales de colesterol o triglicéridos son comunes en el Síndrome Metabólico.

Antitrombina

	Unidades	Valores	Antes de Mesterolona	Con Mesterolona
Antitrombina	%	80 - 130	99	107

Tabla 39

La antitrombina también se denomina antitrombina III (AT III). Se trata de una pequeña glicoproteína que inactiva varias enzimas del sistema de coagulación.

Por consiguiente, la antitrombina es un factor natural de la fluidez de la sangre, que es una condición fisiológica que permite que la sangre circule libremente.

La tabla 39 indica un aumento significativo de la fluidez de la sangre del 99 % al 107 % en un hombre antes y después del tratamiento con mesterolona.

PSA total

El nivel de PSA total es comúnmente inferior a 4 nanogramos por mililitro de suero en hombres de 40 años o menos. La tabla 40 indica una disminución del PSA total con mesterolona en un hombre de mediana edad, probablemente secundaria a una ligera disminución de la producción de testosterona secundaria a la ingesta de mesterolona, lo cual es frecuente.

Para el antígeno PSA libre, véase la tabla 6.

	Unidades	Valores	Antes de Mesterolona	Con Mesterolona
Total PSA	ng/mL	<4	2,02	1,67

Tabla 40

Testosterone total

	Unidades	Valores	Antes de Mesterolona	Con Mesterolona
Testosterona total	ng/dL	180 - 760	358.79	345.00

Tabla 41

La tabla 41 indica un nivel en el suero de 358,79 nanogramos por cien mililitros en un hombre de mediana edad que explica sus síntomas de impotencia. El nivel medio a los 25 años es de unos 700 nanogramos. Con la mesterolona, las propiedades androgénicas son entonces para este hombre: 345,00 (nivel fisiológico) más la cantidad de mesterolona en la sangre, cantidad que se conoce, pero que no se analiza actualmente como se indica en el cuadro 41.

Dihidrotestosterona

	Unidades	Valores	Antes de Mesterolona	Con Mesterolona
Dihidrotestosterona	ng/dL	12.2-95.5	20.00	40.00

Tabla 42

El nivel medio óptimo a los 19 años es de 95,5 nanogramos por cien mililitros (Tabla 42).

El tratamiento con mesterolona puede aumentar la dihidrotestosterona en la sangre. (Tabla 42) indica un aumento de la dihidrotestosterona tras una toma de 50 miligramos de mesterolona.

Es posible medir su metabolito en la orina de 24 horas, cuya producción refleja mejor el efecto androgénico.

Hematología

		Valores	A	B	C
Año			**2007**	2016	**2017**
Hemoglobina	g/L	13.3 – 17.2	17,4	12.6	15,5
Hematocrito	%	39.5 - 50	51	37	45,9
Glóbulos rojos	$\frac{10^6}{mm^3}$	4.2 – 5.6	5,8	4.2	4.9
Glóbulos blancos	mm^3	4.600 –10.000	10.000	4.000	7.200
Plaquetas	mm^3	150 - 350	345	256	399

Tabla 43

La tabla 43 indica en un hombre de 60 años:

A.   Estado normal en 2007.

B.   Nueve años después, en 2016, todos los parámetros eran insuficientes y el paciente presentaba un mal estado de salud con testosterona baja y sin tratamiento.

C.   Después de un año de tratamiento con mesterolona, todos los parámetros han alcanzado los buenos resultados máximos de 2007.

El examen hematológico da una idea general de la composición de la sangre y demuestra su deterioro con el paso del tiempo.

Los resultados medios abarcan a toda una población que va de los 20 a los 100 años. El examen hematológico indica valores máximos en torno a los 20 años y valores mínimos en torno a los 100 años. Las enfermedades del envejecimiento se desarrollan durante este periodo.

EJEMPLOS DE RESULTADOS BIOLÓGICOS CON LA MESTEROLONA

ORINA

	Volumen	Antes de Mesterolona	Con Mesterolona
Orina	mL	1200	1000

Tabla 44

El volumen de orina producido en 24 horas debe anotarse siempre cuidadosamente para recoger toda la producción de un parámetro excretado en 24 horas.

Creatinina

	Unidades	Valores	Antes de Mesterolona	Con Mesterolona
Creatinina	g/L	0.20 -3.00	2.11	2.01
	g/24 h	0.80 -2.20	2.53	2.01

Tabla 45

La pérdida progresiva de músculo esquelético que se produce con la vejez, conocida como sarcopenia, es el problema subyacente de la limitación de la función física y la movilidad, que conduce a caídas, pérdida de independencia, institucionalización e incluso la muerte.

La creatinina es un compuesto orgánico generado a partir de la descomposición de la creatina (un valioso nutriente muscular). Es un producto de desecho del metabolismo muscular normal que el organismo suele producir a un ritmo muy constante (en función de la masa muscular). Suele ser filtrada por los riñones y eliminada por la orina. La medición de la creatinina es la forma más sencilla de evaluar la función renal.

Sin embargo, con riñones que funcionan bien, la destrucción muscular puede dar lugar a una producción excesiva de residuos musculares, como muestra el aumento de creatinina en la orina a lo largo de 24 horas.

El ejemplo de la Tabla 45 indica la pérdida de músculo en un hombre de 50 años con varicocele. Aunque la creatinina está dentro de los límites estadísticos antes de la mesterolona, el estudio de orina de 24 horas muestra un desgaste muscular, ya que la eliminación de creatinina es excesiva (2,53).

Tras el tratamiento con 2 comprimidos de 25 miligramos al día de mesterolona, se elimina la pérdida muscular. Los niveles de creatinina en la orina disminuyen (2,01) y se detiene la pérdida muscular en la orina. El tratamiento debe continuarse de por vida.

Idealmente, el varicocele de este hombre también debe ser corregido quirúrgicamente para hacer su testosterona adecuada.

Calcium

	Unidades	Valores	Antes de Mesterolona	Con Mesterolona
Calcium	nmol/L	0.15-10.00	11.22	5.80
24 horas	nmol/L	2.5 - 8.00	13.46	5.80

Tabla 46

La pérdida de calcio debida a la falta de testosterona provoca fragilidad ósea y fracturas, que son frecuentes en los hombres mayores que han sufrido una caída. La Tabla 46 indica que la pérdida de calcio en la orina puede detenerse tomando mesterolona durante tres meses. Antes de mesterolona 13.46. Con mesterolona (5,8) durante 24 horas, en un hombre de mediana edad.

17 cetosteroides totales

Orina en 24 horas		Valores	A	B
17 cetosteroides totales	mg/24H	3.0 -12.0	**6,9**	19.5

Tabla 47

17-Cetosteroides, fraccionados

		Valores	A	B
Androsterona	mg/24H	2.0 - 4.0	**1.3**	**0.6**
Etiocolanolona	mg/24H	2.0 - 4.0	**1.8**	**1.3**
DHEA urinaria	mg/24H	0.1 - 0.6	**<0.1**	
11-oxo-androsterona	mg/24H	0.1 - 0.5	0.1	**6.8**
11-oxo-etiocolanona	mg/24H	0.1 -1.0	0.7	0.6
11-hydroxy androsterona	mg/24H	0.1 - 1.0	**1.1**	0.3
11-hydroxyetiocolanona	mg/24H	0.1 - 0.8	0.5	0.2
Pregnandiol	mg/24H	0.1 - 2.0	0.3	0.2
Pregnantriol	mg/24H	0.2 - 2.0	0.8	0.5
Androstanediol	µg/24H	70.0-300.00	**250**	519

Tabla 48

Los 17 cetosteroides totales son productos del métabolimo*de las hormonas testiculares y suprarrenales La cantidad de estos metabolitos en la orina de 24 horas se utiliza para evaluar el efecto androgénico del tratamiento con mesterolona.

Más concretamente, si la fracción de 11-oxo-androsterona es elevada, ello se debe a la interferencia con un metabolito de la mesterolona. En este caso, es posible aumentar o disminuir la dosis de mesterolona teniendo en cuenta el nivel total de 17 cetosteroides (Tabla 47).

Bajo tratamiento con mesterolona, el glucurónido de androstanediol también puede elevarse en el suero y en la orina de 24 horas, lo que permite aumentar o disminuir la dosis de mesterolona. La Tabla 48 indica el estudio completo de los metabolitos androgénicos en un hombre de mediana edad que tomaba 50 miligramos diarios de mesterolona antes (A) y con (B) la terapia (Tabla 48).

- La excreción total de cetosteroides aumenta de 6,9 a 19,5 miligramos en 24 horas.
- Antes de la terapia, los metabolitos de testosterona androsterona y etiocolanolona son demasiado bajos.
- Con el tratamiento, el metabolito de mesterolona 11-oxo-androsterona aumenta mucho (6,8).
- Con la terapia, el metabolito de mesterolona androstanediol también aumenta.

Esos resultados clínicos y biológicos mostraron a un hombre de mediana edad que tomaba 50 miligramos diarios de mesterolona cuya vida había cambiado por completo con el tratamiento de mesterolona, pasando de la depresión y la fatiga a ser un hombre sano y activo. Este tratamiento debe continuarse de por vida.

---

* El metabolismo es el conjunto de procesos complejos y continuos de transformación de la materia y la energía por la célula o el organismo durante la construcción orgánica y la degradación (anabolismo y catabolismo) (diccionario Larousse).

Cortisol urinario

Cortisol	µg/L	Valores	33	32.8
Cortisol/24h	µg/24H	3.5 - 45.0	39.6	32.9

Tabla 49

El cortisol (hidrocortisona) es una hormona esteroidea, o glucocorticoide, producida por la capa fascicular de la corteza de la glándula suprarrenal. Se libera en respuesta al estrés y a un nivel bajo de glucosa en sangre. Sus principales funciones son aumentar el azúcar en sangre (glucemia) mediante la gluconeogénesis, suprimir el sistema inmunitario y ayudar al metabolismo de las grasas, las proteínas y los hidratos de carbono. También disminuye la formación ósea. Se utilizan diversas formas sintéticas de cortisol para tratar múltiples enfermedades.

Existe un antagonismo entre la producción de testosterona y cortisol. Por ejemplo, el cortisol reduce la densidad ósea, mientras que la testosterona la aumenta. El cortisol es la hormona del estrés, y la testosterona combate el estrés. Por lo tanto, es útil conocer su producción diaria de cortisol y compararla con la de testosterona.

El hombre de mediana edad que tomaba 50 miligramos de mesterolona al día producía menos cortisol debido a la disminución del estrés (Tabla 49).

¿El Tratamiento A Largo Plazo Con Andrógenos No Entraña Peligro?

Desde 1974, prescribo mesterolona para la enfermedad androgénica masculina. Desde entonces, nunca he visto la aparición de un cáncer de próstata invasor en más de mil hombres que seguían una terapia hormonal continua, con controles clínicos y biológicos anuales de sus próstatas. Los pocos cánceres de próstata localizados que se encontraron fueron tratados con éxito. Aunque muchos médicos siguieron este método terapéutico, ninguno me habló de ningún incidente. El tratamiento hormonal con mesterolona en hombres con una enfermedad androgénica estabiliza los tejidos prostáticos. En consecuencia, la micción se mantiene estable, lo que permite retrasar o evitar la intervención quirúrgica. Además, los andrógenos son necesarios para normalizar las estructuras prostáticas [1-2-18].

En 2012, The Journal of Clinical Endocrinology and Metabolism publicó el primer estudio que demostraba que los hombres que tienen tasas bajas en testosterona (menos de 250 nanogramos por cien mililitros de plasma) no tratados tienen una mortalidad más elevada que los hombres tratados con testosterona.

Este estudio fue realizado por distintos centros médicos para veteranos en los Estados Unidos (Veterans Affairs, Puget Sound Health Care System; VA Epidemiologic Research and Information Center; VA Geriatric Research, Education, and Clinic Center; Departments of Psychiatry and Behavioral Sciences, Epidemiology, and Medicine, University of Washington, and Group Health Research Institute Group Health Cooperative, Seattle, Washington, EE. UU.).

Los resultados se refieren a una cohorte de 1031 hombres con tasas bajas en testosterona entre 2001 y 2005. Se distribuyeron en dos grupos [13]:

El primer grupo (edad media: 60,9) incluía a 398 hombres tratados con testosterona administrada por vía intramuscular, en parche o en gel cutáneo. Su mortalidad ascendió al 10,3 % durante la duración del estudio.

El segundo grupo (edad media: 62,8) incluía a 633 hombres no tratados. Su mortalidad ascendió al 20,7 % durante la duración del estudio multiplicando el porcentaje de mortalidad por dos.

Estos resultados demuestran que los andrógenos disminuyen significativamente (el porcentaje de mortalidad se reduce un 50 % en cuatro años) la mortalidad de los hombres que tienen una deficiencia importante de hormonas masculinas (hipogonadismo).

Los autores concluyeron que "estos resultados deben interpretarse con cautela porque los factores de confusión residuales pueden seguir siendo una fuente de sesgo. Además, se necesitan ensayos clínicos aleatorizados de gran tamaño para caracterizar mejor los efectos sobre la salud del tratamiento con testosterona en hombres mayores con niveles bajos de testosterona" [13].

La peor confusión es ignorar la enfermedad androgénica de la andropausia y prescribir el tratamiento equivocado para esta afección, es decir, la testosterona. El aumento de la longevidad puede aún mejorarse cuando el tratamiento con la mesterolona se emprende al principio de la enfermedad androgénica de la andropausia es decir, veinte o treinta años antes de la fase del hipogonadismo.

MANTENERSE SANO ANTES DE ENFERMAR DESPUÉS DE 25 AÑOS

A los 25 años

Los humanos suelen estar sanos, sin enfermedades genéticas ni hereditarias, y no conocen las enfermedades del envejecimiento. También están en la cima de su fuerza física.

Antes de los cuarenta años

Entre los 25 y los 40 años, los hombres suelen estar sanos. Sin embargo, ya presentan signos de envejecimiento, siendo el envejecimiento sexual el más evidente.

Después de los 40 años

Falta la hormona que controla la construcción de las proteínas: es la testosterona. Su carencia induce una disminución patológica de la dihidrotestosterona.

A los 50 años

La falta de testosterona y de dihidrotestosterona provoca en los hombres la enfermedad androgénica de la andropausia. Y, en las mujeres, la enfermedad androgénica de la menopausia. Por lo tanto, estas enfermedades prevalentes son desconocidas y no se enseñan en las universidades de todo el mundo.

Entre los 50 y los 80 años

Las enfermedades androgénicas aparecen después de los 50 años y, a veces, incluso antes. Son responsables de la aparición y el agravamiento de toda una serie de enfermedades propias del envejecimiento, de las cuales, como ejemplos:

- Enfermedades cardiovasculares
- Artrosis y osteoartritis
- Demencia
- Alzheimer

La prevención de estas enfermedades degenerativas del envejecimiento comienza a partir de los 40 años. A veces incluso antes, a principios de la treintena. Es ilusorio creer que es posible eliminar estas patologías que se forman a partir de los 50 años. A veces causan muertes prematuras.

Después de los 80 años

Las enfermedades degenerativas mencionadas suelen causar la muerte. Sin embargo, se puede vivir sano a estas edades si se han prevenido las enfermedades del envejecimiento desde los 40 años. Hoy en día, hay ejemplos con cuarenta años de experiencia.

Cáncer después de los 80 años

El cáncer puede aparecer a pesar de la buena salud general mantenida mediante el tratamiento de las enfermedades androgénicas (véase más arriba). Se trata de alteraciones del ADN de las células.

A los 120 años

Las enfermedades generalizadas del envejecimiento se previenen fácilmente hasta los 80 años y más. Pero después las alteraciones de la división celular existen y son problemáticas.

Sorprendentemente, las enfermedades androgénicas de la andropausia y la menopausia son desconocidas y no se tratan. Por otra parte, se han hecho progresos considerables en el control de la división celular.

Silicon Valley cuenta con empresas dedicadas a la genética y la digitalización de la salud. Para que estas nuevas técnicas alcancen plenamente sus objetivos, deberán tener en cuenta las enfermedades del envejecimiento, cuya prevención ya se conoce. ¿Cómo sería el tratamiento genético del cáncer en un cuerpo degenerado?

Asistimos, pues, al nacimiento de una nueva humanidad sana cuya longevidad aún no puede precisarse. Asistimos hoy al fin de la medicina tradicional, de la medicina asistencial y de la farmacia asistencial. La nueva práctica médica es la ingeniería de la salud íntimamente ligada a la responsabilidad de cada individuo.

PREGUNTAS FRECUENTES

¿Cuál es el nivel medio de testosterona en la sangre?

El nivel medio de testosterona a los 25 años es de 700 a 1000 nanogramos por 100 mililitros de plasma. Este nivel disminuye con la edad. Alrededor de los 40 años, la cantidad es de 600 a 400 nanogramos por 100 mililitros de plasma. A continuación, la tasa vuelve a disminuir hasta alcanzar los 300 nanogramos por 100 mililitros de plasma o menos.

¿Cuál es la norma de los niveles de testosterona según los laboratorios?

100 nanogramos por 100 mililitros de plasma, lo que representa los niveles de toda una población. Todo el mundo se encuentra dentro de estos límites. Pero los hombres con síntomas de enfermedades de envejecimiento tienen niveles bajos de testosterona.

Mi laboratorio me da los resultados en nanogramos por litro de plasma o nanomoles. ¿Cómo puedo calcular los nanogramos por 100 ml?

Puede realizar la conversión introduciendo sus resultados a través de la página web: http://www.unitslab.com.

¿Para qué sirve la testosterona?

La testosterona no es una hormona sexual. Es una hormona anabólica bien conocida por los culturistas.

Los hombres tienen músculos fuertes en comparación con los músculos de las mujeres que están menos desarrollados con una menor producción de testosterona.

¿Qué es la hormona sexual?

La hormona sexual es la dihidrotestosterona, producida en el organismo por la transformación biológica de la testosterona, el precursor biológico. En ausencia de testosterona, el organismo no produce dihidrotestosterona.

¿Cuál es el nivel esperado de dihidrotestosterona en el suero?

El nivel de dihidrotestosterona en el plasma alrededor de los 20-25 años suele ser de 100 a 75 nanogramos por 100 mililitros.

¿Cuál es la definición de hipogonadismo?

En general, la literatura médica considera hipogonadismo los niveles de testosterona inferiores a 300 nanogramos por 100 mililitros de plasma.

Sin embargo, la enfermedad androgénica de la andropausia puede dar lugar a niveles de testosterona entre 300 y 100 nanogramos por 100 mililitros de plasma (definición de hipogonadismo). Se trata de hombres significativamente mayores, a veces de más de 80 años. La testosterona no está indicada e incluso está contraindicada. La mesterolona solo puede administrarse con precaución y con un chequeo bioquímico y médico completo, ya que las estructuras del organismo están en gran parte destruidas en un hombre que no recibió tratamiento preventivo, por lo que es imposible volver a ellas. La esperanza de vida en Estados Unidos es de 76 años. Más allá de eso, el riesgo de muerte existe en todo momento. La prevención debe comenzar alrededor de los 40 años.

¿Cuál es el tratamiento del hipogonadismo?

En general, la literatura médica considera que el hipogonadismo puede tratarse con testosterona. Sin embargo, será necesario verificar el resultado a largo plazo, ya que la testosterona es también un precursor de la hormona femenina estradiol, una hormona proliferativa. En cualquier caso, yo preferiría una suplementación con mesterolona (la mesterolona no puede convertirse en hormona femenina), que es bioquímicamente verificable.

¿Cuál es la definición de enfermedad de la andropausia o enfermedad androgénica de la andropausia?

"La enfermedad de la andropausia" son los cambios fisiológicos y psicológicos que acompañan al cese natural y gradual de la actividad sexual en el hombre debido a la disminución de la producción de andrógenos (testosterona y dihidrotestosterona) después de los 40 años.

¿Cuál es el tratamiento de la enfermedad androgénica?

El tratamiento de la enfermedad androgénica solo se realiza con mesterolona en forma de pastillas.

¿Qué es la mesterolona?

La molécula de mesterolona es una molécula de dihidrotestosterona sobre la que se ha injertado un radical metilo. Este se separa en el hígado y libera la dihidrotestosterona. La mesterolona también tiene las propiedades y beneficios de la testosterona. Por lo tanto, el tratamiento con mesterolona es un tratamiento natural con una hormona natural, la dihidrotestosterona, la única hormona sexual.

¿Por qué tomar solo mesterolona?

La mesterolona es la única molécula que corresponde al tratamiento correcto de la enfermedad androgénica de la andropausia y de la enfermedad androgénica de la menopausia. Su estructura molecular permite un tratamiento natural de esta enfermedad. Ningún otro andrógeno tiene las propiedades biológicas de la mesterolona. No existe ninguna alternativa. La mesterolona es barata.

¿Por qué hay tantas quejas contra los tratamientos con testosterona en pacientes de edad avanzada?

Los pacientes de edad avanzada con niveles bajos de testosterona no son generalmente hipogonadales. Sufren la enfermedad androgénica de la andropausia, tratada con mesterolona, no con testosterona.

Deme un ejemplo de paciente hipogonadal.

El ejemplo más simple es un hombre castrado por una razón u otra.

¿Cuándo debe iniciarse el tratamiento de la enfermedad androgénica de la andropausia?

Si no se hace nada, las enfermedades del envejecimiento aparecerán a los 60 años y a veces antes.

Las compañías de seguros privadas ya no aseguran a los hombres mayores de 60 años porque las enfermedades del envejecimiento son una certeza y no una casualidad.

Estas enfermedades acaban con la muerte. La esperanza de vida en Estados Unidos ha disminuido en los últimos años a unos 76 años. La prevención debe comenzar alrededor de los 40 años.

¿Cuál es el nivel correcto de testosterona en la sangre?

- Me han hecho un análisis de testosterona en la clínica. El resultado fue de 305. El Doctor, que es de Medicina Interna, dijo que estaba bien y que no necesitaba terapia de reemplazo. Con la tabla de testosterona que va de 300 a cerca de 1000, me cuesta creer esa afirmación en las tablas que he visto.

- Su internista tiene razón. Y usted también tiene razón. Su testosterona debe interpretarse dentro de un conjunto de parámetros médicos, que incluyen la dihidrotestosterona y parámetros generales.

¿Puedo seguir un tratamiento cada dos semanas?

Su enfermedad progresa cada día sin tratamiento. Por lo tanto, necesita tomar un tratamiento con mesterolona bien dosificado basado en un estudio biológico seguido durante todo el tratamiento con la ayuda de un médico.

¿Cómo diagnosticar una posible carencia hormonal?

La testosterona influye en todas las estructuras del organismo. La dihidrotestosterona diferencia las células de la próstata. El marcador prostático PSA es un buen marcador del envejecimiento (Tabla 6).

Esta evaluación inicial puede completarse con otros análisis generales realizados por el médico tratante, teniendo en cuenta la biología y el estado de salud del individuo.

Las primeras pruebas biológicas son las de orientación, que pueden prolongarse en la sangre y la orina durante 24 horas (Tablas 50 - 51).

También puede hacerse una prueba de orientación inicial solo en sangre (Tabla 52).

Se pueden hacer análisis más detallados en orina de 24 horas para comprobar la producción hormonal mediante la medición de sus metabolitos (Tabla 21), que requieren el asesoramiento de un especialista.

En todos los casos, el tratamiento debe llevarse a cabo bajo la supervisión de un médico, preferiblemente internista, especializado en la prevención de enfermedades relacionadas con la edad y teniendo en cuenta las recomendaciones de la Food and Drug Administration (FDA).

Chequeo antienvejecimiento ampliado

Sangre	
Hemograma completo - Glóbulos rojos - Glóbulos blancos - Plaquetas Tipaje de linfocitos CD4 CD8	LH - FSH DHEAS Testosterona total Dihidrotestosterona Androstanediol glucurónido Estradiol
Perfil tiroideo TSH - T3 libre - T4 libre T4 total - T3 total	PTT (Tiempo de protrombina) Antitrombina III Proteína C - Proteína S
PSA total - PSA libre Urea - Glucosa en sangre - Creatinina Colesterol total - Colesterol HDL - Colesterol LDL Triglicéridos Bilirrubina total ASAT - ALAT	IGF1 Proteína total Ionograma: Na - K - Cl - Reserva alcalina Telopéptido C del colágeno tipo 1 25-OH Vitamina D

Tabla 50

24-hour Urine *
Registrar el volumen de orina de 24 horas. * Véase también la Tabla 21.
Creatinina
Calcio
17 cetosteroides totales
Cromatografía de 17 cetosteroides
Cortisol en orina de 24 horas
Androstanediol glucurónido (en orina de 24 horas) (Incluso si se mide en suero)

Tabla 51

Simple chequeo en la sangre

Células sanguíneas	Glóbulos rojos	Glóbulos blancos	Plaquetas
Hormonas	Testosterona	Dihidrotestosterona	
Próstata	PSA total	PSA libre	
En general	Urea	Creatinina	Glucemia
Colesterol	Total-colesterol	HDL-colesterol	LDL-colesterol
Grasas	Trigliceridos		

Tabla 52

Hallazgos biológicos medios en la sangre de un hombre sano de 35 años*

		Valores	Resultados
Glóbulos rojos	10^{12} /L	4.3 – 6.5	5.33
Glóbulos blancos	10^{9} /L	4.5 – 10.5	6.4
Plaquetas	10^{9} /L	150 -400	175
Antitrombina	g/L	0.25 – 0.45	0.33
Testosterona	ng/mL	3.0 – 10.6	7.45
Dihidrotestosterona	pg/mL	11,2 – 95.2	16.2
PSA total	ng/mL	0.0 – 1.72	1.42
Urea	mg/dL	17.0 – 45.0	39
Creatinina	g/L	0.2 – 3.0	2.1
Glucemia	mg/dL	70 -105	88
Colesterol total	mg/dL	<190	180
HDL - colesterol	mg/dL	>40	54
LDL - colesterol	mg/dL	<115	110
Triglicéridos	mg/dL	<150	110

Tabla 53

* Las normas son específicas de cada laboratorio. Los controles deben realizarse en el mismo laboratorio.

Con el paso de los años, los resultados de esta tabla cambiarán en sentido contrario para cada número, en función de la reducción de la secreción de testosterona y dihidrotestosterona. Los resultados comparativos se muestran en una tabla Excel.

Los parámetros de la tabla 53 indican un valor bajo de dihidrotestosterona en este joven de 35 años. Requiere ya un seguimiento anual.

¿Cómo evaluar el efecto del tratamiento con mesterolona?

La desaparición de los síntomas bajo mesterolona es una prueba de eficacia.

En la práctica médica diaria, la mesterolona no se mide en la sangre. Sin embargo, es posible medir los metabolitos de la mesterolona en la orina recogida durante 24 horas mediante cromatografía urinaria (Tabla 21).

Lo más sencillo es controlar la variación de los parámetros biológicos actuales.

Parámetros decrecientes bajo mesterolona: Glucosa. Triglicéridos. Colesterol total.

Parámetros en aumento bajo mesterolona: Glóbulos rojos. Linfocitos (aumento de la inmunidad).

El nivel medio de PSA (antígeno prostático específico) es de 2 a 2,5 unidades por mililitro de plasma. Este nivel se mantiene por debajo de 4 hasta aproximadamente los 40 años. El PSA permanece estable o disminuye con mesterolona [2-16-18].

La prevención de las enfermedades del envejecimiento debe comenzar en torno a los 40 años. Es el objeto de una nueva profesión médica que requeriría una enseñanza generalizada en todo el mundo.

¿Dónde comprar mesterolona?

Mesterolona está disponible en todo el mundo, incluyendo el Reino Unido, Australia, Sudáfrica, México, América del Sur, Brasil, Canadá, China, India y Europa. Sin embargo, curiosamente, este medicamento seguro y barato no está disponible en los EE. UU. (pero medicamento seguro y barato no está disponible en los EE. UU. (pero disponible en Canadá y México). Obsérvese que la esperanza de vida ha disminuido en EE. UU. La esperanza de vida estadounidense se estancó en torno a 2010, mientras que en otros países desarrollados siguió aumentando. En resumen, Mesterolona está disponible en todo el mundo.

El médico

En una población general mayor de cuarenta años el médico se enfrenta cada día a la enfermedad androgénica de la andropausia, especialmente a sus consecuencias cardiovasculares, problemas cerebrales, etc. (véase la tercera parte del libro). La consulta del médico generalista concluye a menudo con la prescripción de un anti colesterol para las enfermedades cardiovasculares, de un antiinflamatorio para las artrosis o de un antidepresivo en los casos de depresión nerviosa. Estos tratamientos clásicos se justifican totalmente. Los resultados podrían mejorarse cuando la producción defectuosa de hormonas andrógenos es demostrada y tratada. El tratamiento con andrógenos bien proporcionados actúa sobre el conjunto de las estructuras deterioradas. Un estudio biológico particular es necesario para cada persona. Las dosis necesarias varían en función de la constitución biológica de cada individuo y las modificaciones de esta biología durante el tiempo. Estamos aquí en presencia de la medicina del siglo XXI, la medicina científica. La carpeta médica debe ser informatizada. Los resultados biológicos deben ser digitalizados en cuadros para entender la coordinación de los elementos biológicos en un momento dado y para entender sus evoluciones en el tiempo. Estos datos se explicarán con todo detalle a la persona que sigue un tratamiento. La cooperación médico-enfermo es esencial.

El propio paciente participará en su tratamiento editando los cuadros de sus resultados biológicos. La consulta dura de cuarenta y cinco minutos a una hora. Tiene lugar, al principio, cada tres meses hasta el momento en que la biología hormonal coordinada se equilibra en función de los tratamientos seguidos. A continuación, el control se hace cada 6 meses. Cuando el tratamiento hormonal es estabilizado, las visitas con el médico se hacen una vez al año. El tratamiento se prosigue toda la vida.

Son necesarios diez años de práctica para tener la experiencia de este tipo de tratamiento. En efecto, el paciente estabilizado solo habrá requerido diez exámenes médicos especializados en diez años. La comparación de los datos sobre cuadros informatizados es significativa e indispensable. Las hormonas masculinas no se prescriben como aspirinas. La enfermedad androgénica de la andropausia o enfermedad androgénica de la andropausia, al igual que cualquier enfermedad, requiere un tratamiento médico prescrito por el médico de cabecera. Este podrá siempre pedir el dictamen especializado de un endocrinólogo, en caso de necesidad.

Los análisis

Las dosificaciones hormonales se realizan con precisión desde 1974, tiempo en que los métodos de radio inmunológicos fueron establecidos. Son hechos por laboratorios de referencia. Cuando se elige un laboratorio, es preferible no cambiar para efectuar los controles porque los métodos de análisis pueden diferir de un laboratorio a otro. Si se cambia de laboratorio es necesario rehacer los cuadros biológicos, teniendo en cuenta las normas de este nuevo laboratorio.

Los medicamentos

El tratamiento de la enfermedad androgénica de la andropausia es la mesterolona. Su formulación, comercializada desde hace más de 50 años, está disponible en todo el mundo.

¿Por qué las empresas farmacéuticas no tienen interés en comercializar medicamentos que puedan prevenir las enfermedades del envejecimiento? Al mismo tiempo, el mercado mundial necesita vender fármacos reductores del colesterol, antidiabéticos, antihipertensivos, antirreumáticos y antidepresivos. Los seres humanos necesitan esos medicamentos por el momento porque no han sido tratados en el pasado para prevenir las enfermedades del envejecimiento.

Longevidad, enfermedades del envejecimiento e industria farmacéutica

El tiburón de Groenlandia puede llegar a vivir 200 años y posiblemente 500. La tortuga gigante de las Galápagos puede vivir casi 200 años. La tortuga conocida como la más antigua se llamaba Harriet. Una hembra llevada a un zoológico de Queensland (Australia), murió en 2006 a la edad de 176 años. Jeanne Calment fue una centenaria francesa, conocida por ser la persona más longeva de la historia al alcanzar la edad de 122 años y 164 días.

Si Jeanne Calment pudo vivir hasta 122 años es porque no estaba afectada por una enfermedad del envejecimiento. Estas enfermedades están causadas por alteraciones bioquímicas que se producen después de los cuarenta años, según el individuo.

Las primeras enfermedades del envejecimiento aparecen después de los cuarenta años son la enfermedad androgénica de la andropausia y la enfermedad androgénica de la menopausia. Estas enfermedades no tratadas limitan la esperanza de vida en España a unos 82 años. Estas enfermedades no pueden ser ignoradas por la medicina actual, ya que pueden ser identificadas mediante simples pruebas biológicas y tratadas con el económico medicamento mesterolona. La falta de prevención de las enfermedades del envejecimiento está costando una fortuna al sistema sanitario, y está poniendo de nuevo en circulación a pacientes que no se recuperan. Mientras que una prevención simple y poco costosa mediante la mesterolona ya permitiría prevenir ciertas enfermedades del envejecimiento incluso para los más pobres. Esto significa que la prevención del envejecimiento comienza ahora y es asunto de los médicos.

La industria farmacéutica es el negocio de los farmacéuticos que prometen prevenir el envejecimiento dentro de dos décadas confundiendo así la longevidad con las enfermedades del envejecimiento.

Los miles de millones invertidos en la industria farmacéutica hoy en día y en la investigación sobre el envejecimiento piensan que están aumentando la longevidad al ignorar el tratamiento de las enfermedades del envejecimiento que ya existen y es el asunto de los médicos.

La longevidad solo puede prolongarse cuando se eliminan las enfermedades del envejecimiento mediante la prevención que ya existe y es poco costosa y está al alcance de todos.

La búsqueda del elixir de la vida o del Santo Grial de la juventud por parte de la industria farmacéutica llevará otras dos décadas, según los farmacéuticos más experimentados. Pero la prevención médica empieza ahora. Sin esta prevención, la investigación farmacéutica será un fracaso.

En cualquier caso, la prevención de las enfermedades del envejecimiento siempre será cosa de los médicos.

ESPERANZA DE VIDA Y ENFERMEDAD ANDROGÉNICA

Los gráficos pueden consultarse en
https://www.populationpyramid.net

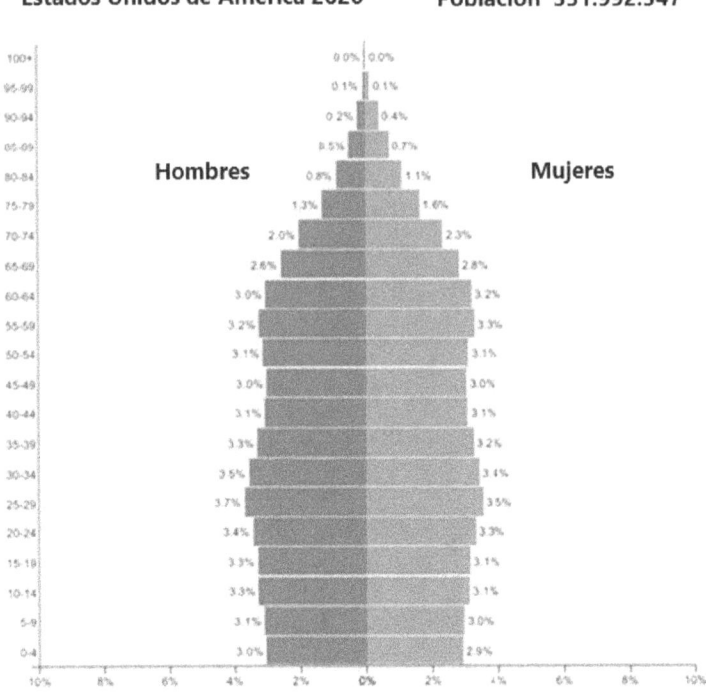

Fig. 56

La pirámide de edades de EE. UU. muestra muy claramente que la población mayor de 60 años ya está disminuyendo después de los 60 años. Esta categoría representa el 22,7 % de la población total. La edad media de fallecimiento se sitúa estadísticamente en torno a los 80 años (en ausencia de tratamientos preventivos para las enfermedades del envejecimiento). Podemos concluir que, estadísticamente, el 22,7 % de la población actual de EE. UU. morirá en los próximos 20 años y tendrá que ser sustituida en ausencia de tratamientos preventivos para las enfermedades del envejecimiento.

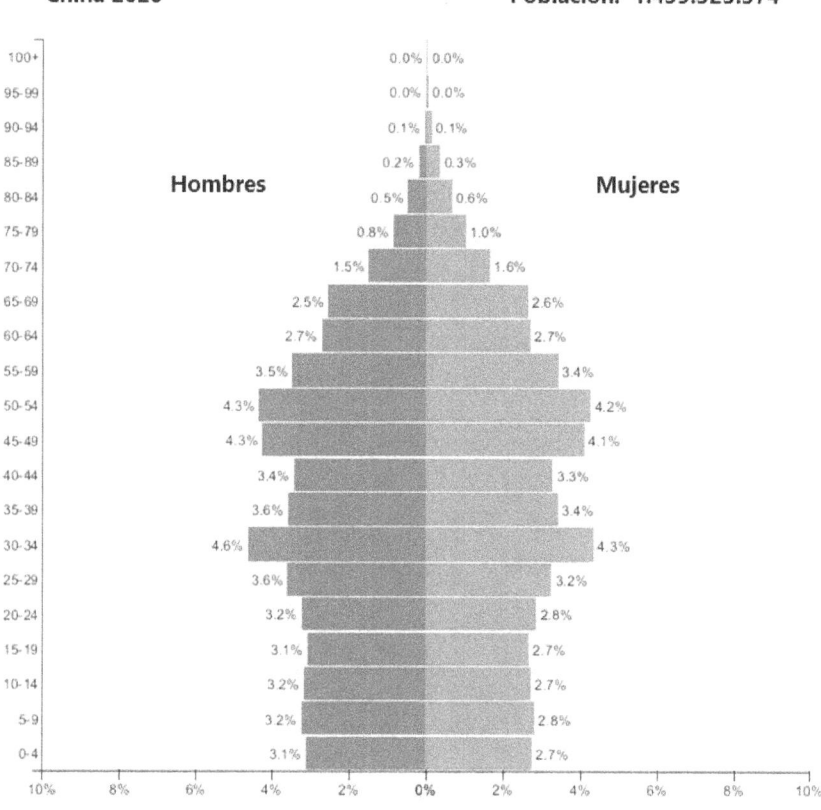

Fig. 57

La pirámide de edades de China muestra muy claramente que la población mayor de 60 años ya está disminuyendo después de los 60 años. Esta categoría representa el 12,5 % de la población total (22,3 % en Estados Unidos).

La edad media de fallecimiento se sitúa estadísticamente en torno a los 80 años (en ausencia de tratamientos preventivos para las enfermedades del envejecimiento). Podemos concluir que, estadísticamente, el 12,5 % de la población actual de China morirá en los próximos 20 años y tendrá que ser sustituida en ausencia de tratamientos preventivos para las enfermedades del envejecimiento.

Con un 12,5 % de la población mayor de 60 años, China es un país relativamente joven. Sin embargo, la población menor de 20 años solo representa el 23,5 % de la población. Por ello, el Estado chino ha decidido fomentar los nuevos nacimientos. Lo ideal sería prevenir simultáneamente las enfermedades del envejecimiento de la población activa de entre 20 y 60 años para mantenerla sana y activa con buena salud más allá de los 60 años. La prevención empieza a los 40.

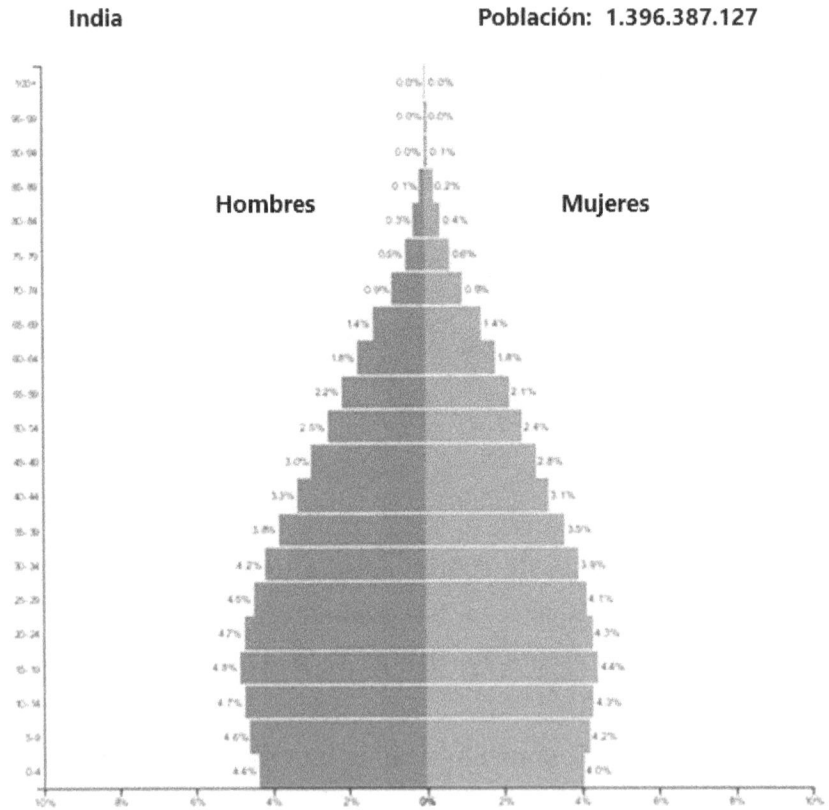

Fig 58

En India y México, la población de más de sesenta años es reducida. Como consecuencia, estos países tienen una mano de obra extraordinaria, incluso sin tratamientos preventivos para las enfermedades relacionadas con la edad.

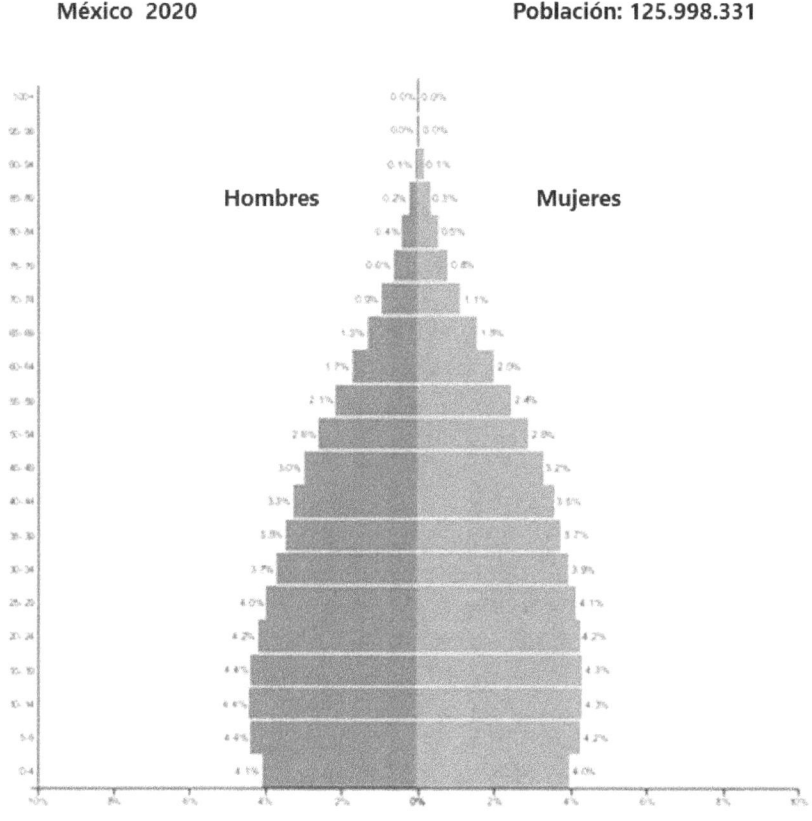

Fig 59

Al mismo tiempo, una política de salud pública en estos países para prevenir las enfermedades del envejecimiento los convertiría en campeones mundiales del futuro.

Los seguros médicos

Los servicios, los resultados y los beneficios de los seguros médicos se benefician cada vez más de la difusión por Internet de la información médica actualizada. Los aseguradores podrán también proponer programas de seguros (por ejemplo, el seguro de vida) basados en resultados científicos que modificarán las tablas de mortalidad [13]. El seguro médico y el seguro de vida del siglo XXI estarán basados en departamentos médicos especializados en la prevención de las enfermedades del envejecimiento, integrados en las estructuras médicas del mundo entero.

La enseñanza

Se constata hoy el interés de las nuevas generaciones de médicos en los conceptos clínicos y terapéuticos confirmados a lo largo de los años por las publicaciones científicas más serias.

La enseñanza de estos principios, descritos en este libro, no se ha integrado aún en la formación universitaria tradicional. Numerosos años, o incluso numerosas generaciones de profesores, serán aún necesarios para explicar a los estudiantes de medicina la patología de la enfermedad androgénica de la andropausia, sus causas y sus consecuencias sobre la prevención de las enfermedades del envejecimiento. Es necesario enseñar en primer lugar a los profesores.

The Georges Debled MD Research Foundation tiene por objeto difundir la enseñanza de los principios clínicos y terapéuticos del doctor Georges Debled, no solo hacia el cuerpo médico sino también hacia los hombres que quieren entender los problemas de su envejecimiento.

El sitio en Internet de la Fundación es constantemente actualizado. Permite a cada uno entender los elementos de los problemas de salud con relación a las enfermedades del envejecimiento y especialmente a su causa inicial. Publiqué los principios expuestos en este libro en la prensa médica, en la prensa general, en numerosos congresos, en redes de televisión y de radio desde 1974. El sitio web de la fundación enumera estos trabajos. Es la expresión de una serie conceptual en perpetuo desarrollo.

La investigación clínica y científica es uno de los elementos esenciales de los tratamientos antienvejecimiento.

En la práctica clínica, la sustitución de las células enfermas por células madre, las correcciones genéticas, la sustitución de los "factores" antienvejecimiento, deberán siempre tener en cuenta la patología y del tratamiento de la enfermedad androgénica de la andropausia, puesto que la longevidad se disminuye significativamente cuando faltan andrógenos [13]. Los estudios que deben hacerse son considerables.

La Sociedad Española de Medicina Antienvejecimiento y Longevidad (SEMAL) lleva 20 años difundiendo continuamente los avances en la lucha contra las enfermedades del envejecimiento gracias a su presidente, el Dr. José Márquez Serres. Y también gracias a los esfuerzos del profesor Manuel del Castillo, Catedrático de Fisiología Médica de la Facultad de Medicina de la Universidad de Granada y presidente del Comité Científico de la SEMAL; y del profesor Antonio Ayala, vicepresidente de la SEMAL y Catedrático del Departamento de Bioquímica y Biología Molecular de la Universidad de Sevilla.

La SEMAL es probablemente la sociedad científica más avanzada hoy en día en la enseñanza de la medicina antienvejecimiento.

Un Tsunami de Enfermedades del Envejecimiento

Podemos estar asistiendo a un tsunami de enfermedades del envejecimiento. Entre estas enfermedades, la demencia ocupa un lugar preocupante. A medida que la población mundial envejece, la Organización Mundial de la Salud (OMS) prevé que el número de personas con demencia se triplique, pasando de los 50 millones actuales a 82 millones en 2030 y 152 millones en 2050.

Dado que las enfermedades del envejecimiento se desarrollan a lo largo de los cuarenta años y conducen a la muerte, se puede predecir que para 2060 asistiremos a la extinción de una población concreta de mujeres y hombres que no habrán recibido tratamiento preventivo para las enfermedades del envejecimiento.

El costo anual de la demencia en todo el mundo es de aproximadamente 818.000 millones de dólares. Para 2030, este costo se duplicará con creces hasta alcanzar los 2 billones de dólares. En la actualidad se producen diez millones de nuevos casos de demencia al año, ya que la prevención de esta enfermedad del envejecimiento aún no es una práctica habitual.

La terapia antienvejecimiento incluye el tratamiento de las enfermedades androgénicas de la menopausia y la andropausia [2, 7 a 10; 14 a 20]. Este tratamiento puede prevenir, entre otras cosas, el desarrollo de la arteriosclerosis, responsable del mayor número de casos de demencia.

El tratamiento de las enfermedades androgénicas de la menopausia y la andropausia está disponible y es barato. Los resultados son más efectivos con una dieta equilibrada.

Todas las enfermedades descritas en este libro dependen total o parcialmente de la suplementación con mesterolona. Esta terapia, descrita aquí por primera vez, permite prevenir la arteriosclerosis, que es una causa agravante de la enfermedad de Parkinson y la enfermedad de Alzheimer.

Envejeciendo todas nuestras estructuras se encogen. Pero la mesterolona previene la formación de esclerosis del tejido conectivo que reduce todo movimiento.

La prevención de la esclerosis arterial también evitará que uno termine su vida ciego o sordo, o ambos. Cuando llegue el tsunami de enfermedades del envejecimiento, será demasiado tarde.

CONCLUSIÓN

¿Por el conocimiento de las hormonas,
no estaríamos en la víspera de poner
la mano sobre el desarrollo de nuestro
cuerpo —y del cerebro mismo?

THEILHARD DE CHARDIN,
El Fenómeno Humano

La Prevención de las Enfermedades del Envejecimiento

Desde el final del siglo XVII los tiempos del hombre básicamente no han cambiado. Ciertamente, se constata hoy una prolongación progresiva de la longevidad y se habla de la cuarta o incluso de la quinta y de la sexta edad. Este fenómeno notable se debe a los progresos fulgurantes de la medicina desde hace una cincuentena de años, época en que se vivía, por término medio, 20 años menos que hoy.

Hay que reconocer que, a partir de la tercera edad, la enfermedad androgénica de la andropausia y la senilidad causan devastaciones que ponen los sistemas de salud en peligro.

La enfermedad androgénica de la andropausia no tratada causa una disminución progresiva de las capacidades sexuales y desencadena los círculos viciosos de la autodestrucción, que conduce a una muerte prematura. Se gastan hoy sumas considerables para luchar contra las enfermedades del envejecimiento. Pero la tecnicidad médica, que descuida la prevención del decaimiento de los cuerpos parece condenada a volver a poner en circulación a enfermos cada vez menos válidos.

La concepción clásica de las enfermedades cardiovasculares ignora el principio esencial constituido por las fuentes de energía vital. Los años que preceden el paro cardíaco o la trombosis arterial inevitable son en general el teatro de accidentes múltiples y dramáticos. El costo económico y social de las enfermedades cardiovasculares es gigantesco. Compromete por sí solo el equilibrio financiero de los regímenes de salud. Las enfermedades cardiovasculares degenerativas no curan nunca. Son cuidadas, operadas, pero reaparecen inexorablemente y empeoran.

El cardíaco depende cada vez más de la tecnicidad médica. El trasplante de corazón es espectacular, pero no dura. El corazón implantado en un hombre con la enfermedad androgénica de la andropausia degenera con el organismo del receptor, las arterias coronarias se tapan rápidamente. ¿Cómo es posible que las terapéuticas cardiovasculares tradicionales no tengan en cuenta las fuentes de energía necesarias para la contracción muscular del corazón y de las arterias? Esta energía es proporcionada por el glicógeno y las proteínas contráctiles almacenadas en los músculos arteriales y cardíacos, gracias a las hormonas masculinas. El decaimiento del corazón y de las arterias es la consecuencia obligatoria de la falta de hormonas masculinas. En su ausencia, la contracción del corazón se debilita, las arterias se estrechan y las venas se vuelven varicosas. Aunque el corazón sea sustituido por un corazón artificial, el conjunto del organismo puede degenerar.

La falta de hormonas masculinas actúa directamente sobre la composición de la sangre: el número de glóbulos rojos disminuye, las tasas de colesterol y de glucemia se elevan, mientras que el contenido en factor de fluidez (antitrombina III) sanguínea se reduce. Se debilita al hombre con enfermedad androgénica de la andropausia. Su sangre grasa y viscosa es propulsada por un corazón debilitado con arterias estrechadas. Toma toda clase de medicamentos para regular su corazón, hacer bajar su tensión, dar fluidez a su sangre, reducir su tasa de colesterol y azúcar. Todo eso puede ser realizado naturalmente por las hormonas masculinas.

El exceso de peso de las poblaciones aumenta global y regularmente, causando un exceso de mortalidad creciente por la ignorancia de las normas alimentarias. Algunos hombres, conscientes de su exceso de peso, hacen esfuerzos desesperados para encontrar una silueta normal cada vez más necesaria en una sociedad que elimina a los que no seducen. Los numerosos regímenes de adelgazamiento son extremadamente difíciles de seguir porque no tienen en cuenta a las hormonas masculinas, reguladoras de las grasas y del azúcar. El organismo es desequilibrado perpetuamente. El abandono del régimen es la norma. Es como eso que se termina por asemejar a un abuelo rechoncho, sin esperar vivir más mucho tiempo que él.

Los desórdenes de la visión, muy frecuentes después de la cincuenta, y de la audición, están vinculados íntimamente al decaimiento de los órganos sensoriales. Las hormonas masculinas, necesarias para la integridad de todas sus estructuras, no pueden ya ser ignoradas.

He descrito desde 1974 el mecanismo del envejecimiento sexual (capítulos 7-8-9-10). El tratamiento preventivo con hormonas masculinas permite conservar una erección y una eyaculación normal.

Las enfermedades de la próstata son una consecuencia directa de la enfermedad androgénica de la andropausia. La cirugía de la próstata a vientre abierto tuvo su momento. Intervenciones más finas, y, por lo tanto, menos traumáticas, se hacen actualmente por la vía endoscópica cuando existe dificultad de orinar. El prostatismo de la enfermedad androgénica de la andropausia es el resultado del desajuste de las hormonas sexuales. Se puede hoy estabilizar la hipertrofia prostática equilibrando las hormonas sexuales, retrasando o evitando así el momento de una intervención quirúrgica.

La artrosis es una invalidez de la senectud. Invalidante y dolorosa, su costo médico y social carga los presupuestos de salud en exceso. La cirugía ortopédica repara las articulaciones de los ancianos e impedidos. Todas las articulaciones pueden prácticamente ser sustituidas por prótesis. Se asiste, incluso hoy, a sustituciones sucesivas y arriesgadas de prótesis de cadera. Dado que se colocaron las primeras prótesis desde más de 20 años, un buen número de ellas deben ser operadas de nuevo. Para eso, es necesario retirar la antigua prótesis y limpiar los apoyos óseos hasta el más mínimo detalle. Los daños son a menudo importantes y difíciles de reparar. Los cuidados prestados a los pacientes con artrosis requieren una verdadera industria. Esta necesita batallones de médicos y de personal paramédico, tanto es cierto que el tratamiento sintomático de la artrosis no cura nunca. La fragilidad y el decaimiento óseos están estrechamente vinculados a la falta de hormonas masculinas. En su ausencia, los enfermos puestos otra vez en circulación conocerán nuevos bloqueos articulares, otras fracturas, según un proceso que no tendrá final.

Por fin, la depresión nerviosa y la melancolía de algunos hombres con enfermedad androgénica de la andropausia conduce inexorablemente a su eliminación de la vida activa hacia los 60 años. Sus cerebros desprovistos de hormonas masculinas son incapaces de hacer frente a las exigencias del mundo exterior, extremadamente cambiante. Eliminados de las estructuras sociales y económicas de la sociedad industrial, no tienen ningún futuro, mientras que sus capacidades humanas y profesionales podrían ser útiles a condición de recobrar su impulso vital.

Metamorfosis y Renacimiento del Hombre más allá de los Cuarenta

Antes, las deficiencias de la edad se aceptaban con fatalismo. Se envejecía sin esperanza de mejores días. La disminución de la actividad sexual conducía inevitablemente a la impotencia, de la cual no se hablaba. La muerte era prematura. Las cosas eran así. Muchos hombres consideran aún que no pueden cambiar en nada su envejecimiento, sobre todo por falta de información.

Desde el final de la Segunda Guerra Mundial, los conocimientos científicos hicieron progresos extraordinarios. Hemos caminado sobre la Luna. Los planetas del sistema solar son fotografiados por sondas espaciales. Se controla la energía atómica. Los ordenadores superan las capacidades del cerebro humano. Se manipulan los genes con la esperanza de eliminar las enfermedades genéticas. Resumidamente, todo parece posible. Durante este tiempo los hombres envejecen mal y degeneran por millones, poniendo en peligro el equilibrio de las sociedades. Este fenómeno es paradójico y totalmente anacrónico respecto a los conocimientos actuales. Algunos hombres lo saben. Afectados por los fenómenos de regresión sexual, mientras que al parecer todo iba bien algunos meses antes, no pueden aceptar la idea de que la ciencia médica no puede curarlos, y tienen cien veces razón. Realmente, al querer vivir con buena salud, solo piden nada menos que un suplemento de vida. Para alcanzar este objetivo, es necesario reactivar su programa biológico que llegó al término de su duración normal. La sustitución de las hormonas masculinas deficitarias reactiva la actividad sexual, pero prolonga también los mecanismos biológicos de la vida. Esto constituye una primera sorpresa: ¡una buena actividad sexual es el reflejo de una buena salud! Si se hace un chequeo médico detallado del hombre envejecido sexualmente, se constata que las degradaciones generales del organismo ya se manifiestan: subida moderada de la tensión arterial, ligero exceso de peso, apetito para los azúcares, subida del colesterol sanguíneo, pequeñas alertas cardíacas, tiesuras de los movimientos. Muy a menudo la silueta ya se ha modificado. Es una señal que no engaña.

La acción de las hormonas masculinas actúa sobre las distintas estructuras del organismo. Los espíritus vivos entienden inmediatamente que la salud es un conjunto indivisible y que es el conjunto del cuerpo el que debe ser cuidado. ¿Existe una esperanza? Indudablemente. La metamorfosis es posible. El hombre con enfermedad androgénica de la andropausia puede transformarse, como la oruga se convierte en crisálida. Para eso, segunda sorpresa, necesita aumentar su nivel de conciencia y adquirir un suplemento de alma. Tomar hormonas para vivir más mucho tiempo sin vivir mejor es totalmente contradictorio. Medidas rigurosas deben adoptarse: control riguroso de la alimentación, ejercicios físicos armoniosos, oxigenación, descanso. Este programa, a pesar de ser simple, choca a menudo inmediatamente con el monolitismo de las costumbres. Tras la reflexión, se impone poco a poco. Tercera sorpresa, la metamorfosis completa se encuentra al cabo del camino. El hombre regenerado, en plena posesión de sus facultades mentales, puede por fin liberarse de las contingencias materiales, condición necesaria para un verdadero renacimiento. La crisálida se convirtió en mariposa.

El Hombre Sin Edad

El tratamiento del envejecimiento sexual tendrá en el futuro obviamente una incidencia considerable a nivel social, económica y cultural, puesto que el ciclo de vida del ser humano va a cambiar.

En la actualidad, el hombre puede realizarse entre los veinte y los cuarenta años. Él involuciona a continuación inexorablemente hasta los ochenta años. Estos tiempos del hombre regresivo serán sustituidos por los tiempos del hombre sin edad.

Por el conocimiento y la utilización de las hormonas, el hombre está en condiciones, hoy, de impedir el envejecimiento sexual que adelanta a la involución senil ye sus numerosas enfermedades. Puede realizarse a partir de los veinte años. No conocerá ya la enfermedad androgénica de la andropausia, la senectud y la senilidad. Ser es y será su razón de vivir.

Hombre regresivo	Hombre sin edad
Nacimiento	Nacimiento
Infancia	Infancia
Adolescencia	Adolescencia
Edad adulta	
Andropausia	Edad adulta
Senectud	
Senilidad	
Muerte	?

En revitalización perpetua, su longevidad no puede determinarse.

Ignoramos hasta dónde llevará el tratamiento a largo plazo del envejecimiento sexual y de los otros envejecimientos biológicos. Este se combinará con los tratamientos de regeneración de las células gracias al conocimiento de los ácidos nucleidos que condicionan la división celular.

Desde ahora, una formidable carrera empieza para controlar el tiempo de vida. El futuro del hombre está vinculado íntimamente al conocimiento de los mecanismos biológicos del cuerpo humano. El estudio de todos los parámetros biológicos de cada persona debe ser la norma.

La prevención de las enfermedades del envejecimiento es ya posible. Se funda sobre un zócalo, la prevención y la revitalización de los fenómenos degenerativos de la enfermedad androgénica con la mesterolona. Más allá de la andropausia hay una longevidad con mucha fuerza.

La terapia de la enfermedad androgénica permite vivir bien hasta los 80 años y más, y es clave para comprender las condiciones del envejecimiento.

La Fundación de Investigación Georges Debled se dedica a la investigación de las enfermedades del envejecimiento.

<u>www.georgesdebled.org</u>

20 de diciembre, 2023

Bibliografía

1

Historia de la Enfermedad Androgénica

1. DEBLED G. -La Pathologie obstructive Congénitale de l'Uretère Terminal -Thèse d'agrégation de l'enseignement supérieur en Sciences Urologiques, Université Libre de Bruxelles, 18 mai 1971: Acta Urol. Belg., 39 : 371-465, 1971.

2. DEBLED G. L'Hyperoestrogénie Associée à la Dysectasie Fibreuse de l'Urètre Prostatique: Bulletins et Mémoires de la Société de Médecine de Paris, 7: 199-204, 1980.

3. DEBLED G.- L'Andropause, cause, conséquences et remèdes. Maloine, Paris, 1988.

4. DEBLED G. The menopausal disease. Approaches to aging control : 19 :17-24, October 2015.

5. DEBLED G. Course: The Androgenic Disease of Andropause and Menopause. SEMAL. III Congreso Intercontinental de Medicina Antienvejecimiento. Hotel Hilton. Panamá 17 de marzo 2022, (In Spanish).

6. DEBLED G. The Androgenic Disease of Menopause. SEMAL. III Congreso Intercontinental de Medicina Antienvejecimiento. Hotel Hilton. Panamá 19 de marzo 2022.

2

Las Hormonas Masculinas, Claves de la Andropausia

1. SEYMOUR Fl., DUFFY C., KOERNER A., "A Case of Authenticated Fertility in Man of 94", JAMA, 105, 1935, p. 1423-1425

2. DEBLED G. The androgenic disease of andropause. SEMAL congress, Seville, October 5, 2019.

3. MORER-FARGAS F. und NOWAKOWSKI H. -Die Testosteronausscheidung im Harn bei Männlichen Individuen: Acta Endocrinologica, 49: 443-452, 1965.

4. Giovanni Corona, Giulia Rastrelli, Mauro Dicuio , Sergio Concetti , Marianna Minnetti , Rosario Pivonello , Andrea Isidori , Alessandra Sforza , Mario Maggi. Subclinical male hypogonadism. Minerva Endocrinol (Torino). 2021 Sep;46(3):252-261.

5. DEBLED G. Steroid hormone for the prevention of diseases associated with ageing. (OPRI) Office belge de la propriété intellectuelle: 100072468. Nº 2019/5905. December 13, 2019.

3

Male Hormones, the Keys to Andropause

1. ROBEL P. -Mode d'Action des Androgènes: Les Androgènes. Rapports présentés à la XVe réunion des endocrinologistes de langue française: 20-38.   Athènes, 6-8 septembre 1979.   -MASSON PARIS NEW YORK BARCELONE MILAN 1979.

2. MICHEL G., BAULIEU E.E., et COURRIER R. -Récepteur Cytosoluble des Androgènes dans un Muscle Strié Squelettique: C.R. Acad. Sc. Paris, 279: 421-424, 1974.

3. BLASIUS R., KAFER K., SEITZ W. - Untersuchungen über die Wirkung von Testosteron auf die Kontraktilen Strukturproteine des Herzens. Klin. Woch., 34, 11/12, 324, 1956.

4. AL MADHOUN AS, VORONOVA A, RYAN T, ZAKARIYAH A, MCINTIRE C, GIBSON L, SHELTON M, RUEL M, SKERJANC IS. Testosterone enhances cardiomyogenesis in stem cells and recruits the Androgen Receptor to the MEF2C and HCN4 genes. J Mol Cell Cardiol. 2013 Apr 15. Elsevier Ltd.

5. RODRIGO T. CALADO, WILLIAM T. YEWDELL, KEISHA L. WILKERSON, JOSHUA A. REGAL, SACHIKO KAJIGAYA, CONSTANTINE A. STRATAKIS, AND NEAL S. YOUNG. Sex hormones, acting on the TERT gene, increase telomerase activity in human primary hematopoietic cells. Blood. 2009 Sep 10; 114 (11): 2236-2243

6. PURIFOY F.E., KOOPMANS L.H., MAYES D.M. -Age Differences in Serum Androgen Levels in Normal Adult Males: Human Biol., 53: 499-511, 1981.

7. GRAY A, BERLIN JA, MCKINLAY JB, et al. An examination of research design effects on the association of testosterone and male ageing: results of a meta-analysis. J Clin Epidemiol 1991; 44: 671-84.

8. REBECCA L FERRINLL AND ELIZABETH BARRETT-CONNOR. Sex Hormones and Age: A Cross-sectional Study of Testosterone and Estradiol and Their Bioavailable Fractions in Community-dwelling Men.

Am. Journal of Epidemiology, 1998; 147 :750-4.

9. HENRY A. FELDMAN, CHRISTOPHER LONGCOPE, CAROL A. DERBY, CATHERINE B. JOHANNES, ANDRE B. ARAUJO, ANDREA D. COVIELLO, WILLIAM J. BREMNER, AND JOHN B. Mc KINLAY. Age Trends in the Level of Serum Testosterone and Other Hormones in Middle-Aged Men: Longitudinal Results from the Massachusetts Male Ageing Study. Journal of Clinical Endocrinology & Metabolism, 2002; 87(2) : 589—98.

4

El Castrado, un Modelo de la Enfermedad Andropausia

1. PITTARD E. – La castration chez l'homme et les modifications morphologiques qu'elle entraîne- Recherches sur les adeptes d'une secte mystique, les Skoptzy, MASSON PARIS 1934.

5

El Tratamiento con las Hormonas Masculinas es un Concepto Antiguo

1. BROWN-SEQUARD, F.R.S. & c., Note on the effects produced on man by subcutaneous injections of a liquid obtained from the testicles of animals: The Lancet, 105-107, 29 July 1889

2. VORONOFF S. -La Greffe Testiculaire de Singe à l'Homme. GASTON DOIN et Cie. PARIS 1930.

3. MILLER N.E., HUBERT, GILBERT, and HAMILTON J.B. -Mental and Behavior Changes Following Male Hormone Treatment of Adult Castration, Hypogonadism, and Psychic Impotence: Proc. Soc. Exper. Biol. & Med., 38: 538- 540, 1938.

4. WERNER A.A. The Male Climacteric: J.A.M.A., 15 April: 1441-1443, 1939.

5. HELLER C.G., MEYERS G.B., The Male Climacteric, its Symptomatology, Diagnosis, and treatment: J.A.MA., 126: 472-477, 1944.

6. BRUCHOVSKY N. and WILSON J.D., The Conversion of Testosterone to 5α-Androstan-17β-ol-3-one by Rat Prostate in Vivo and in Vitro. The Journal of Biological Chemistry. Vol. 243, Nº 8, Issue of April 25, pp2012-2021, 1968

7. ANDERSON K.M. and SHUTSUNG LIAO, Selective Retention of Dihydrotestosterone by Prostatic Nuclei. Nature 219, 277-279 (20 July 1968) ; doi :10. 1038/219277a0

8. DEBLED G.- L'Andropause, cause, conséquences et remèdes. Maloine, Paris, 1988.

9. DEBLED G. Andropause. 1: Le castrat: un modèle "expérimental". N° 4308 - 24 mai 1989. Le Quotidien du Médecin. Paris.

10. DEBLED G. Andropause 2: Dépister pour reculer le vieillissement prématuré. N° 43 I 3 - 3 I mai 1989. Le Quotidien du Médecin. Paris.

11. DEBLED G. Andropause 3: Sclérose des corps caverneux: le fatalisme n'est plus de mise. N° 4318 - 7 juin 1989. Le Quotidien du Médecin. Paris.

12. DEBLED G. Andropause 4: Les troubles "émotionnels" ne doivent pas cacher l'impuissance organique. N° 4323 - 14 juin 1989. Le Quotidien du Médecin. Paris.

13. DEBLED G. Andropause 5: Les troubles de l'éjaculation. N° 4328 - 21 juin 1989. Le Quotidien du Médecin. Paris.

14. DEBLED G. Andropause 6: Les perturbations de la miction. N° 4334 - 29 juin 1989. Le Quotidien du Médecin. Paris.

15. DEBLED G. Andropause 7: L'atrophie de la prostate. N° 4372 - 26 septembre 1989. Le Quotidien du Médecin. Paris. Le Quotidien du Médecin. Paris.

16. DEBLED G. Andropause 8: Des difficultés mictionnelles à l'insuffisance rénale. N° 4377 - 3 octobre 1989. Le Quotidien du Médecin. Paris.

17. DEBLED G. Andropause 9: Un âge où "tout se dégrade". N° 4382 - 10 octobre 1989. Le Quotidien du Médecin. Paris.

18. DEBLED G. Andropause 10: Les hormones sexuelles de l'homme. N4337 - 17 octobre l 989. Le Quotidien du Médecin. Paris.

19. DEBLED G. Andropause 11: Le généraliste et l'exploration du vieillissement sexuel. N° 4397 - 31 octobre 1989. Le Quotidien du Médecin. Paris.

20. DEBLED G. Andropause 12: Les androgènes favorisent-ils l'apparition d'un cancer de la prostate ? N° 4401 - 7 novembre 1989. Le Quotidien du Médecin. Paris.

21. DEBLED G. Andropause 13: Le traitement hormonal. N° 4422 - 6 décembre 1989. Le Quotidien du Médecin. Paris.

22. DEBLED G. Au-delà de celle limite votre ticket est toujours valables. Albin Michel. 1992.Paris.

23. DEBLED G. The male climacteric prime cause of sex involution. The Tenth annual international symposium on man and his environment in health and disease. February 27-March 1, 1992. Dallas. Texas. The U.S.A.

24. DEBLED G. The male climacteric prime cause of ageing. The Tenth annual international symposium on man and his environment in health and disease. February 27-March 1, 1992. Dallas. Texas. The U.S.A.

25. DEBLED G. Le traitement hormonal du vieillissement sexuel de l'homme. Journal de médecine esthétique et de chirurgie dermatologique. Vol XXII- N° 85: 7 - 16, 1995

26. DEBLED G. La enfermedad "andropausia". Congreso internacional de medicina antienvejecimiento. Septiembre 21-22 y 23 de 2006 Club Militar de Bogotá. Bogotá D.C.

27. DEBLED G. Atrofia de la próstata y envejecimiento. Congreso internacional de medicina antienvejecimiento. Septiembre 21-22 y 23 de 2006 Club Militar de Bogotá. Bogotá D.C.

28. DEBLED G. La enfermedad "andropausia". Mi experiencia hace 32 años. International congress of anti-ageing Medicine V° congreso de la sociedad española de medicina antienvejecimiento y longevidad. Madrid 3,4 y 5 de noviembre 2006. Hotel Melia Castilla. Madrid.

29. DOMINIQUE SIMON, MARIE-ALINE CHARLES, KHALIL NAHOUL, GENEVIEVE ORSSAUD, JACQUELINE KREJNSKI, VERONIQUE HULLY, EVELYNE JOUBERT, LAURE PAPOZ AND EVELINE ESCHWEGE. Association between Plasma Total Testosterone and Cardiovascular Risk Factors in Healthy Adult Men: The Telecom Study. Clin. Endocrinol. Metab.1997 82 : 682-685, doi : 10.1210/jc.82.2.682

30. BANSAL V.P., Professor, and Head, Department of Orthopedics, Universal College of Medical Sciences & Teaching Hospital, Bhairahawa, Nepal. MS Orth (Punjab). M Ch Orth (Liverpool). DPMR (Mumbai). Andropause a clinical entity. Journal of Universal College of Medical Sciences (2013) Vol 1 Nº 02, 54-68.

6

Más Allá de los 80 Todavía en Buena Forma

1. NIESCHLAG E. -The Endocrine Function of the Human Testes regarding Sexuality.: Sex. Hormon. Behav., 62: 183-207, 1979.

7

El Envejecimiento Sexual Prematuro

1. DEBLED G. L'Hyperoestrogénie Associée à la Dysectasie Fibreuse de l'Urètre Prostatique: Bulletins et Mémoires de la Société de Médecine de Paris, 7: 199-204, 1980

2. LI F, YUE H, YAMAGUCHI K, OKADA K, MATSUSHITA K, ANDO M, CHIBA K, FUJISAWA M. Effect of surgical repair on testosterone production in infertile men with varicocele: a meta-analysis. Int. J Urol. 2012 Feb; 19(2):149-54.

8

La Impotencia

1. PEARLMAN C.K. and KOBASHI L.I. -Frequency of Intercourse in Men: J. Urol., 107: 298-301, 1972.

9

Los Desórdenes de la Eyaculación

1. PEARLMAN C.K. and KOBASHI L.I. -Frequency of Intercourse in Men: J. Urol., 107: 298-301, 1972.

10

Los Problemas de la Próstata

1. ROUVIERE H. et DELMAS A. -Anatomie Humaine. Tome 2: 592. 12ème Edition Révisée et Augmentée   MASSON PARIS NEW-YORK BARCELONE MILAN MEXICO SAO PAULO 1985.

2. CHEVREMONT M. -Cytologie et Histologie: p.865-867 Editions DESOER, LIEGE 1956.

3. DEBLED G. L'Hyperoestrogénie Associée à la Dysectasie Fibreuse de l'Urètre Prostatique: Bulletins et Mémoires de la Société de Médecine de Paris, 7 : 199-204, 1980.

4. DEBLED G. -La Pathologie obstructive Congénitale de l'Uretère Terminal -Thèse d'agrégation de l'enseignement supérieur en Sciences Urologiques, Université Libre de Bruxelles, 18 Mai 1971: Acta Urol. Belg., 39: 371-465, 1971.

5. GREGOIR W. et DEBLED G. -Méga-Uretère Congénital: Encyclopédie Médico-Chirurgicale, 18, Rue SEGUIER. PARIS VIᵉ 18158 E10 : 4-14 1971.

6. Luis A. Garza, Chao-Chun Yang, Tailun Zhao, Hanz B. Blatt, Michelle Lee, Helen He, David C. Stanton, Lee Carrasco, Jeffrey H. Spiegel, John W. Tobias, and George Cotsarelis. Bald scalp in men with androgenetic alopecia retains hair follicle stem cells but lacks CD200-rich and CD34-positive hair follicle progenitor cells. J Clin Invest. 2011 feb ;121(2):613-22.

7. MEEKER AK, SOMMERFELD HJ, COFFEY DS. Telomerase is activated in the prostate and seminal vesicles of the castrated rat. Endocrinology 1996 Dec. 137(12):5743-6.

8. DEBLED G. Composition for the treatment of cancers. OPRI (Office belge de la propriété intellectuelle): 100075876. Nº 2020/5139. March 02, 2020.

9. DEBLED G. The Prevention of Prostate Adenoma. SEMAL. III Congreso Intercontinental de Medicina Antienvejecimiento. Hotel Hilton. Panamá 17-18 de marzo 2022).

10. FDA Drug Safety Communication: 5-alpha reductase inhibitors (5-AR1s) may increase the risk of a more serious form of prostate cancer. 6-9-2011.

11. Schatzl G, Madersbacher S, Thurridl T, Waldmuller J, Kramer G, Haitel A, Marberger M. Department of Urology, University of Vienna, Austria. High-grade prostate cancer is associated with low serum testosterone levels. (2001). Prostate 2001 Apr;47(1):52-58.

12. Mc MAHON M.J., BUTLER A.V.J., and THOMAS G.H. -Morphological Responses of Prostatic Carcinoma to Testosterone in Organ Culture: Br. J. Cancer, 26: 388-394, 1972.

13. EDWARDS C.N., STEINTHORSSON E. and NICHOLSON D. -An Autopsy Study of Latent Prostatic Carcinoma: Cancer, 6: 531, 1953.

14. FRANKS L.M. -Latent Carcinoma of the Prostate: J. Path. Bact., 68: 603, 1954.

15. Mc. NEAL J.E., BOSTWICK D.G., KINRACHUK R.A., REDWINE E.A., FREIHA FS., and STAMEY T.A. -Patterns on Progression in Prostate Cancer: Lancet, 1: 60, 1986.

16. ZARIDGE G. and BOYLE P. -Cancer of the Prostate: Epidemiology and Etiology: Br. J. Urol., 59, 4: 493-502, 1987.

17. NORUMA A., HEILBRUN L.K., STEMMERMANN G.N., and JUDD H.L. -Prediagnostic Serum Hormones and the Risk of Prostate Cancer: Cancer Research, 48: 3515-3517, 1988.

18. VETERANS ADMINISTRATION COOPERATIVE UROLOGICAL RESEARCH GROUP (VACURG) -Treatment and Survival of Patients with Cancer of the Prostate: Surg. Gynecol. Obstet., 124: 1011-1017, 1967.

19. LABRIE F., DUPONT A. et BELANGER A. -Un Nouveau Traitement du Cancer de la Prostate: La Suppression Complète des Androgènes- In MAUVAIS-JARVIS P., SCHAISON G., BOUCHARD P., MAHOUDEAU J. et LABRIE F. -Médecine de la Reproduction Masculine: 367-383 FLAMMARION MEDECINE SCIENCES PARIS 1984.

20. PROUT G.R. Jr. and BREWER W.R. -Response of Men with Advanced Prostatic Carcinoma to Exogenous Administration of Testosterone: Cancer, 20: 1871-1877, 1967.

21. MORALES A., CONNOLLY J.G., and BRUCE A.W. -Androgen Therapy in Advanced Carcinoma of the Prostate: Can. Med. Assoc. J., 105; 1: 71-72, 1971.

22. DEBLED G. Composition for the treatment of cancers. Office belge de la propriété intellectuelle (OPRI): 100075876. Nº 2020/5139. 02 mars 2020.

23. Julia Boland, William Choi, Maximillian Lee, Jianqing Lin. Cardiovascular Toxicity of Androgen Deprivation Therapy. Current Cardiology Reports (2021) 23 :109.

24. Muller, M., van den Beld, A., Bots, M., Grobbee, D., Lamberts, S. and van der Schouw, Y. (2004) atherosclerosis in elderly men. Circulation 109: 2074–2079.Endogenous sex hormones and progression of carotid.

25. Kelly K Curtis, Terrence J Adam, Shu-Chuan Chen, Rajiv K Pruthi, Michael K Gornet. Anaemia following initiation of androgen deprivation therapy for metastatic prostate cancer: a retrospective chart review. Aging Male. 2008 Dec ;11(4):157-61.

26. Reza Sari Motlagh, Fahad Quhal, Keiichiro Mori, Noriyoshi Miura, Abdulmajeed Aydh, Ekaterina Laukhtina, Benjamin Pradere, Pierre I karakiewicz, Dmitry V Enikeev, Marina Deuker, Shahrokh F Shariat.The Risk of New Onset Dementia and/or Alzheimer Disease among Patients with Prostate Cancer Treated with Androgen Deprivation Therapy: A Systematic Review and Meta-Analysis. J Urol. 2021 Jan ;205(1):60-67.

27. Alan L Kaplan, Jim C Hu, Abraham Morgentaler, John P Mulhall, Claude C Schulman, Francesco Montorsi. Testosterone Therapy in Men With Prostate Cancer. Eur. Urol. 2016 May; 69(5): 894–903.

28. A. Yassin, K. AlRumaihi, R. Alzubaidi, S. Alkadhi & A. Al Ansari. Testosterone, testosterone therapy, and prostate cancer. The Ageing Male 2019, 22 :4, 219-227.

29. Caleb Natale, Carmen Carlos, Jennifer Hong, Mohit Khera Neil Baum, Omer A Raheem. Testosterone Therapy After Prostate Cancer Treatment: A Review of Literature. Sex Med Rev. 2021 Jul;9(3):393-405.

30. Srinivasan, V.; Spence, D.W.; Pandi-Perumal, S.R.; Trakht, I.; Cardinali, D.P. Therapeutic actions of melatonin in cancer: Possible mechanisms. Integr. Cancer Ther. 2008, 7, 189-203.

31. Tai, S.Y.; Huang, S.P.; Bao, B.Y.; Wu, M.T. Urinary melatonin-sulfate/cortisol ratio and the presence of prostate cancer: A case-control study. Sci. Rep. 2016, 6, 29606.

32. Shiu, S.Y.; Law, I.C.; Lau, K.W.; Tam, PC.; Yip, A.W.; Ng, W.T. Melatonin slowed the early biochemical progression of hormone-refractory prostate cancer in a patient whose prostate tumor tissue expressed MT1 receptor subtype. J. Pineal Res. 2003, 35, 177-182.

33. Shiu, S.Y. Towards rational and evidence-based use of melatonin in prostate cancer prevention and treatment. J. Pineal Res. 2007, 43, 1-9.

34. Russel J Reiter, Sergio A Rosales-Corral, Dun-Xian Tan, Dario Acuna-Castroviejo, Lilan Qin, Shun-Fa Yang, Kexin Xu. Melatonin, a Full-Service Anti-Cancer Agent: Inhibition of Initiation, Progression and MetastasisInt. J. Mol. Sci. 2017, 18(4), 843.

35. Remontet L, Estève J, Bouvier AM, et al. Cancer incidence and mortality in France over the period 1978-2000. Rev Epidemiol Sante Publ 2003; 51: 3–30.

14

La Diabetes y la Enfermedad Androgénica

1. DANAEI G, FINUCANE MM, LU Y, SINGH GM, COWAN MJ, PACIOREK CJ ET AL. National, regional, and global trends in fasting plasma glucose and diabetes prevalence since 1980: systematic analysis of health examination surveys and epidemiological studies with 370 country years and 2.7 million participants. Lancet, 2011, 378(9785):31–40.

2. WORLD HEALTH ORGANIZATION. Global health risks. Mortality and burden of disease attributable to selected major risks. Geneva, 2009.

3. PELLEGRINI G. -L'Azione Antidiabetica degli Ormoni Sessuali Maschili nel quadro della Fisiopatologia del Diabete: Minerva Medica, 27: 1-9, 1947.

4. ANDO S., RUBENS R., and ROTTIERS R. -Androgen Plasma Levels in Male Diabetics: J. Endocrinol. Invest., 7: 21-24, 1984.

5. MOELLER J. -Cholesterol: 27 SPRINGER-VERLAG BERLIN HEIDELBERG NEW YORK LONDON PARIS TOKYO 1987.

6. DOMINIQUE SIMON, MD, PHD, MARIE-ALINE CHARLES, MD, NAJIBA LAHLOU, MD, KHALIL NAHOUL, MD, JEAN-MICHEL OPPERT, MD, PHD, MICHE` LE GOUAULT-HEILMANN, MD, NICOLE LEMORT, BSC, NADINE THIBULT, BSC, EVELYNE JOUBERT, MD, BEVERLEY BALKAU, PHD, EVELINE ESCHWEGE, MD: Androgen Therapy Improves Insulin Sensitivity and Decreases Leptin Level in Healthy Adult Men with Low Plasma Total Testosterone. DIABETES CARE, VOLUME 24, NUMBER 12, DECEMBER 2001

7. JIN YOUNG SHIN, EUN KI PARK1, BYOUNG JIN PARK, JAE YONG SHIM, HYE REE LEE. High-normal Glucose Levels in Non-diabetic and Pre-Diabetic Men Are Associated with Decreased Testosterone Levels. Korean J Fam Med. 2012; 33 :152-156.

15

Hormonas Masculinas contra Colesterol

1. LIPID RESEARCH PROGRAM -The Lipid Research Clinics Population Studies Data Book -NIH Publication No 80: 1527, vol 1 BETHESDA, 1980.

2. DAI W.S., MD, DrPH, GUTAI J.P., MD, KULLER L.H., MD, DrPH, LAPORTE R.E., PhD., FALVO-GERARD L., MPH, and GAGGIULA A., Ph.D. - Relation between Plasma High-Density Lipoprotein Cholesterol and Sex Hormone Concentrations in Men: Am. J. Cardiol., 53: 1259-1263, 1984.

3. GUTAI J., LAPORTE R., KULLER J., DAI W., FALVO-GERARD L., CAGGIULA A. Plasma Testosterone, High-Density Lipoprotein Cholesterol, and other Lipoprotein Fractions: Am. J. Cardiol., 48: 897-902, 1981.

4. CHADDA J.S., TERAN A-Z., FELDMAN E.B., and GREENBLATT R.B.: Lipoprotein Studies in Climacteric Men Treated with Pure Testosterone: Maturitas, 6, 2: 97, 1984.

5. BREIER Ch., DREXEL H., LISCH H.-J., MÜHLBERGER V., HEROLD M., and KNAPP E. -Essential Role of Post-Heparin Lipoprotein Lipase Activity and of Plasma Testosterone in Coronary Artery Disease: The Lancet, June 1: 1242-1244, 1985.

6. HOFMAN A, OTT A, BRETELER MM, BOTS ML, SLOOTER AJ, VAN HARSKAMP F, VAN DUIJN CN, VAN BROECKHOVEN C, GROBBEE DE.-

Atherosclerosis, apolipoprotein E, and prevalence of dementia and Alzheimer's disease in the Rotterdam Study. Lancet. 1997

Jan 18 ;349 (9046):151-4.

16

Los Excesos de Peso y la Obesidad - El Peso Ideal

1. LEW E.A. and GARFINKEL L. -Variations in Mortality by Weight among 750.000 Men and Women -J. Chron. Dis., 32: 563, 1979.

2. ZUMOFF B., STRAIN G.W., MILLER L.K., ROSNER W., SENIE R., SERES D.S., and ROSENFELD R.S. -Plasma Free and Non-Sex-Binding-Globulin-Bound Testosterone Are Decreased in Obese Men in Proportion to their Degree of Obesity: J. Clin. Endocrinol. Metabol., 71,4: 929-931, 1990

3. HEUFELDER AE, SAAD F, BUNCK MC, GOOREN L. Fifty-two-week treatment with diet and exercise plus transdermal testosterone reverses the metabolic syndrome and improves glycemic control in men with newly diagnosed type 2 diabetes and subnormal plasma testosterone. J Androl 2009; 30: 726-33

4. FARID SAAD, ANTONIO AVERSA, ANDREA M. ISIDORI, LOUIS J. GOOREN. Testosterone as Potential Effective Therapy in Treatment of Obesity in Men with Testosterone Deficiency: A Review. Current Diabetes Reviews, 2012, 8, 131-143.13

17

La Debilidad Muscular

1. FORSTER D.W. - Diabète Sucré, 327: 1778 dans HARRISON T.R.- Principes de Médecine Interne MEDECINE-SCIENCES FLAMMARION PARIS 1989.

2. BOREL J-P., RANDOUX A., MAQUARTF-X., LE PEUCH C., VALEYRE J.- Biochimie Dynamique -1421: 1400. MALOINE DECARIE PARIS MONTREAL 1987.

3. JUNG I. and BEAULIEU E-E. -Testosterone Cytosol Receptor in the Rat Levator Ani Muscle: Nature New Biology, 237: 24-26, 1972.

4. GILLESPIE C.A. and EDGERTON V.R. -The role of Testosterone in Exercise-induced Glycogen Supercompensation: Horm. Metab. Res., 2: 364-366, 1970.

5. PLAS F. -Variations de la Fonction Androgénique au cours des Efforts Prolongés: Bull. Acad. Nat. Méd., 162,6 : 494-499, 1978.

6. MORVILLE R., PESQUIES P., MAROTTE H., SERRURIER B.D. et COBRON C. -Effets d'un Apport Exogène de Dihydrotestostérone sur les Variations des Androgènes Plasmatiques au cours d'Efforts Prolongés: Médecine du Sport, 53, 2: 37-44, 1979.

7. DE LIGNIERES B. et MICHEL G. -Androgènes et Médecine Sportive-Rapport présenté à la XVème Réunion des Endocrinologistes de Langue Française. Athènes, 6-8 septembre 1979   LES ANDROGÈNES MASSON PARIS NEW YORK BARCELONE MILAN 1979.

8. SERRA C, TANGHERLINI F, RUDY S, LEE D, TORALDO G, SANDOR NL, ZHANG A, JASUJA R, BHASIN S. Testosterone improves the regeneration of old and young mouse skeletal muscle. J Gerontol A Biol Sci Med Sci. 2013 Jan; 68(1):17-26.

18

Arteriosclerosis y Rigidez Arterial

1. National Centre for Health Statistics -Vital Statistics Report, Final Mortality Statistics, 1982.

2. BEST and TAYLOR - -Physiological Basis of Medical Practice: 155 WILLIAMS and WILKINS COMPANY BALTIMORE 1950.

3. DEBLED G. -La Pathologie obstructive Congénitale de l'Uretère Terminal -Thèse d'agrégation de l'enseignement supérieur en Sciences Urologiques, Université Libre de Bruxelles, 18 mai 1971: Acta Urol. Belg., 39: 371-465, 1971.

4. GREGOIR W. et DEBLED G. -Méga-Uretère Congénital: Encyclopédie Médico-Chirurgicale, 18, Rue SEGUIER. PARIS VI 18158 E10: 4-14, 1971.

5. DEBLED G. L'anatomie pathologique de l'uretère dilaté. Procès-verbaux, mémoires et discussions de l'Association Française d'Urologie, 67ème Session: 521-525, 1974

6. DEBLED G. Steroid hormone for the prevention of diseases associated with ageing. (OPRI) Office belge de la propriété intellectuelle: 100072468. Nº 2019/5905. Decembre 13, 2019.

La Anemia

1. STEINGLASS P., GORDON A.S., CHARIPPER H.A. -Effect of Castration and Sex Hormones on Blood of the Rat: Proc. Soc. exp. Biol. Med., 48: 169-177, 1941.

2. KENNEDY B.J. and GILBERTSEN A.S. - Increased Erythropoiesis Induced by Androgenic Hormones: J. Clin. Invest. 35: 717, 1956.

3. KENNEDY B.J. - Fluoxymesterone in Advanced Breast Cancer: New Engl. J. Med., 259: 673, 1958.

4. SHAHIDI N.T. - Androgens and Erythropoiesis: N. Engl. J. Med., 289: 72-80, 1973.

5. NAJEAN Y. and coll. -Long Term Follow-up in Patients with Aplastic Anemia. A study of 137 Androgen-Treated Patients surviving more than Two Years: Am. J. Med., 71: 543-551, 1981.

6. CLAUSTRES M., BELLET H., SULTAN C.-Action des Androgènes sur les Cellules-Souches Erythroïdes en Culture: Ann. Biol. clin., 44: 5-13, 1986.

7. Luigi Ferrucci, MD, Ph.D., Marcello Maggio, MD, Stefania Bandinelli, MD, Shehzad Basaria, MD, Fulvio Lauretani, MD, Alessandro Ble, MD, Giorgio Valenti, MD, William B. Ershler, MD, Jack M. Guralnik, MD, Ph.D., and Dan L. Longo, MD. Low Testosterone Levels and the Risk of Anemia in Older Men and Women. Arch Intern Med. 2006 July 10; 166(13): 1380–1388.

20

Embolias - Trombosis - Varices - Hemorroides

1. BONITHON-KOPP C., SCARABIN P.-Y., BARA L., CASTANIER M., JACQUESON A., and ROGER M. -Relationship between Sex Hormones and Haemostatic Factors in Healthy Middle-Aged Men: Artheriosclerosis, 71: 71-76, 1988.

2. CARON Ph., SIE P., BENNET A., CAMARE R., BONEU B. et LOUVET J.P. - Testosterone Plasmatique et Inhibiteur Anti Activateur Tissulaire du Plasminogène Chez l'Homme: Ann. Endocrinol., 49, 6: 117C (182), 1988-8ème Congrès Français d'Endocrinologie, Bruxelles 3-5 Octobre 1988.

3. FEARNLEY G.R. and CHAKRABARTI R. -Increase of Blood Fibrinolytic Activity by Testosterone: The Lancet, July 21: 128-132, 1962.

4. WALKER I.D. and DAVIDSON J.F. -Long-Trem Fibrinolytic Enhancement with Anabolic Steroid Therapy: A Five-Year Study: Progress in Chemical Fibrinolysis and Thrombosis, Vol 3: 491-499. Edited by J.F. DAVIDSON, R.M. ROWAN, M.M. SAMAMA, and P.C. DESNOYERS- RAVEN PRESS NEW YORK 1978.

5. WORLD HEALTH ORGANIZATION -Prevention of Ischaemic Heart Disease. Metabolic Aspects: WHO Symposium, WHO/CVD/73:3, MADRID1972.

6. SVETLANA KALINCHENKO, ALEXANDR ZEMLYANOY, AND LOUIS GOOREN. Improvement of the diabetic foot upon testosterone administration to hypogonadal men with peripheral arterial disease. Report of three cases.

Cardiovascular Diabetology, 8: 19, 2009.

7. WIMAN B., LJUNGBERG B., CHMELIEWSKA J., URDEN G., BLOMBACK M., and JOHNSON H. -The Role of the Fibrinolytic System in Deep Vein Thrombosis: J. Lab. Clin. Med., 105: 265-270, 1985.

8. BROWSE N.L. and BURNAND K.G. -The Cause of Venous Ulceration: Lancet, II: 243-245, 1982.

9. BENNET A., CARON Ph., SIE P., LOUVET J.-P., et BAZEX J. -Ulcères de Jambe Post-Phlébitiques et Caryotype XYY: Tests de Fibrinolyse et Fonction Androgénique: Ann. Dermatol. Venereol., 114: 1097-1101, 1987.

21

Hipertensión, Enfermedad del Mundo

1. MERAI R, SIEGEL C, RAKOTZ M, BASCH P, WRIGHT J, WONG B; DHSC, THORPE P. CDC Grand Rounds: A Public Health Approach to Detect and Control Hypertension. MMWR Morb Mortal Wkly Rep. 2016 Nov 18;65(45):1261-1264. doi: 10.15585/mmwr.mm6545a3.

2. BEST and TAYLOR - -Physiological Basis of Medical Practice: 155 WILLIAMS and WILKINS COMPANY BALTIMORE 1950.

3. WILLIAMS G.H. et BRAUNWALD E. -Hypertension artérielle- Principes de Médecine Interne. T.R. Harrison: 196 : 1024 Médecine-Sciences FLAMMARION PARIS 1989.

4. ACC/AHA/AAPA/ABC/ACPM/AGS/APhA/ASH/ASPC/NMA/PCNA. 2017 Guideline for the Prevention, Detection, Evaluation, and Management of High Blood Pressure in Adults. Report of the American College of Cardiology/American Heart Association Task Force on Clinical Practice Guidelines. Journal of the American college of cardiology vol. 71, no. 19, 2018.

22

La Enfermedad Coronaria y el Infarto

1. ABBOTT R.D., WILSON P.W.F., KANNEL W.B., CASTELLI W.P. -High-Density Lipoprotein Cholesterol, Total Cholesterol Screening, and Myocardial Infarction -The Framingham Study: Arteriosclerosis, 8: 207-211, 1988.

2. LESSER M.A. -Testosterone Propionate Therapy in One Hundred Cases of Angina Pectoris: J. Clin. Endocrinol., 6: 549-557, 1946.

3. MOLLER J. and Einfeldt - Testosterone Treatment of Cardiovascular Diseases SPRINGER-VERLAG BERLIN HEIDELBERG NEW YORK TOKYO 1984.

4. MOLLER J. - Cholesterol SPRINGER-VERLAG BERLIN HEIDELBERG NEW YORK LONDON PARIS TOKYO 1987.

5. KRIEG M., SMITH K., and BARTSCH W. -Demonstration of a Specific Androgen Receptor in Rat Heart Muscle: Relationship between Binding Metabolism and Tissue Levels of Androgens: Endocrinology, 103: 1686-1694, 1978.

6. KRIEG M., SMITH K., and ELVERS B. -Androgen Receptor Translocation from Cytosol of Rat Heart Muscle, Bulbocavernosus Levator Ani Muscle and Prostate into heart Muscle Nuclei: J. Steroid Biochem., 13: 577-587, 1980.

7. BLASIUS R., KAFER K., SEITZ W. - Untersuchungen über die Wirkung von Testosteron auf die Contractilen Strukturproteine des Herzens. Klin. Woch., 34, 11/12, 324, 1956.

8.DOMINIQUE SIMON, MARIE-ALINE CHARLES, KHALIL NAHOUL, GENEVIEVE ORSSAUD, JACQUELINE KREJNSKI, VERONIQUE HULLY, EVELYNE JOUBERT, LAURE PAPOZ, AND EVELINE ESCHWEGE. Association between Plasma Total Testosterone and Cardiovascular Risk Factors in

Healthy Adult Men: The Telecom Study. Clin. Endocrinol. Metab., 82: 682-685, 1997.

9. KATYA B. RUBINOW, TOMAS VAISAR, CHONGREN TANG, ALVIN M. MATSUMOTO, JAY W. HEINECKE, AND STEPHANIE T. PAGE. Testosterone replacement in hypogonadal men alters the HDL proteome but not HDL cholesterol efflux capacity'" *J. Lipid Res.* 53: 1376-1383, 2012

10. CHEN Y, FU L, HAN Y, TENG Y, SUN J, XIE R, CAO J. Testosterone replacement therapy promotes angiogenesis after acute myocardial infarction by enhancing the expression of cytokines HIF-1a, SDF-1a, and VEGF. Eur J Pharmacol. 5; 684(1-3):116-24. 2012 jun.

23

Tiesuras, Hernias Discales y Artrosis

1. VERZAR F. -Ageing of Connective Tissue: Gerontol., 1: 363-378, 1957.

2. VERZAR F. -Studies on Adaptation as a Method of Gerontological Research, in Ciba Colloq. on Ageing, 3: 60-72, 1957.

3. ROBERT L. -Les Horloges Biologiques   Nouvelle Bibliothèque Scientifique FLAMMARION 1989.

4. SOBEL H. and MARMORSTON J. -Hormonal Influences Upon Connective Tissue Changes of Ageing, in PINCUS G (ed) Recent Progress in Hormone Research, vol 14. Academic New York 1958.

5. DEBLED G. Pharmaceutical composition for the prevention of fibrotic diseases. OPRI (Office belge de la propriété intellectuelle): 100072468. Nº 2019/5905. 13 décembre 2019.

24

Huesos más Frágiles

1. YAN-JIAO WANG, JUN-KUN ZHAN, WU HUANG, YI WANG, YUAN LIU, SHA WANG, PAN TAN, ZHI-YONG TANG, AND YOU-SHUO LIU. Effects of Low-Dose Testosterone Undecanoate Treatment on Bone Mineral Density and Bone Turnover Markers in Elderly Male Osteoporosis with Low Serum Testosterone. Hindawi Publishing Corporation. International Journal of Endocrinology. Volume 2013. Article ID 570413, 6 pages.

25

Cuando la Piel se Arruga

1. MARKUS HAAG, TINA HAMANN, ALEXANDRA E. KULLE, FELIX G. RIEPE, THOMAS BLATT, HORST WENCK, PAUL-MARTIN HOLTERHUS, and RETO IVO PEIRANO. Age and skin site-related differences in steroid metabolism in male skin point to a key role of sebocytes in cutaneous hormone metabolism. Dermato-Endocrinology 4 :1, 63-69; January/February/March 2012; ©2012 Landes Bioscience.

27

Las Metamorfosis de la Silueta

1. DEBLED G. -L'Hyperoestrogénie Associée à la Dysectasie Fibreuse de l'Urètre Prostatique: Bulletins et Mémoires de la Société de Médecine de Paris, 7 : 199-204, 1980.

28

La Insuficiencia Renal

1. DEBLED G. -La Pathologie obstructive Congénitale de l'Uretère Terminal -Thèse d'agrégation de l'enseignement supérieur en Sciences Urologiques, Université Libre de Bruxelles, 18 mai 1971: Acta Urol. Belg., 39: 371-465, 1971.

29

Pérdida de Audición y Trastornos de la Visión

1. DEBLED G. Steroid hormone for the prevention of diseases associated with ageing. (OPRI) Office belge de la propriété intellectuelle: 100072468. Nº 2019/5905. December 13, 2019.

2. DEBLED G : Ageless Woman 2020. HMS WORLD Editions.

3. CURHAN SG, ELIASSEN AH, EAVEY RD, WANG M, LIN BM, CURHAN GC. Menopause and postmenopausal hormone therapy and risk of hearing loss. Menopause. 2017 Sep ;24(9):1049-105.

30

Reducción de la Inmunidad - SIDA - Cánceres

1. SCHUURS A.H.W.M. and VERHEUL H.A.M. -Effects of Gender and Sex Steroids on the Immune Response: J. Steroid Biochem., 35; 2: 157-172, 1990

2. AHMED S.A., PENHALE W.J. and TALAL N. -Sex Hormones, Immune Responses, and Autoimmune Diseases: AJP -121, 3: 531- 551, 1985.

3. SASSON S. and MAYER M. -Antiglucocorticoid Activity of Androgens in Rat Thymus Lymphocytes: Endocrinology, 108: 760-766, 1981.

4. KLEIN SA, KLAUKE S, DOBMEYER JM, DOBMEYER TS, HELM EB, HOELZER H, ROSSOL R. Substitution of testosterone in an HIV-1 positive patient with hypogonadism and Wasting-syndrome led to a reduced rate of apoptosis. Eur J Med Res. 1997 Jan; 2(1):30-2.

5. RODRIGO T. CALADO, WILLIAM T. YEWDELL, KEISHA L. WILKERSON, JOSHUA A. REGAL, SACHIKO KAJIGAYA, CONSTANTINE A. STRATAKIS, AND NEAL S. YOUNG. Sex hormones, acting on the TERT gene, increase telomerase activity in human primary hematopoietic cells. Blood. 2009 Sep 10; 114 (11): 2236-2243.

6. RUSSEL J. REITER, REMASWAMY SHARMA, DUN-XIAN TAN, RICHARD L. NEEL, FEDOR SIMKO, WALTER MANUCHA, SERGIO ROSALES-CORRALS, DANIEL P. CARDINALI. Melatonin use for SARS-CoV-2 infection: Time to diversify the treatment portfolio. J Med Virol. 2022 ;1-3.

7. LAN SH, LEE HZ, CHAO CM, CHANG SP, LU LC, LAI CC. Efficacy of melatonin in the treatment of patients with COVID-19: a systematic review and meta-analysis of randomized controlled trials. J Med Virol. 2022; 94:2102-2107

8. RUSSEL J. REITER, SERGIO A. ROSALES-CORRAL, DUN-XIAN TAN, DARIO ACUNA-CASTROVIEJO, LILAN QIN, SHUN-FA YANG, AND KEXIN XU. Melatonin, a Full-Service Anti-Cancer Agent: Inhibition of Initiation, Progression, and Metastasis. Int J Mol Sci. 2017 Apr; 18(4): 843.

9. DEBLED G. Composition for the treatment of cancers. OPRI (Office belge de la propriété intellectuelle) : 100075876. Nº 2020/5139. March 02 2020.

31

La Depresión Nerviosa

1. OMS. La dépression. Aide-mémoire Nº 369. Octobre 2012.

2. PERSKY H., SMITH K.D., and BASU G.K. -Relation of Psychologic Measures of Aggression and Hostility to Testosterone Production in Man: Psychosomatic Medicine, 33; 3: 265-277, 1971.

3. SCARAMELLA Th. J. and BROWN W.A. -Serum Testosterone and Aggressiveness in Hockey Players: Psychosomatic Medicine, 40; 3: 262-265, 1978.

4. National Centre for Health Statistics -Vital Statistics Report, Final Mortality Statistics, 1982.

5. ROSE R.M., BERNSTEIN I.S., and GORDON Th. P. -Consequences of Social Conflict on Plasma Testosterone Levels in Rhesus Monkeys: Psychosomatic Medicine, 37; 1: 50-60, 1975.

6. EHRENKRANZ J., BLISS E., and SHEARD M.H. -Plasma Testosterone: Correlation with Aggressive Behaviour and Social Dominance in Man: Psychosomatic Medicine, 36; 6: 469-475, 1974.

7. MAZUR A. and LAMB Th. A. -Testosterone, Status, and Mood in Human Males: Hormones and Behaviour, I4: 236-246, 1980.8

8. LEDERER J. -Le traitement des déviations sexuelles par l'acétate de cyprotérone. Le cerveau et les hormones: 249-260, 1974, dans: L'inhibition pharmacologique de la libido: thérapeutique ou répression? par SERVAIS J.F. -Acta psychiat. Belg., 82: 520-546, 1982.

9. de LIGNIERES et MAUVAIS-JARVIS -Endocrinologie de la Dépression. Rôle du Cortisol et des Hormones Sexuelles: Ann. Biol. Clin., 37: 49-57, 1979.

10. KLAIBER E.L., BROVERMAN D.M., VOGEL W., KOBAYASHI Y. -The Use of Steroid Hormones in Depression, in Psychotropic action of hormones: 139 SPECTRUM NEW YORK 1976

11. KHERA M, BHATTACHARYA RK, BLICK G, KUSHNER H, NGUYEN D, MINER MM. The effect of testosterone supplementation on depression symptoms in hypogonadal men from the Testim Registry in the US (TRiUS). Ageing Male. Mar; 15(1):14-21. 2012

12. XIAOWEI Z, ZHENHUA L, YEQING Y, WENJUN B, XIAO FENG W, HUAN S, YONGPING Z. Testosterone therapy improves psychological distress and health-related quality of life in Chinese men with symptomatic late-onset hypogonadism patients. Chin Med J (Engl). 2012 Nov; 125(21):3806-10.

13. KENNETH A. BONNET AND RICHARD P. BROWN in The Biological Role of Dehydroepiandrosterone (DHEA). Walter de Gruyter, Berlin, New York, 1990. p.66-79.

14. JACQUES YOUNG, BEATRICE COUZINET, KHALIL NAHOUL, SYLVIE BRAILLY, PHILIPPE CHANSON, ETIENNE EMILE BAULIEU, AND GILBERT SCHAISON Panhypopituitarism as a Model to Study the Metabolism of Dehydroepiandrosterone (DHEA) in Humans. Journal of Clinical Endocrinology and Metabolism. 82: 2578-2585, 1997

15. R. MORAGA-AMARO, A. VAN WAARDE, J. DOORDUIN, AND E. F. J. DE VRIES. Sex steroid hormones and brain function: PET imageing as a tool for research. J Neuroendocrinol. 2018 feb; 30(2): e12565.

32

Enfermedad de Parkinson

1. Langston W., PALFREMAN J. The Case of the Frozen Addicts: How the Solution of an Extraordinary Medical Mystery Spawned a Revolution in the Understanding and Treatment of Parkinson's disease. Pantheon Books, New York, 1995.

2. DEBLED G. Steroid hormone for the prevention of diseases associated with ageing. (OPRI) Office belge de la propriété intellectuelle: 100072468. Nº 2019/5905. Decembre 13, 2019.

3. KLAIBER E.L., BROVERMAN D.M., VOGEL W., KOBAYASHI Y. The use of steroid hormones in depression. In Psychotropic action of hormones. Proceedings of the World Congress of biological psychiatry. Buenos Aires. Argentina, September 1974. Spectrum publications INC.

4. Alan L Kaplan, Jim C Hu, Abraham Morgentaler, John P Mulhall, Claude C Schulman, Francesco Montorsi. Testosterone Therapy in Men With Prostate Cancer. Eur. Urol. 2016 May; 69(5): 894–903.

5. A. Yassin, K. AlRumaihi, R. Alzubaidi, S. Alkadhi & A. Al Ansari. Testosterone, testosterone therapy, and prostate cancer. The Ageing Male 2019, 22 :4, 219-227.

6. DEBLED G. Composition for the treatment of cancers. OPRI (Office belge de la propriété intellectuelle): 100075876. Nº 2020/5139. March 02 2020.

33

Las Demencias y la enfermedad de Alzheimer

1. Lilly. Press Release Archives. Lilly Announces Top-Line Results of Solanezumab Phase 3 Clinical Trial. Nov 23, 2016.

2. DEBLED G. Steroid hormone for the prevention of diseases associated with ageing. (OPRI) Office belge de la propriété intellectuelle: 100072468. Nº 2019/5905. December 13, 2019.

3. Alzheimer's Association, 2019. Alzheimer's Disease Facts and Figures.

4. RASHAD HUSSAIN, ABDEL M. GHOUMARI, BARTOSZ BIELECKI, JÉRÔME STEIBEL, NELLY BOEHM, PHILIPPE LIERE, WENDY B. MACKLIN, NARENDER KUMAR, RENÉ HABERT, SAKI NA MHAOUTY-KODJA, FRANÇOIS TRONCHE, REGINE SITRUK-WARE, MICHAEL SCHUMACHER, AND M. SAID GHANDOUR. The neural androgen receptor: a therapeutic target for myelin repair in chronic demyelination. Brain: 136 ; 132- 146. May 2013.

5. Dementia. A public Health Priority. WHO report 2012.

6. W. SUE T GRIFFIN, Ph.D. and STEVEN W BARGER, Ph.D. Neuroinflammatory Cytokines-The Common Thread in Alzheimer's Pathogenesis US Neurol. 2010: 6(2): 19-27.

7. W. SUE T. GRIFFIN, PH.D. Neuroinflammatory Cytokine Signaling, and Alzheimer's Disease. N Engl J Med 2013; 368 :770-771February 21, 2013

8. VOM BERG J, PROKOP S, MILLER KR, OBST J, KÄLIN RE, LOPATEGUI-CABEZAS I, WEGNER A, MAIR F, SCHIPKE CG, PETERS O, WINTERY, BECHER B, HEPPNER FL. Inhibition of IL-12/IL-23 signaling reduces Alzheimer's disease-like pathology and cognitive decline. Nat Med. 2012 Dec; 18(12): 1812-9.doi: 10.1038/nm.2965. Epub 2012 Nov 25.

9. GUNNAR K. GOURAS, HUAXI XU, RACHEL S. GROSS, JEFFREY P. GREENFIELD, BING HAI, RONG WANG, AND PAUL GREENGARD. Testosterone reduces the neuronal secretion of Alzheimer's β-amyloid peptides. Proc Nati Acad Sci U S A. 2000 February 1; 97(3): 1202–1205.

10. GANDY S, ALMEIDA OP, FONTE J, LIM D, WATERRUS A, SPRY N, FLICKER L, MARTINS RN. Chemical andropause and amyloid-beta peptide. JAMA. 2001 May 2; 285(17):2195-6.

11. EMILY R. ROSARIO, Neuroscience Graduate Program, MS. Lilly Chang, MD. Frank Z. Stanczyk, Ph.D. CHRISTIAN J. PIKE, P. Age-Related Testosterone Depletion and the Development of Alzheimer Disease *JAMA. 2004; 292(12):1431-1432.*

12. EMILY R. ROSARIO AND CHRISTIAN J. PIKE. Brain Research Reviews 57, Issue 2, 14 March 2008, Pages 44-453.

13. ROSARIO ER, CHANG L, HEAD EH, STANCZYK FZ, PIKE CJ. Brain levels of sex steroid hormones in men and women during normal ageing and in Alzheimer's disease Neurobiol Ageing. 2011 Apr ;32(4) :604-13. Epub 2009 May 9.

14. BRADFORD T. WINSLOW, MD, MARY K. ONYSKO, Pharm. D, CHRISTIAN M. STOB, DO, KATHLEEN A. HAZLEWOOD. *Treatment of Alzheimer's Disease. Am Fam Physician.* 2011 Jun 15; 83(12):1403-1412.

15. HIDETAKA OTA, MASAHIRO AKISHITA, TAKUYU AKIYOSHI, TOMOAKI KAHYO, M. ITSUTOSHI SETOU, SUMITO OGAWA, KATSUYA LIJIMA, MASATO ETO, YASUYOSHI OUCHI. Testosterone Deficiency Accelerates Neuronal and Vascular Ageing of SAMP8 Mice: Protective Role of eNOS and SIRT1. PLoS ONE I www.plosone.org January 2012 - Volume 7 - Issue 1 - e29598.

16. CHI-FAI LAU, YUEN-SHAN HO, CLARA HIU-LING HUNG,

SUTHICHA WUWONGSE, CHUN-HEI POON, KIN CHIU, XIFEI YANG,

LEUNG-WING CHU, AND RAYMOND CHUEN-CHUNG CHANG. Protective Effects of Testosterone on Presynaptic Terminals against Oligomeric

β-Amyloid Peptide in Primary Culture of Hippocampal Neurons. Hindawi Publishing Corporation. BioMed Research International. Volume 2014, Article ID 103906, 12 pages. http://dx.doi.org/10.1155/2014/103906.

34

El Accidente Vascular Cerebral (AVC)

1. CDC, NCHS. Underlying Cause of Death 1999-2013 on CDCWONDEROnline Database2015; e29-322.

http: Uwonder.cdc.govlycd-jcd10.html, released 2015. Data are from the Multiple Cause of Death Files, 1999-2013, as compiled from data provided by the 57 vital statistics jurisdictions through theVital Statistics Cooperative Program. Accessed Feb. 3, 2015.

2. KATHLEEN STRONG CM. RUTH BONITA. Preventing stroke: saving lives around the world. *Lancet Neurol,* vol.6, Nº2, 2007, p.182-87.

3. MOZAFFARIAN D, BENJAMIN EJ, GO AS, ET AL. Heart disease and stroke statistics-2015 update: a report from the American Heart Association. *Circulation. 2015; e 29-322.*

37

El Tratamiento Hormonal

1. MEEKER AK, SOMMERFELD HJ, COFFEY DS. Telomerase is activated in the prostate and seminal vesicles of the castrated rat. Endocrinology. 1996 Dec; 137(12):5743-6.

2. DEBLED G. Composition for the treatment of cancers. Office belge de la propriété intellectuelle (OPRI): 100075876. Nº 2020/5139. 02 mars 2020.

3. MINDY KIM GRAHAM AND ALAN MEEKER. Telomeres and telomerase in prostate cancer development and therapy. nat rev urol. 2017 october; 14(10) : 607–619.

4. Vigen R, O'Donnell CI, Barón AE, Grunwald GK, Maddox TM, Bradley SM, Barqawi A, Woning G, Wierman ME, Plomondon ME, Rumsfeld JS, Ho PM. Association of testosterone therapy with mortality, myocardial infarction, and stroke in men with low testosterone levels.

JAMA. 2013. Nov 6;310(17):1829-36.

5. FDA Drug Safety Communication: FDA cautions about using testosterone products for low testosterone due to aging; requires labeling change to inform of possible increased risk of heart attack and stroke with use | FDA

6. Young J, Couzinet B, K Nahoul K, Brailly S, Chanson P, Baulieu E E, G Schaison G. Panhypopituitarism as a model to study the metabolism of dehydroepiandrosterone (DHEA) in humans. J Clin Endocrinol Metab. 1997. Aug;82(8):2578-85.

7. DEBLED G. The menopausal disease. Approaches to ageing control: 19 :17-24, October 2015.

8. DEBLED G. Mesterolone pharmaceutical composition for dihydrotestosterone deficiencies in the woman. EPO. Application Patent N° 121/6851.9 - 1466/268/215 European Patent Bulletin 18/48 of 28.11.18.

9. DEBLED G. The androgenic disease of andropause. SEMAL congress, Seville, October 5, 2019.

10. DEBLED G. Steroid hormone for the prevention of diseases associated with ageing. (OPRI) Office belge de la propriété intellectuelle: 100072468. N° 2019/5905. December 13, 2019.

11. https://resources.bayer.com.au/resources/uploads/PI/file9420.pdf

12. BASARIA S, COVIELLO AD, TRAVISON TG, et al. Adverse events associated with testosterone administration. N Engl J Med. 2010; 363(2):109-122.

13. MOLLY M. SHORES, NICHOLAS L. SMITH, CHRISTOPHER W. FORSBERG, BRADLEY D. ANAWALT, AND ALVIN M. MATSUMOTO. Testosterone Treatment and Mortality in Men with Low Testosterone Levels. J. Clin. Endocrinol. Metab. 97: 2050-2058. 2012.

14. DEBLED G. Adverse effects of 5-alpha-reductase inhibitors. SEMAL: 2nd International congress anti-ageing medicine. Miami, February 6th to 9th,2020

15. DEBLED G. Ageless Woman. HMS WORLD Editions, 2020

16. DEBLED G. Course: The Androgenic Disease of Andropause and Menopause. SEMAL. III Congreso Intercontinental de Medicina Antienvejecimiento. Hotel Hilton. Panamá 17 de marzo 2022, (In Spanish).

17. DEBLED G. The Androgenic Disease of Menopause. SEMAL. III Congreso Intercontinental de Medicina Antienvejecimiento. Hotel Hilton. Panamá 19 de marzo 2022.

18. DEBLED G. The Prevention of Prostate Adenoma. SEMAL. III Congreso Intercontinental de Medicina Antienvejecimiento. Hotel Hilton. Panamá 17-18 de marzo 2022.

19. DEBLED G. Enfermedad androgénica. Etiología y bioquímica. IVº Congreso Intercontinental de Médicina Antienvejecimiento y Estética Médica. Bogotá, del 29 de febrero al 2 marzo 2024.

20. DEBLED G. Enfermedad androgénica. Manejo del tratamiento hormonal. IVº Congreso Intercontinental de Médicina Antienvejecimiento y Estética Médica. Bogotá, del 29 de febrero al 2 marzo 2024.

www.ingramcontent.com/pod-product-compliance
Lightning Source LLC
Chambersburg PA
CBHW072344290526
45794CB00001B/5